Appendicitis

충수염 영상진단

강효석 저

머 리 말

의과 대학교 본과 3,4학년 때 일반외과 임상 실습 과정을 돌면서 일반외과 교수 한분이 "외과는 충수로 시작해 평생을 충수로 마치신다"는 이야기를 듣고 무슨 말인지 잘 이해가 되지 않았던 기억이 있다. 이제 영상 진단 분야에 몸 담은지 어언 30여년이 지나 생각해 보니 충수염 진단이 예나 지금이나 어려운 것 또한 사실이라서 지금 돌이켜 생각해보니 아! 나도 영상 진단 분야에 근무하면서 충수염 진단의 정확도를 높이는데 평생을 바쳤구나! 하는 생각이 들어 교수님말씀을 돌이켜 생각해 보니 아! 그 뜻이었구나 하는 생각이 든다.

수련 과정 중에 주임 교수님으로 부터 "충수 분석에 관한 방사선학적 고찰"이란 첫 논문 제목을 받고 전문의 시험 몇 개월 전에 급히 논문을 만들었던 일들이 계기가 되었는지 모르겠지만, 사실 충수염을 임상 진단하는데 있어서 영상 분야가 활용된 진단의 정확성에 의해 수술하는 경우는 그리 많지 않은 것이 작금의 실정이고 또한 영상 분야에 근무하신 많은 선생님들이 여러 영상 매체를 이용하여 진단을 함에도 불구하고 간혹 어려움을 겪는 것 또한 사실이다. 대학 병원에서 수련의 선생님들과 교수님들, 학생들이 충수염에 관한 논문 등을 쓸 때에 도서실에서 참고 문헌을 찾는데 번거로움을 느낀 적이 있었을 것이고, 충수염에 관해 어떤 영상 매체를 이용하고 어떤 방향으로 논문 주제를 설정함에 있어 참고 문헌을 일일이 찾아 생각(idea)해 내는데 어려움이 있었던 것 또한 사실 일 것이라고 사료된다. 충수염에 관한 모든 영상 매체를 동원해 집중적으로 공부하면 더욱 진단의 정확성이 높아지고 실제 수술시 위양성률과 위음성률을 줄여 임상 의사가 영상 매체 활용을 좀 더 많이 하지 않을까 하는 바램에서 저술을 시작해 보려고 했던 것이다.

충수염에 관한 가능한 모든 참고문헌을 통해 영상 분야별로 정리하고 또한 저자 나름대로 단순 복부 필름에서 임상에서 실제 이용하고 있는 진단 방법(팍스 시스템 하에서)과 초음파에서 후맹장 부위에 위치한 충수염의 진단 방법을 소개하고, 자기 공명 촬영술 상 소견을 증례를 중심으로 소개하였다. 가능한 저자가 근무한 병원에서 수술 후 확인된 충수염 사진 등을 실으려고 노력 하였으나, 병원 여건으로 인해 핵의학 소견과 CT소견 등의 일부 그림들은 대한방사선의학회지 등에서 인용함을 알려 드립니다.

조그만 소망이 있다면 의사선생님들께서는 충수를 좀 더 정확히 찾을 수 있는 방법을 항상 머릿속에 생각하셔서 환자 진료에 임하신다면 정확한 임상 치료를 하실 수 있다고 확신 합니다. 임상에 많은 활용 부탁드리며 앞으로 다양한 영상 매체 이용을 당부 드립니다.

끝으로 도와주신 강동 가톨릭 병원 방사선과 조진태 실장님과 정수영선생께 감사말씀드리고 어부인 오금준 여사님께 "사랑합니다"라는 말씀 전합니다.

2007년 1월

저자 드림

차 례

제1장 서 론

제2장 급성 충수염의 단순복부필름 소견

제3장 대장 조영(바륨 관장 법) 촬영 소견

제4장 전산화 단층 촬영 소견

제 5 장 초음파

제 6 장 핵의학

제 7 장 자기공명 영상술(MRI)

서 론 01

1. 태생학

충수는 회장과 상행 결장을 따라 중장에서 발생하고 임신 6주 반에서 8주에 처음 나타나기 시작하여 맹장이 간장 하연에 10~12주에 보이고 임신 8개월에 종결 되는데 대장이 시계 반대방향으로 도는 과정에서 정상적 회전이 완전 할 때 우하복부에 위치하여 측위 복막과 연합되지만 불완전한 회전으로 연합이 생기거나 맹장 첨단 부위의 발달이 억제되면 충수는 맹장 후부에 멈추게 되거나 충수 발육 부전이 일어나게 된다(1,2,3,4).

2. 해부학

충수는 길고 가느다란 지렁이 모양의 관상 구조물(**그림 1-1**)로 맹장의 하단부에서 돌출되어 나오며 유아

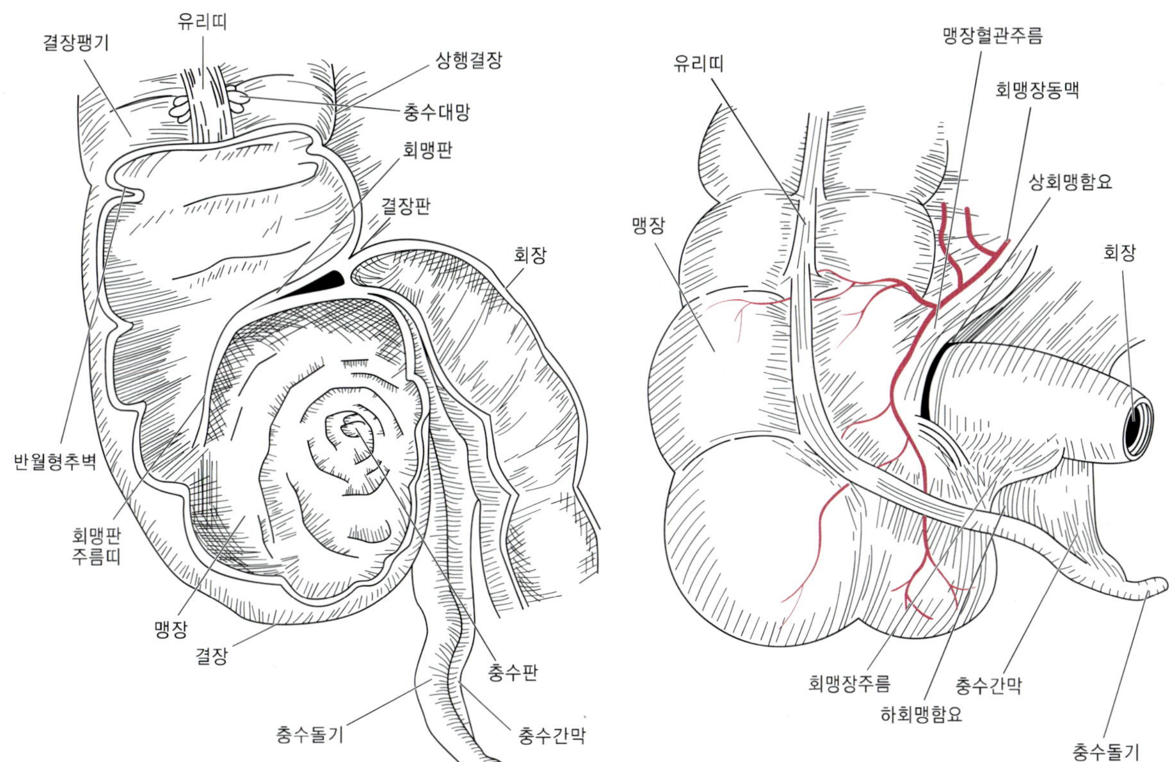

그림 1-1. 충수돌기 해부학

기에 급속히 자라나고 충수 기저부는 점차 회맹판이 있는 중앙 쪽으로 회전하여 맹장의 내후측에 자리 잡게 되며(3,5,) 회맹판(ileocecal valve)에서 2.5~3.3cm 하방에 위치하게 된다(3). 충수 위치 변화에 관여하는 인자를 보면 맹장 하강의 정도, 후복벽에 대한 맹장 고정(fixation)의 정도, 맹장의 윤곽(contour), 충수의 길이, 맹장 주위와의 발달 정도, 맹장이나 주위 장기와 유착 존재여부. 점막하 림프 과형성의 존재와 정도, 개개인의 체질 등이다(2).

충수의 길이는 2~25cm으로 평균 길이는 8~10cm이고 개인차가 많다(6,7). 충수 길이는 10세 이전에는 짧았다가 10세 이후에 커져 20대에 제일 큰 길이를 보인다. 한국인에서는 충수 길이는 2~16cm이며 평균치는 7.5±2.9cm이다(8).

충수의 직경은 다양한데 평균 0.5~1.0cm이다(9).

충수는 띠(taenia)가 없고 벽은 근육으로 되어있고 내측 환상 층(inner circular layer)은 맹장의 근육과 같은 것이고 외측 종축 층(outer longitudinal layer)은 맹장과 충수의 접촉 부위에서 3개의 띠(taenia)가 만들어지며 이중에서 특히 복측띠{ventral(antral)taenia}는 충수를 찾을 때 기준점이 되고 충수 구멍 또한 맹장 3개 띠의 합류점에 놓이게 된다(**그림 1-1**). 충수 구멍(Os appendicis vermiformis)은 충수 전체 길이를 통해 있으면서 일정치 않으나 가늘고 근육 섬유 없이 점막 주름(mucosal fold as like semilunar valve)으로 되어 있으며 보통 회맹 개구(ileocecal opening)뒤쪽 아래에 놓여 있는 구멍에 의해 맹장과 소통되는데 Wangensteen 등에 의하면 526예 중 80%에서 발견 된다고 하였다.

충수 위치에서 기저부는 항상 맹장 기저부에 있는 맹장띠의 합류점에 있지만 충수 끝은 다양하게 위치하는데, 맹장 가장 아래 부분이 복강 내에 있기 때문에 대부분 복막에 쌓여 있고 자유롭게 움직이지만, 5~10%에서는 배측(dorsally) 방향으로 결체 조직에 의해 장골 근막(iliac fascia)에 연결되어 있다(6,7). 정상 충수의 위치는 대부분이 맹장후방(retrocecal)이지만 복강내에 위치(65%)하며, 30%가 골반내 위치, 2~5%가 후복막에 위치하고 그 외에 충수 끝이 회장 앞쪽 혹은 뒤쪽에 위치하는 등 다양(**그림 1-2**)한데, 대장 발달과 정의 불완전 회전 등으로 인해 드물게는 우상복부 좌 하복부 위치하기도하고, 보고에 따라서는 고환에 위치

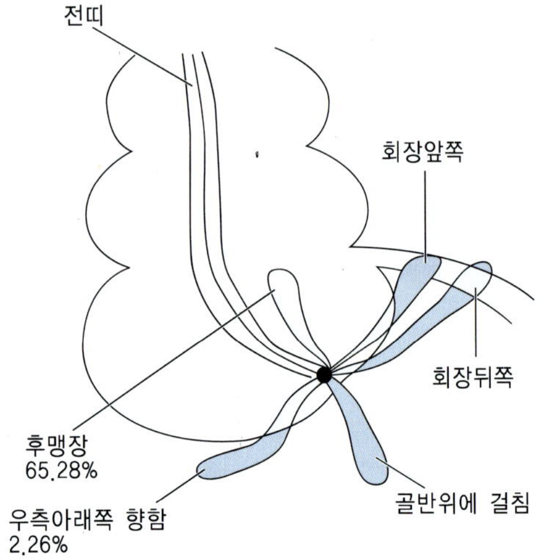

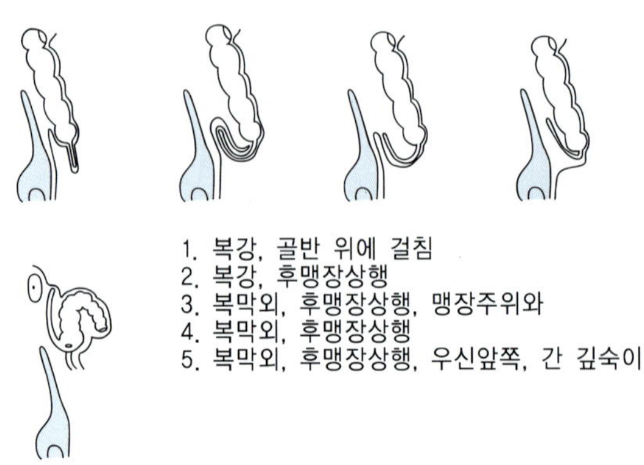

그림 1-2. 충수돌기 위치

(다양한 충수위치를 관찰해 보자.)

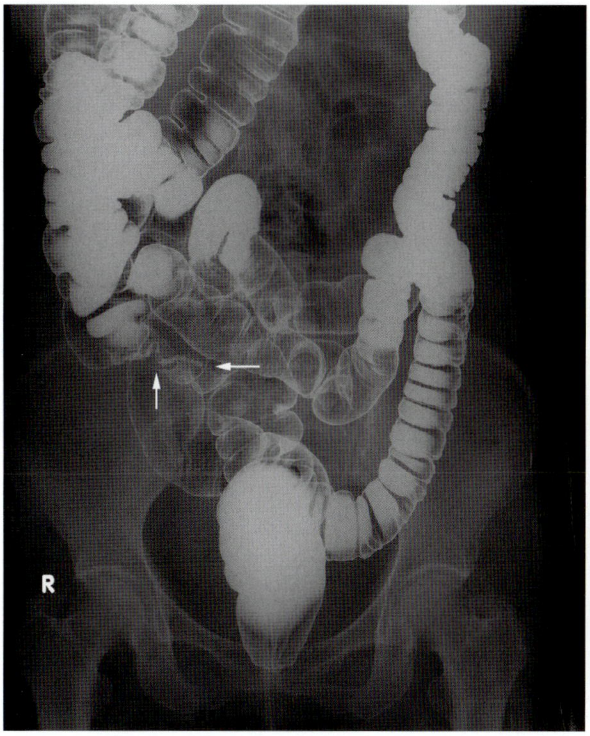

복강내 충수

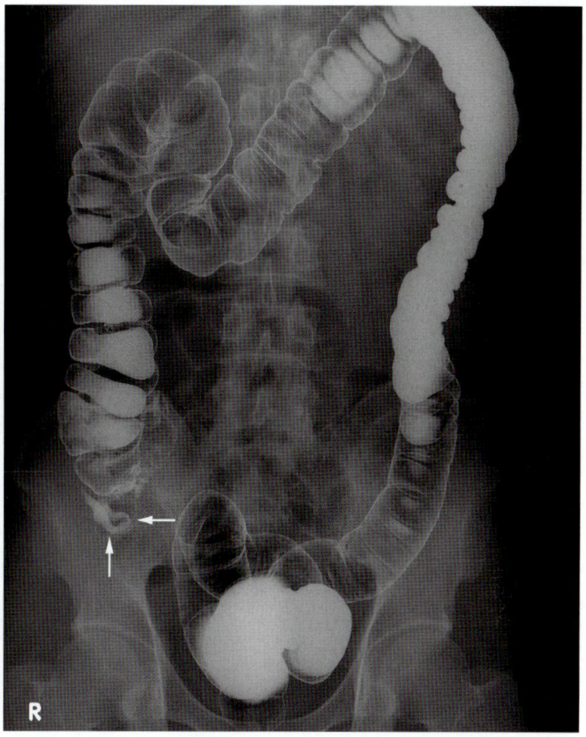

맹장와에 놓인 충수

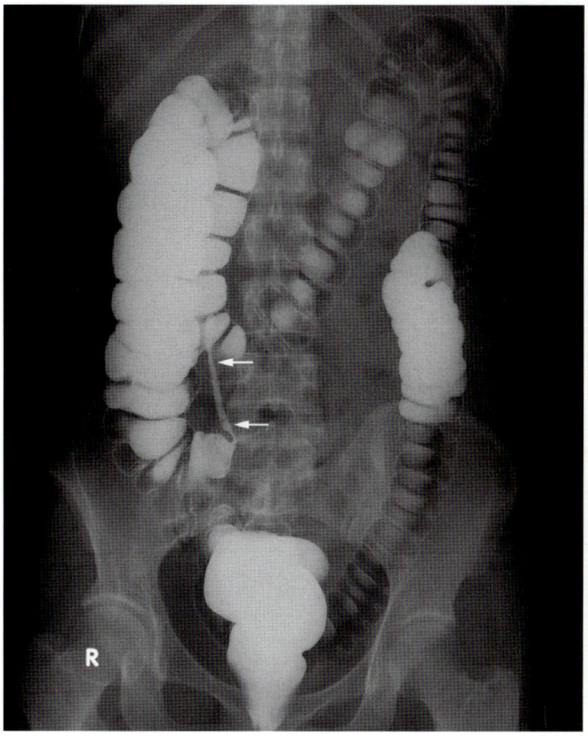

우신쪽으로 신전된 충수

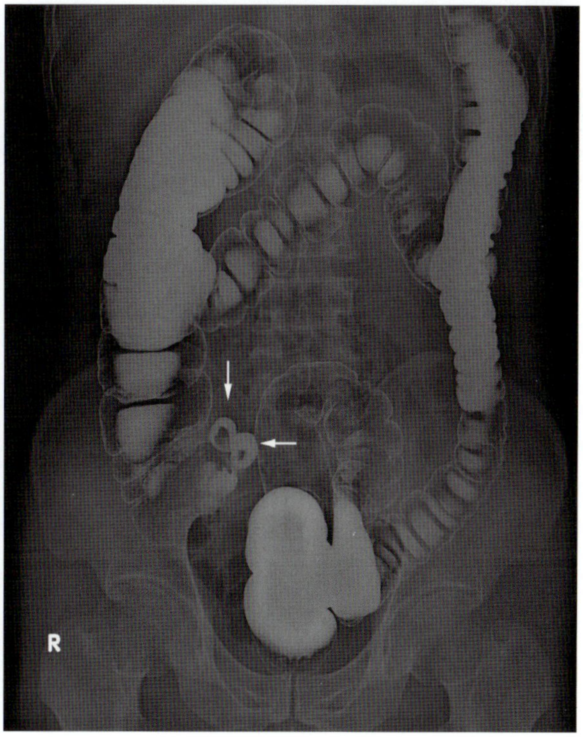

회맹판에 놓인 충수

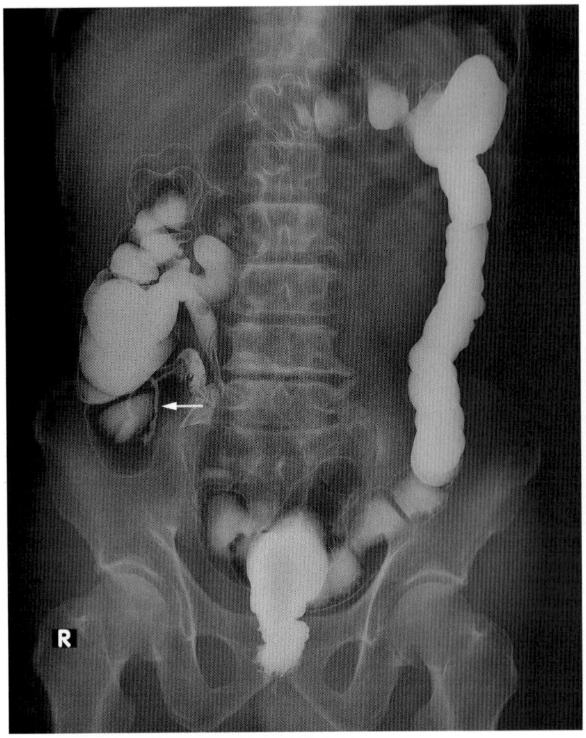

회맹판에 놓인 충수

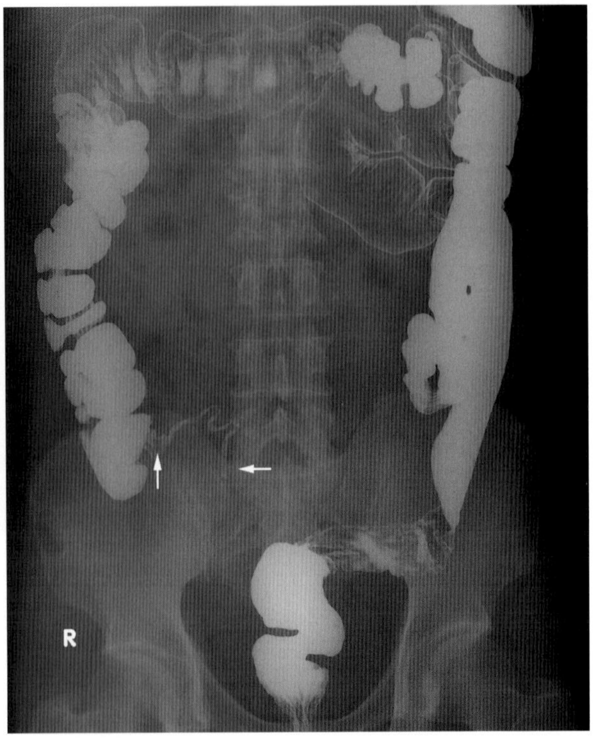

골반으로 신전된 충수

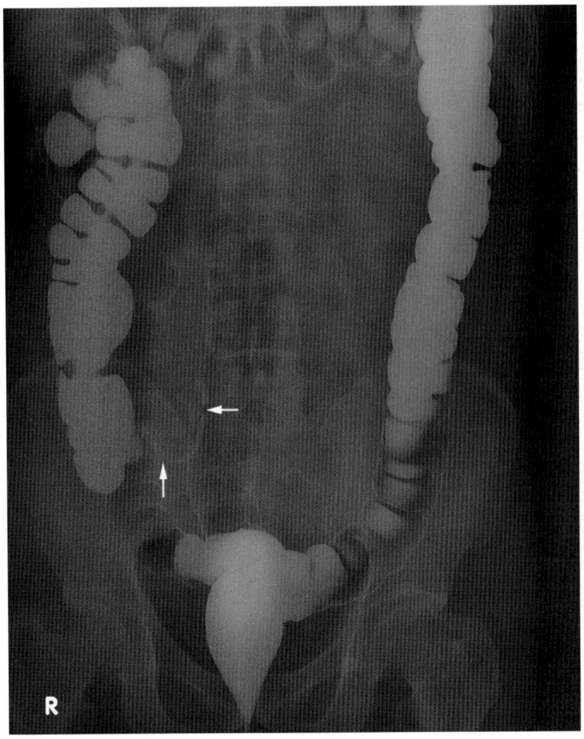

복강내 충수

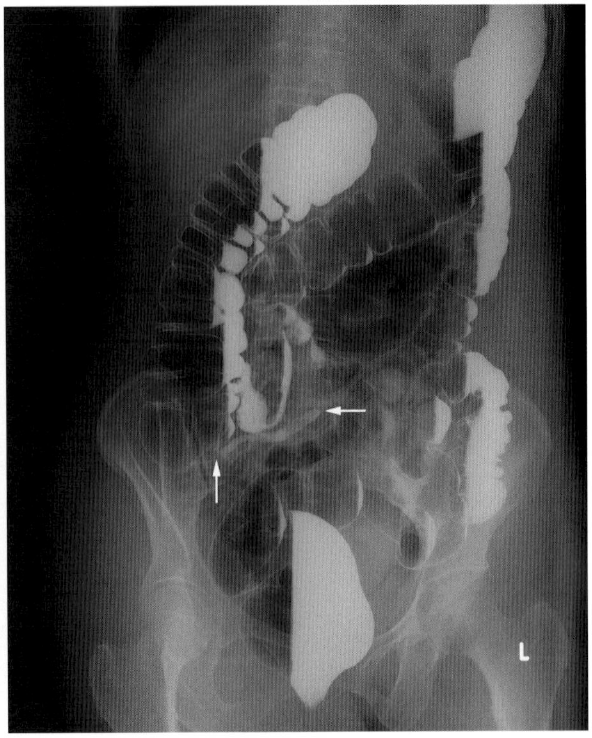

후회장, 충수

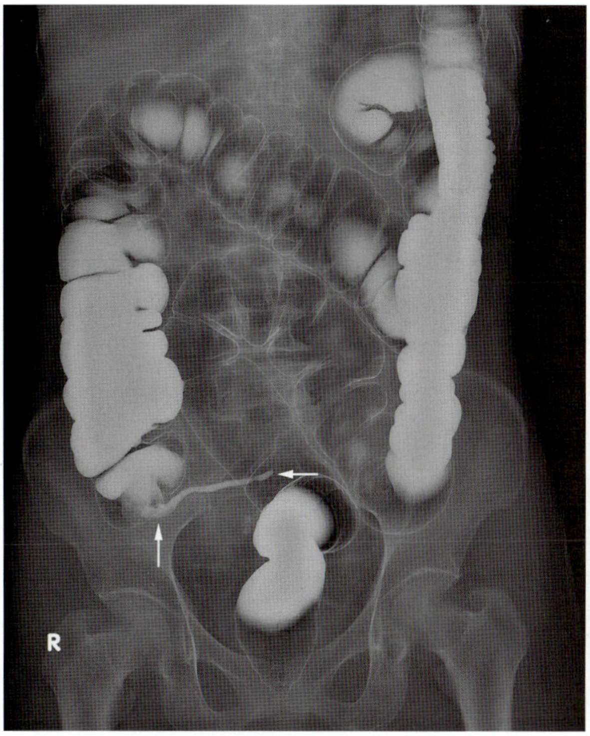

S자 결장에 놓인 충수

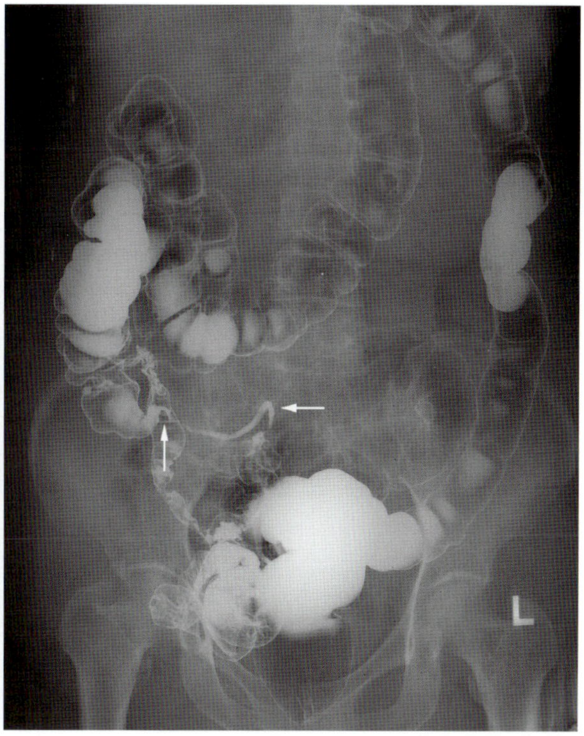

전회장 충수

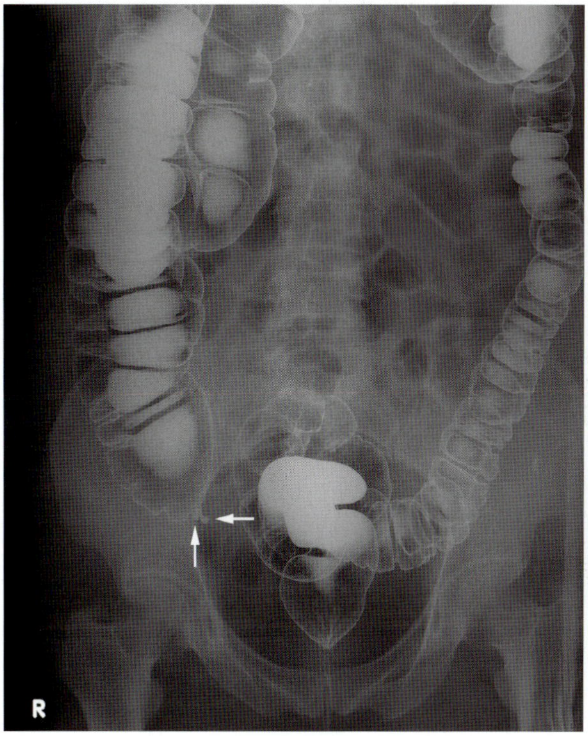

짧은 충수

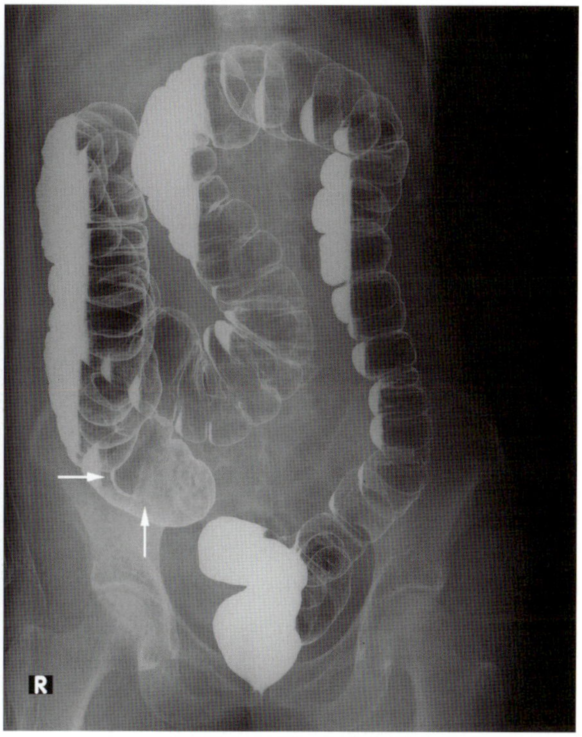

결장주위, 맹장외측

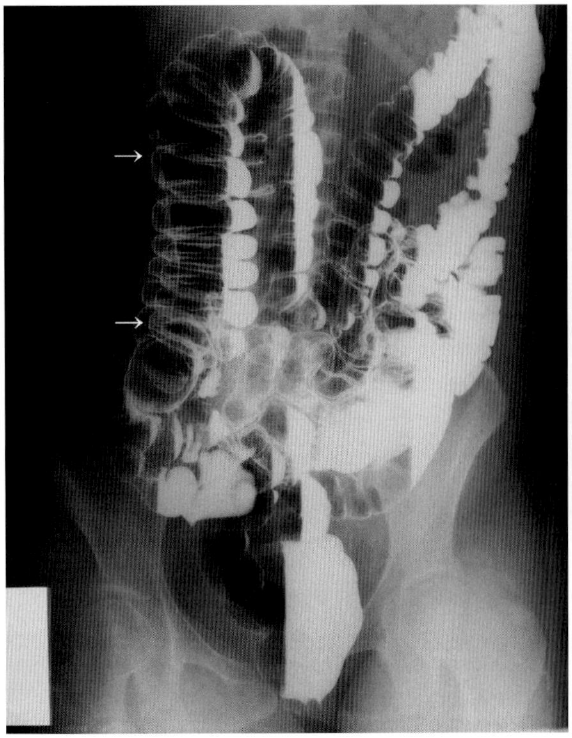

후맹장상행위치, 우상복부

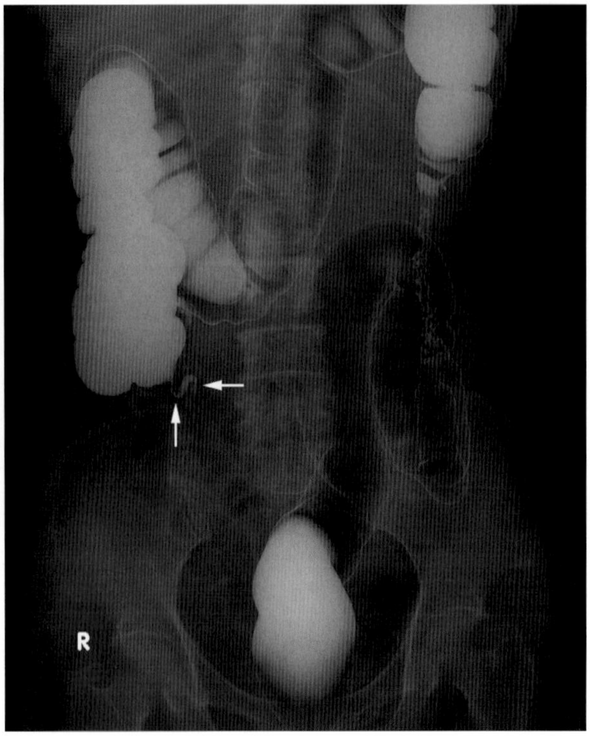

후맹장위치

한다고하며 저자들에 따라 점유율은 차이가 있다(8,10,11,12,13). 충수 위치가 맹장 후방에 많은 것은 부검결과이고, 생체 정상인에서는 활발하고 유연한 연동운동을 유지함으로써 회장을 중심으로 유영하는 상태이나 일단 염증이 생기면 장막과의 유착 등에 의해 맹장 후면에 달라 붙게되고 사후에는 맹장 후면으로 들어가기 때문이라고 설명했다(8).

충수(vermiform appendix)는 진성 장간막(true mesentery)을 가지지는 않지만 대부분은 복막의 낫모양 주름(falciform fold)인 충수간막(mesoappendix)을 가지고 있으며 이는 좌측 회장 장간막의 배면(dorsal surface)과 연결되어 삼각형 모양을 이루고 있으나 충수의 전 길이를 따라서 뻗어 있지는 않다. 실제로는 충수의 길이에 비해 너무 짧아 비틀린 상태(twisted condition)를 많이 보인다. 충수 간막은 짧은 장간막으로 회맹장 동맥의 분지인 충수동맥(**그림 1-3**), 신경, 림프 혈관을 운반하고 위치는 맹장의 배측띠(ventral taenia)끝에 직접 놓여있거나 맹장 후방에 있기도 하고 때로는 선천성 섬유성 밴드로 쌓여 비틀림(torsion), 꼬임(kinking), 각형성(angulation) 등의 형상을 나타내기도 함으로써 충수 내강의 폐쇄를 유발하여 분변이나 가스로 충수가 확장되어 동통을 유발하기도 한다(14).

충수와 주위 구조물 과의 상관 관계 및 위치를 살펴보면 맹장은 보통 시신(cardaver)에서는 우측 장골와(iliac fossa)에 위치하고 살아 있는 사람에서는 체형, 호흡, 복벽수축, 장의 확장 등에 따라 다양한 위치를 보이는데 대부분 골반위에 걸쳐있거나 소골반낭(lesser pelvis cavity)내에 놓인다. 대장은 길이가 1.5m로 전체 장관 길이의 1/5를 차지하고 그 중 맹장은 길이가 평균 6.25cm, 직경 7.5cm로 복강 내에서 자유롭게 움직여 서혜부 관(inguinal cannal)으로 탈장되기도 한다. 맹장 안쪽 에는 회맹판(ileoceal valve)과 충수의

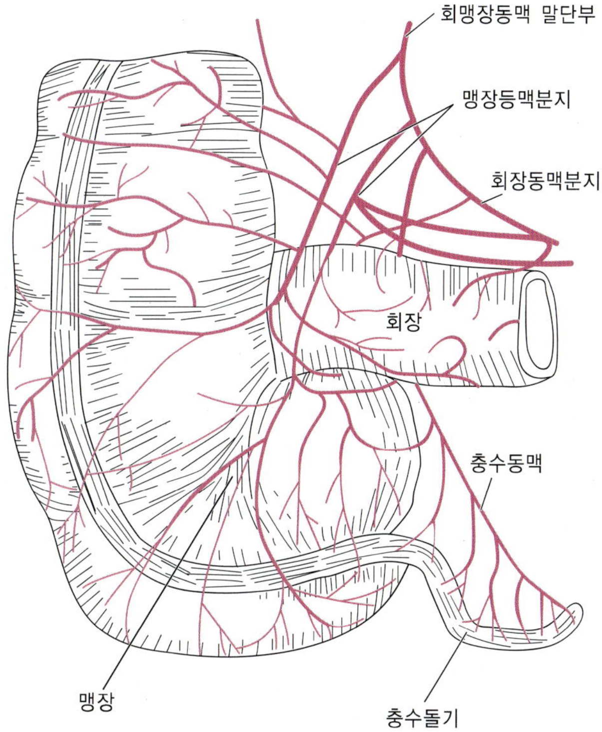

그림 1-3. 충수동맥

구멍이 있는데 이 회맹판(**그림 1-4a**)은 점막과 회장의 환상 근육섬유(circular muscular fiber), 종축 근육섬유(longitudinal muscle fiber) 및 소장에서 대장까지 연속되어 이어져 있는 복막으로 구성되어 있다. 회장 쪽을 향해 있는 판(valve)의 면(surface)은 융모(villi)로 덮여있으나 대장 쪽에는 없는 대신 대장 점막에 특유하게 있는 다수의 관상 선 구멍(tubular gland orfice)이 뚜렷이 나타나 있다. 일반적으로 이 기능성 판(functional valve)은 말단 회장의 괄약근(sphinter muscle)으로 생각되어지며 맹장에서 회장쪽으로 가는 역류를 예방해 주며 주기능은 회장의 끝단 주위에서 괄약(sphinter)으로써 역할을 할 것이며 회장의 내용물들이 너무 빨리 맹장으로 빠져나가는 것을 막아 준다. Treves에 의하면 맹장의 모양은 4가지 형을 보이는데 1형은 태아시기(early fetal life)형으로 기저부 넓고 첨단 부위가 좁아진 모양의 짧은 뿔 모양으로, 3개의 띠(taenia)가 같은 거리로 충수로 합류된다(2%). 2형은 사각형 모양(quadrilateral shape)으로 3개 띠(taenia)가 각각의 위치에 있고 두개의 팽륜된 낭(buldging saccule) 사이에 충수 보인다(3%). 3형은 정상적인 형으로 맹장이 유리띠(taenia libear) 외측에 위치하고 외측이 내측에 비해 좀 더 자라고 복벽이 배벽보다 발달해 맹장 첨단 부위가 회장과 맹장의 합류점에 만날 정도로 좀더 내측으로 이동한다(90%). 4형은 띠(taenia) 외측이 심히 발달하고 내측은 위축되어 띠(tarnia)가 회장과 맹장 합류 지점의 하방으로 움직여 원래 맹장의 첨단 부위가 그려지지 않고 충수가 회장과 맹장 합류점에 위치한다(1%).

여기에서 대장의 전형적인 해부학 단면과 3개의 띠(taenia)를 중심으로 복강내 위치를 그림을 통해 공부하여 보자(**그림 1-5**).

회맹장 함몰(ileocecal recess)(**그림 1-4b**) 부위는 회맹장 합류 지점의 위 아래와(fossa)로써 상부 회맹장

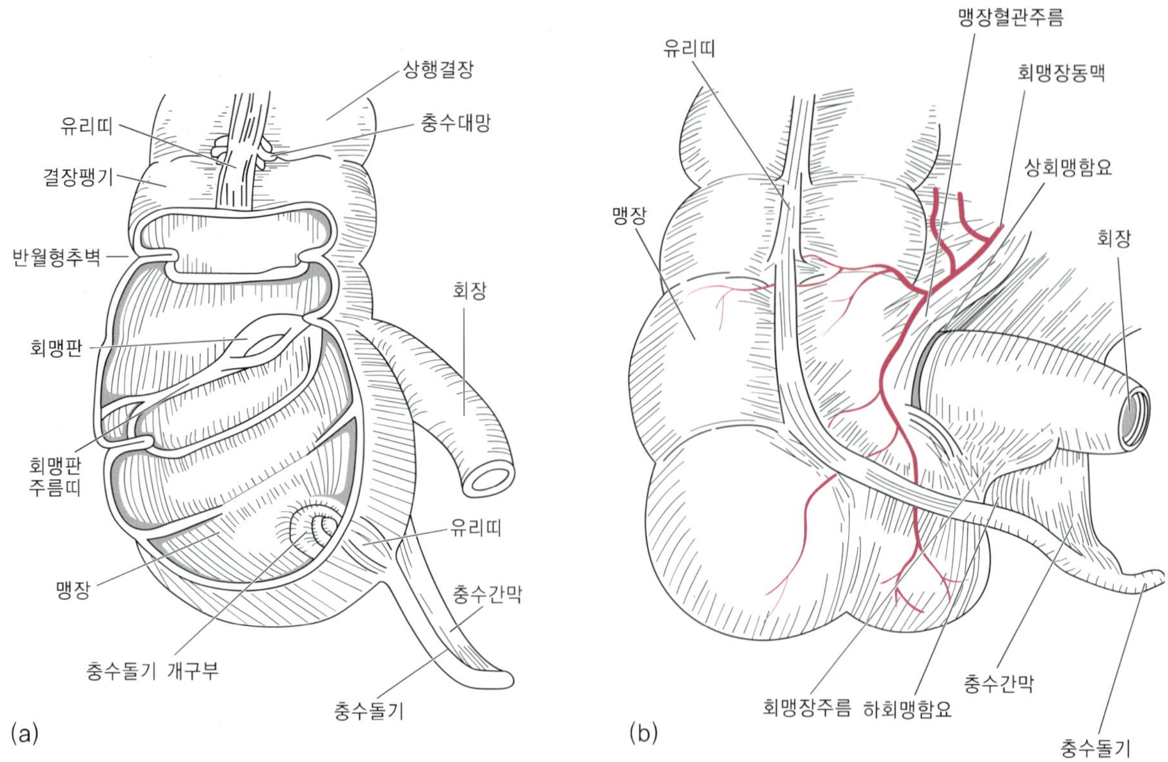

그림 1-4. (a) 회맹판 해부도, (b) 회맹장 함요

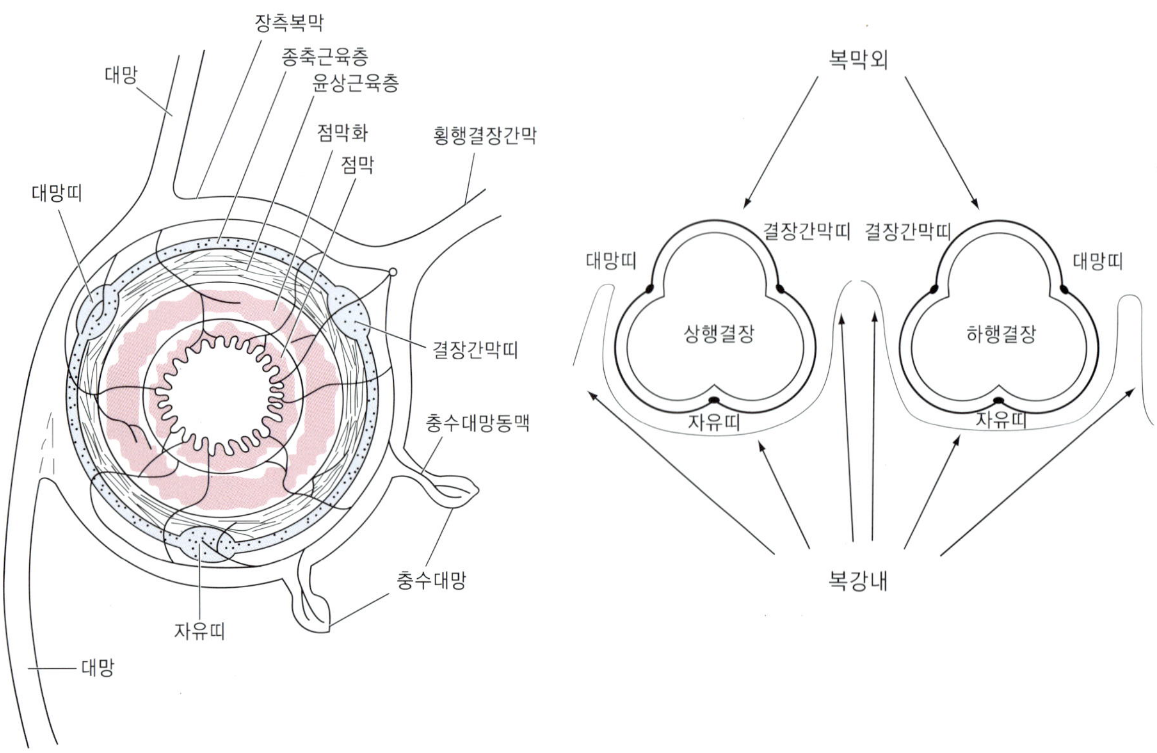

그림 1-5. 결장의 단면해부학과 결장띠의 복강 내 위치

함몰(superior ileocecal recess)은 합류 지점을 통과하는 회맹장 동맥의 분지인 전맹장동맥(anterior ceal artery)에 의해 형성되는데 합류 지점의 전면에 있고 1/3에서 보인다. 두 번째 하부 함몰(inferior recess)은 충수가 하방으로 위치해 있으면 장간막이 신전되고 이때 특별한 주름이 장간막과 만나게 되는데 이 주름은 장간막 부착면과 반대편에 있는 회장에서 일어나 맹장과 붙고 충수간막과 만나는데 혈관이 거의 없고 이 주름과 충수 사이에는 거의 항상 하방 회맹장 함몰(inferior ileoceal recess)이 있는데(85%) 두 손가락이 들어갈 정도로 크고 한쪽은 회장, 다른쪽은 맹장에 연해 있고 충수가 이곳에 위치한다. 10% 정도에서는 맹장 후방 함몰이 맹장 배측에 있고 맹장 주름에 의해 경계 지워지고 충수가 이곳에 위치하기도 한다.

3. 조직학

다른 장(gut)과 같이 4층을 갖는데 점막, 점막하층에 대단히 풍부한 림프조직(lymphoid tissue) 혹은 림프여포(lymphoid follicel)이 있다는 점이 다르다. 임신 7개월째에 처음 보이고 청소년기에 점차 증가하다가 그 이후 나이가 들어 갈수록 위축되고 나이가 많아지면 완전 없어져 노인에서는 충수 원위부 내강은 막혀 있다(14). 점막 전체에 점액을 분비하는 배상세포(goblet cell)가 있다(14).

4. 급성 충수염

1) 역사

Christophers는 1960년대에서 1970년 사이 미국에서 행한 모든 외과적 수술 중 급성 충수염이 2~3%를 차지한다고 보고(1)하였는데 충수염의 역사의 기술은 문헌상 충수돌기에 생긴 염증으로 1759년 Mestivier가 처음 보고를 하였으나 그 이전에 1581년 맹장구역의 치명적 화농성질환(fatal suppurative disease of the cecal region)을 발견하여 맹장주위염(perityphlitis)로 불리우고(17) Heister가 논의를 시작하였으며 (5,14,15,16), 1735년 King Georage II세 때 Claudius Amyant가 외과적으로 충수절제술을 시행하였다. 1827년 멜리어(Melier)는 충수염에 대해 몇 명 부검을 통해 "병태 생리를 포함하여 충수가 원인 일 것이다"라는 의견을 제시하였고 1860년대에 많은 논문들이 발표되었고 1880년 독일의 메데스톡과 노르웨이의 출판물들에서 장골 염증의 중요한 원인으로 충수를 지적하였다(1). 1886년 보스톤의 레지놀드 피츠(Reginald Fitz)가 우하복부 염증의 일차적 원인으로 충수를 논의하고 충수염이란 단어를 만들어 조기 수술을 권고하였고(18) 그 이후 1889년 맥버니(Mcburney)가 파열되기 전의 급성 충수염에 대한 임상적 소견에 대해 기술하였는데 전방장골(anterior iliac creast)에서 제대 까지의 사선에서 1.5~2인치 되는 곳에 통증이 국한될 뿐 아니라 이동성 통증을 기술하였다(19). 뉴욕의 멕버니와 시카고의 멕아더(McArther)는 1894년 수술 치료로 근육을 분리하는 절개술을 기술하고 멕버니는 수술 후 4주 동안 침상 안정 요구를 하였고 1905년 머피(Murphy)는 통증이 있는 후 열과 함께 구역과 구토가 뒤 따르고 충수가 점유된 곳에 국소 압통이 증가한다는 순서를 기술하였다.

2) 발병률은 10대 후반과 20대에 높고 아주 어린 연령이나 고령에서는 드물다. 즉 청장년층에 많다(1,5,20,21,22,23). 사춘기와 25세 사이에서는 남자가 여자에 비해 3:2로 약간 높지만 그 외 시기에는 이환률이 같다. 문명 국민이 미개국 국민 보다, 도시민이 농촌 사람보다 더욱 잘 이환되고 사람 외에도 원숭이가 이 질환에 이환 된다는 것이 알려져 있다(15). 페니실린이 사용된 1940년대 이후 충수염의 사망률이 인구 10만명 당 8.1명(2%미만)으로 감소하였고 1970년대 인구 10만명 당 1명으로 점차 감소 추세에 있다. 발병률 감소는 식이 습관의 변화, 장내 세균총의 변화, 영양 개선 및 비타민 섭취, 진단적 검사 개선, 농양 치료에 대한 중재적 시술방법 등에 의한 것으로 추측하고 있다.

3) 병태 생리 및 발병 기전을 보면 충수 내강 폐쇄가 주원인으로 가장 흔한 요인은 충수 분석(fecalith)으로 이는 식물성 섬유 주변에 대변 물질이 축적 농축되어 생기는 것이고 이 외에 림프양 증식, 다른 이물질 즉 농축된 바리움, 기생충(회충, 요충, 촌충), 종양(유암종, 암종) 등이 있고 충수 바깥쪽에서 압박하는 경우로 외부밴드(external band), 섬유밴드(fibrous band) 등이 있고 내강 폐쇄를 시키지 않고 충수염을 유발하는 것은 세균 감염 등으로 설명하는데 그 기조(base)는 알려져 있지 않다. 결장과 같이 충수에서도 조건 산소성 균(falcultative aerobes)과 조건 무산소성 균 등의 세균총이 있는데 복막액을 배양하여 복강균을 검사하면 비천공성 충수염 환자에서 50%이하, 괴사성 혹은 천공성 충수염 환자에서는 85% 이상에서 양성으로 나오며 배양될 수 있는 세균의 종류는 9종으로 가장 흔한 조건 산소성 균은 E-coli, Viridans streptococci, Pseudomonas aeruginosa, Group D streptococci, Enterococcus sepcies 등이고 조건 무산소성 균은 Bacteroides fragilis, other bacterides species, Peptostreptococcus micros, Bilophilia species, Lactobicillus sepcies, Fusubacterium species 등이다. 1938년 알테마이어(Altemeier)는 천공성 충수염의 다미생물(polymicrobial)성격을 명확히 규명하였고 염증이 계속되거나 수술 부위 염증이 있는 환자에서 배양 검사 결과가 필요하다고 하였다. 충수 내강 폐쇄는 Wangensteen 등은 급성 충수염의 50~80%에서 분석(fecalith) 등에 의해 충수 내강을 폐쇄시킨다고 보고 하였으나 실제 폐쇄는 증례의 약 30~40%에서만 확인된다는 보고도 있다(24). 충수 내강 용량은 0.1에서 0.2ml에 불과한데 충수 내강이 막히면 점액 분비물이 고여 장기를 팽창시키고 내강 압력을 60cm H_2O까지 상승시켜 림프관, 정맥이 막히고 울혈되고 이에 따라서 동맥 장애가 발생하면서 내강의 세균이 증식하고 부종으로 급성 염증성 반응이 일어나고 점점 충수가 더 붓고 빈혈에 빠지면서 천공이 발생하고 내용물이 복강내로 유출되는데, 병의 진행이 느린 경우 말단 회장, 맹장, 대망과 같은 인접 장기들이 충수주위를 에워싸서 국소성 충수 주위 농양을 형성하고, 혈관 장애의 진행이 빠른 경우 복강내로 통하는 천공을 일으켜 복막염을 일으킬 수 있고 충수와 소장, 맹장, S자 결장 또는 담낭 사이에도 누공을 형성 할 수도 있다. 충수염은 점막의 궤양이 먼저 발생하는데 궤양의 원인이 바이러스로 추측되지만 정확한 원인은 잘 알려지지 않았다. Yersinia균 감염이 질병의 원인 일 수도 있는데 이는 충수염으로 확인된 증례의 30%에서 보체 고정 항체(complement fixation antibody

titer)가 높게 측정되기 때문이다. 궤양과 함께 발견된 염증 반응이 작은 충수의 내강을 일시적으로 막을 수 있는지는 불분명하다.

4) 급성 충수염의 병리-조직학상 형태(morphology)적인 분류를 공부하자.

(1) **초기 충수염(단순 충수염)**: 점막, 점막하, 근육층에 소량의 호중성삼출(neutrophic exudation)이 오고 (점막층에 제일 많이 생긴다) 장막하 울혈(subserosal congestion)이 생겨 정상적인 광택이 나는 장막이(glistening serosa) 충혈되고 분명치 않은 과립과 붉은막(dull granular, red membrane)을 만든다.

(2) **급성 화농성 충수염**: 더 진행되면 충수벽 통해 호중성삼출(neutrophilic exudation)이 뻗어 나가고 근육층에 다형핵백혈구(polymorphonuclear leukocyte), 장막층에 층지어진 섬유성농양반응(layered fibrinopurulent reaction)나타난다. 점막에 궤양과 화농성 및 궤사 된 곳도 보인다.

(3) **급성 궤사성 충수염**: 더 진행하면 점막의 많은 부위에 출혈성 녹색 괴양(hemorrhagic green ulceration)이 나타나고 벽을 통해 녹색의 검붉은 괴사성 괴사(green black gangrenous necrosis)가 생기며 장막으로 퍼진다.

(4) **충수주위 농양과 천공을 가진 급성 화농성, 궤사성 충수염**: 더 진행 되어 충수가 천공되면 충수주위 및 복강내로 농양 형성이 나타난다.

장의 좀더 높은 부위의 감염원에서 충수내로 삼출유출(exudation drainage)이 충수 점막에 적은 호중성백혈구 침윤(scanty neutrophilic infiltration)를 가져 오기 때문에 급성 충수염의 조직학적 기준점은 반드시 근육층(muscularis layer)에 다형핵 백혈구침윤(polymorphonuclar leukocytic infiltration)이 보여야 한다.

5) 임상적 소견

(1) 초기 증상은 내장 복통형(visceral pain)인데 경계가 불분명한 제대 주변부나 상복부 통증으로 배변을 하고 싶거나 가스를 배출하고 싶은 느낌이 들기도 하고 4~6시간 정도 지나도 증상이 좋아지지 않은데 이는 충수의 수축이나 내강의 팽창으로 생긴다. 염증이 벽측 복막 표면으로 퍼지면서 통증은 지속적으로 바뀌고 기침과 움직임에 의해 악화되고 심와부에서 시작해 제대 쪽으로 이동 한 후 우하복부에 국한되는 것이 특징이다. 식욕부진, 통증이 있은 후에 오심과 구토가 보이고(50~60%) 충수 위치에 따라 임상적으로 복통 양상도 약간씩 다르게 나타나므로 감별 진단에 중요한 요점이 되는데, 충수가 방광에 인접한 경우 빈뇨 및 배뇨 곤란을 나타낼 수 있고 S자 결장 주변에 있을 경우 설사가 있을 수 있고 맹장 후부에 위치하면 우측 측벽에 통증이 국한 되어 우측 신장의 질병과 유사하며 골반내에 위치하면 신체적 통증(somatic pain)은 거의 없고 뒤무직(tenesmus)과 치골 상부위의 불편감이 오고 구토나 배변시 통증이 증대 된다. 이와 같이 충수 위치가 다를 때에는 전형적인 증상이 50~60%에서만 나타난다(21). 2세 이하 영아에서 천공과 광범위한 복막염이 70~80%에서 생기며 설사 구토, 복통, 발열도 흔히 나타난다. 고령자에서는 통증과 압통이 둔해져 30%에서 천공되기도 하고 5~6일이 경과된 후에 유착성 장폐색이 처음 증상으로 나타나기도 한다.

(2) 이학적 소견은 시간 경과와 충수 위치에 따라 다양하게 나오는데 충수가 맹장 뒤나 골반내에 있는 경우 압통이 없을 수 도 있는데 이때는 옆구리, 직장, 혹은 골반 검사시 압통이 온다. 전형적인 이학적 검사는 우하복부 맥버니(Mcburney) 부위에 압통과 연축(spasm) 동반, 병이 진행 되면 연축양이 증가하고 반사통(rebound tenderness)이 흔히 나타난다. 충수가 앞쪽 벽측 복막에 가까이 있을 경우는 근육 강직이 나타나지만 거의 없을 수도 있다. 체온은 미열(37.2도에서 38도)을 보이나 충수 천공시 38.3도 이상의 열을 동반 할 수 있고 천공되면서 복막염이 생기면 강직과 압통이 심해지고 다른 곳에서도 압통이 나타난다. 국한성 천공 발생시 종괴가 발견되기도 하지만 보통 3일 이전에는 알기 어렵다. 증상이 발생한지 24시간 이내에 천공은 드물지만 48시간이 지나면 80% 정도로 높아진다.

이외에 이학적 검사로는 좌하복부에 압력을 가하면 우하복부에 통증을 보이는 로브싱 징후(Robsing sign)가 있는데 특이성이 없고, 환자를 좌측으로 눕히고 우측 대퇴부를 펴게되면 우하복부에 통증이 있는 요근 증후근(psoas sign)이 양성인 경우에 나타나는데 요근 위에 충수가 있음을 암시 한다. 폐쇄근 증후(Obturator sign)는 환자를 눕힌채로 우측 대퇴관절을 회전시키면 나타날 수 있다. 직장 수지 검사는 종괴를 확인하는데 유용하다.

임상 진단의 정확도는 경험 많은 의사는 75~80%이며 전적으로 임상적 기준에 기초하여 진단내려야 한다. 천공된 충수 사망률이 0.1%인데 천공 되지않은 충수염의 사망률이 3%라는 보고도 있다(고령자의 경우 15%). 따라서 충수염이 의심되는 경우 4시간에서 6시간 정도 관찰하는 것이 진단에 도움이 되고 과잉 진단이 오히려 도움이 되는것은 진단 지연이 천공과 연관되고 이환률과 사망율을 증가시키기 때문이다.

(3) 임상 검사로는 벽혈구 수가 10,000~18000/ul 정도로 증가되는 것이 보통이지만 벽혈구증이 없다고 해서 충수염을 배제해서는 안된다. 20,000/ul 이상의 백혈구증은 천공의 가능성을 시사하고 빈혈과 대변내 혈액은 고령의 환자에서 맹장암의 가능성을 나타내고 충수가 우측 뇨관이나 방광에 인접해 있으면 세균없이 약간의 백혈구, 적혈구가 보일 수 있다.

크론씨 병의 첫 증상으로 충수염이 나타날 수 있고 결핵, 아메바증, 방선균(actinomycosis) 등에 의한 만성 충수 감염이 발생하기도 하지만 일반적으로 "수주 혹은 수개월 지속되는 복통의 원인은 대부분 만성 충수염이 아니다"라는 격언이 있다. 이와 같이 만성 충수 감염은 드물고, 급성 충수염이 반복적으로 발생하면서 발병 사이 사이에 항생제 처방으로 염증과 증상이 완전 없어지고 다시 발생하는 것을 말하는데 즉 내강이 막혔다가 스스로 풀릴 수 도 있고 급성 충수염 회복 후 국소 염증은 만성 우하복부에 불편감을 줄 수 있고 어떤 환자는 태어날 때 충수가 섬유성 대(fibrous cord)로 되어 있기도 해서 충수에 광범위한 섬유화가 보일 때 만성 염증성 반응 혹은 전에 염증이 있었던 것이 끝나가는 시기라고 판단해서는 안된다. 복강경 충수 절제술 후 남아있는 충수 끝이 약간 긴 경우에도 다시 염증이 발생 할 수 있다.

(4) 소아에서는 충수 복통은 충수에 염증없이 충수 내강의 부분 염증에 의해 2차적으로 나타난다고 되어 있는데 우하복부에 통증이 3번 이상 재발이 있고, 1개월 이상 지속되고, 복막 자극 증상이나

염증의 증후없이 우하복부의 국소화된 압통이 있거나, 대장 조영 촬영 상 충수가 불규칙적으로 채워지거나, 72시간 이후까지 비워지지 않을 때 진단 되어진다. 항상 마음에 두어야 할 점은 충수간막 내의 혈관이 염증성 혈전증(inflammatory thrombosis), 급성 혈관염(acute vasculitis)의 가능성이 있다는 것 인데 이러한 혈관 질환이 문맥염(pylephlebitis) 혹은 농혈증(pyemic), 간 농양(liver abscess)을 일으킬 수 있다는 점이다.

(5) 임신 충수염을 보면 1000건당 2건 정도로 발생 하는데 마지막 3개월 동안은 충수염으로 인한 사망률이 높아 주의를 요한다. 임신 5개월 이후에는 충수의 위치가 장골능성 상방으로 이동하고 충수 끝은 임신된 자궁에 의하여 내측으로 회전된다. 분만 직후 급성 복통이 동반되는 벽이 형성된 괴사성 혹은 천공성 충수를 가지고 있는 경우가 발생하는데 자궁이 수축되고 정상으로 돌아오면 벽을 쌓는 과정이 중단되고 범발성 복막염이 발생 할 수 있다.

(6) 감별 질환으로는 Yersina 혹은 다른 바이러스에 의해 야기된 장염에 의해 2차적으로 온 1) 장간막 임파선염(mesenteric lymphadenitis), 2) 전신성 바이러스성 감염(systemic viral infection), 3) 급성 난관염(acute saphingitis), 4) 자궁외 난관 임신(ectopic tubal pregnancy), 5) 맹장과 멕캘스 게실염(cecal and meckels diverticulitis), 6) 배란시 출혈에 의해 야기된 mittelschmerz 동통, 7) 급성 담낭염(acute cholecystitis), h) 급성췌장염(acute pancreatitis), 8) 궤양 천공(ulcer perforation), 9) 감돈된 장폐색(strangulated bowel obstruction), 10) 요관 결석(ureteral stone), 11) 신우염(pyelonephritis) 등이다.

* 급성 골반염과의 감별은 임상적으로 어려운데 neisseria gonorrhea가 배양되지 않으면 자궁 경부 도말 검사상 그람 음성 쌍구균이 나와도 질병 특이적인 소견으로 간주해서는 안된다. 자궁 경부를 움직일 때의 통증은 충수가 천공되거나 충수가 자궁이나 부속기에 인접한 경우에도 나타날 수 있다.
* 성숙 난포 파열은 보다 미만성이고 혈액이나 액체가 나올 수 있고 발열과 백혈구 증다증은 없다(주기 중간에 나타난다).
* 황체 낭종 파열은 생리중에 발생하고 부속기 종괴, 실혈 소견, 임신 검사 양성 결과 등은 난관 임신을 감별하는데 도움을 준다. 난관 유산시 임신 검사가 음성 일 수 있다.
* 급성 장간막 임파선염은 장간막 기시부에서 임파선이 커지는데 이들의 단독 질환 인지의 여부는 잘 알려져 있지 않지만 환자의 일부가 Yersinia pseudotuberculosis, Yenterocolytica에 감염되며 장간막 임파선을 배양하거나 혈청가를 측정하면 진단이 가능하다. 어린이에 흔하고 체온이 높고 미만성으로 통증과 압통이 온다.
* 급성 장염은 많은 량의 설사를 유발하고 오심과 구토, 살모레라 장염은 통증이 좀더 심하고 열과 오한이 있다.
* 급성 골반 충수염과 충수 천공의 진단을 실제 위장염으로 진단하는데 지속적인 복부 혹은 직장의 압통이 있다면 위장염으로 진단해서는 안된다.

6) 치료

충수염 의심 시 하제나 관장은 피해야 하며 항생제를 사용해서는 안 되는데 이는 천공시 진단을 어렵게 하기 때문이다. 수술 1~2시간 전에 수액 보충한다.

내과적 치료에서 에릭손과 그란스톤은 충수염 환자에서 항생제 치료와 수술적 치료에 대한 무작위 시험에서 내과적 치료로 초기 성공률이 95%였으나 단기간 추적에서 재발률이 35%로 높았다고 보고하였고 예방적 항생제는 수술 시작 전에 1회 사용을 권하였다.

외과적 치료에서 정상 충수 절제술은 20%인데 특히 여성에서는 더 높고 증상이 발생 한지 3일에서 5일 정도 후에 촉지되는 종괴(합병된 충수염에서 환자의 2~5%에서 발견)를 살펴 볼 때 이 시기에는 완전한 농양보다는 봉와직염(phlegnomon)의 소견이 발견 되며 절개에 의한 합병증이 심하다. 이런 환자는 그람 음성균과 혐기성균에 대응하는 광범위한 항생제(천공된 충수염시 일부 저자들은 7~10일 사용 권고), 비경구용 수액, 혹은 경피적 배액과 안정으로 치료하는데 대개는 1주일 이내에 종괴와 증상 호전되고 간격을 둔 충수 절제술을 3개월 뒤에 안전하게 시행 할 수 있다. 광범위한 복막염이 동반된 천공성 충수염은 횡격막하, 골반, 복강내 농양 등의 합병증을 동반하기도 한다.

수술 후 합병증으로는

(1) 감염 : 창상 감염률 5% 미만, 복강내 농양 1% 미만

(2) 장 폐쇄증

(3) 불임증 : 천공성에서 높다

(4) 뇨로 감염, 폐렴, 분변누공로(fecal fistular tract)

간격을 둔 충수 절제술(interval appendectomy) : 간격을 둔 충수 절제술은 환자의 15%에서 기다리는 동안 재발되는 급성 증상을 나타내었다는 보고도 있어 창상 감염의 빈도가 증가 하더라도 6~10주를 기다려 수술하는 것 보다 조기에 수술하는 것이 비용도 적게 든다. 환자가 젊을수록 일생동안 재발성 충수염의 위험이 증가하지만 수술에 대한 위험성은 감소한다. 소년에서는 8~12주 만에 간격 충수 절제술을 시행하는 것을 원칙으로 하지만 노령 환자에서는 위험이 증가하여 간격 충수 절제술을 하지 않은 경향이 있다.

5. 기타(충수의 비염증성 질환)

1) 종양

충수 선암은 모든 소화기 암의 0.5% 이하이며 충수 원발성 암 94명의 환자 중 52명(55%)이 점액성이고 [이중 22명은 복막 가성 점액종(pseudomyxoma peritonei)], 42명(45%)은 대장형이고 선암이었다. 충수암의 5년 생존률은 55%이며 점액성이 대장형 보다 예후가 좋다. 생존률은 충수 절제술만 한 경우보다 우측

결장 반 절제술 한 경우가 예후에서 더 좋다(58% : 20%). 충수 선암 환자 94명 중 두번째 원발성 암이 33명(35%)에서 발생 하였는데 이 중 17명은 소화기에 위치 했다. 우측 결장 반 절제술 적용은 침윤성 선암, 맹장과 가까운 선암, 점액을 분비하는 종양, 림프관 장막과 충수 간막 침윤, 세포 분열률이 높은 다형성이 있는 경우에 적용된다. 편측 혹은 양측 Krukenburg 종양으로 나타나는 충수의 선암이 보고되고 있어 수술시 다른 원발성 병소를 확인 할 수 없다면 Krukenberg 종양의 모든 환자에서 충수 절제술이 적용된다. 고령의 환자에서 흔하고 수술은 우측 결장반 절제술을 요하는데 반드시 동시성 혹은 이시성 2차적 종양이 흔하므로 반드시 찾아보아야 한다.

2) 점액류종(mucocele)과 복막 가성 점액종(pseudomyxoma peritonei)

점액 분비에 의해 충수 내강이 커지는 것을 점액류종이라고 한다. 과거에는 두 형태가 있는데 폐색형(obstructive type)과 종양형(neoplastic type)이다. 폐색형은 분석 등이 충수 내강을 막아 염증성 변화를 가져 오지않고 부패된 충수(sequestered appendix) 내강 내로 점액 분비물이 모여 점액류종을 형성하는 것이다. Plausible이 많은 증례를 관찰하였으나 폐색 점액류종의 단 한 예에서도 폐색을 보지 못하였는데 이는 내강 폐색이 염증을 동반하거나 점액 분비 상피 세포를 위축시키기 때문이라고 하였다. 3가지 상피 증식을 관찰 하였는데 a) 대장의 증식성 폴립같은 점막 증식(mucosal hyperplasia), b) 점액성 낭성선종(mucinous cystadenoma), 가장 흔함, c) 점액성 낭성선암(mucinous cystadenocarcinoma) 등이다. 형태(morphology)를 보면 점막 증식형 만이 충수 천공이나 복막 점액성 이식(peritoneal mucinous implant)를 보이지 않는다. 낭성 선종(cystadenoma)은 내강 확장과 20%에서 충수 천공을 보이고 충수 장막에 점액이 국소적으로 고이게 되거나 복강 내에 자유롭게 놓이게 되는데 조직학적으로 암세포가 없다. 낭성선암(cystadenocarcinoma)은 충수가 점액으로 채워져 커져 있고 암세포에 의해 장벽이 침윤되고 충수 벽을 통과해 복막 이식(peritoneal implant) 형태로 퍼진다. 더 진행되면 복강이 반고체 점액으로 팽창되고 복막 가성 점액종을 만든다. 퇴행발육의 낭성선암 세포(anaplastic cystadenocarcinoma cell)가 발견된다.

3) Argentaffinoma

내분비 세포 종양으로 충수 원위부 끝에 위치하고 구상으로 붓고(bulbous swelling) 2~3cm 크기로 커지면서 침범된 내강과 벽은 모양이 없어진다.

4) 유암종(carcinoid tumor)

충수에 생긴 가장 흔한 종양으로 이것은 신경능(neural creast)에서 발생한 중장의 은친화성 세포(argentaffin cell)에서 유도된다. 유암종은 1570예의 한 논문에서 평균 나이는 42.2세, 여성이 더 많고 충수 유암종이 다른 모든 유암종의 18.9%를 차지한다고 기술되어 있다. 크기는 1cm 미만과 1~2cm 사이는 종양의 위치에 따라 결정되는데 기저부에 있거나 장간막 침범시 우측 결장 반 절제술 시행하고 1.5~2cm 종양은 원격 전이가 드물기 때문에 충수 절제만으로 충분하고 2cm 이상은 원격 전이 빈도가 높아 우측 결장 반 절제술을 시행한다. 진단시 35%는 국소화 되어 있지 않다. 5년 생존률은 94%, 국소 침범의 경우 85%, 원격 전이시 34%이며 환자의 15%에서 다른 종양을 동반한다. 충수 유암종은 소아에서 가장 흔한 소화기 암의 하나이다. 배상세포 유암종 변이체(goblet cell carcinoid variant)는 복막 전이 빈도가 높다.

5) 암종(carcinoma)

거의 없다. 이외에 종양으로 양성, 악성 간엽성 성장(mesenchymal growth) 하는 것이 진기함으로 보고되고 있다.

6) 장 중첩증(intussusception)

충수나 충수 절제술 후 충수 절제부(stump)의 장 중첩증은 증상이 비 특이적이고 충수 자체의 장 중첩증은 드물다. 충수 절제술 후 보통 2주내에 발생하는데 이 때 복통, 구토, 직장 충혈, 종물 등이 촉지 된다.

7) 충수 조루술(appendicostomy)

충수 방광 문합술, 간 문맥 충수 문합술, 담도 낭종 절제 후 담도와 십이지장 사이에 혈관이 연결된 충수를 삽입, 대장 수술시 감압술을 하는 도관으로 사용하고 지속적인 약물 투여를 하기 위한 도관으로도 사용한다.

8) 부수적 충수 절제술

충수염의 가능성이 많거나 우 하복부 통증이 있는 환자에서 의미가 있다. 자궁 적출술, 담낭 절제술시 부수적 충수 절제술은 경제적 추가 비용이 들고 나이드신 분들이 시행률이 높아 큰 역할은 하지 못한다. 장 중첩시 부수적 충수 절제술을 하기도 한다. 고환암 수술시 후복막 림프관 곽청술이나 혈관 이식술 같은 수술시 부수적 충수 절제술은 감염성 합병증이 동반될 가능성 많아 금기다. 윌름씨 암(Wilms tumor)은 신 적출술을 받은 1910명 소아에서 부수적 충수 적출술을 시행한 455예에서 염증성 합병증이나 장 폐색의 증가는 없었다. 부수적 충수 적출술을 시행치 않은 1455명의 소아 중 3명만이 신 적출술 후 2,7,10개월째에 충수염이 발생 하였다. 우 하복부 통증으로 개복시 크론병이 있는 환자에서도 미래에 진단적 혼동을 방지하기 위해 충수 절제술을 시행하기도 한다.

참고문헌

1. David C. Sabiston : Christophers Textbook of surgery, 11th, edition, W.B. Saunders Company, Philadelphia. p. 1062-1078, 1977
2. Thomas C Benventano, Clarence J. Schein and Harold G. Jacobson : The roentgen aspect of some appendiceal abnormalities. Am. J of Roentgenol. 96 : 344-360, Feb. 1966
3. Frimann-Dahl, J : Roentgen examination in acute abdominal disease. Chartes, C. Thomas. Spring field, 3rd ed. p. 368-388, 1974
4. Vaudagna, J.S. and McCort, J.J : Plain film diagnosis of retrocecal appendicitis. Radiology 117 : 533-536, Dec. 1975
5. 박복환, 오장석 : 급성 충수염의 단순 복부 X선 소견에 관하여. 대한방사선의학회지 Vol. VIII, No. 4 : 285-289, 1972
6. Barry J Anson : Morris human anatomy, 12th ed. Mcgarw Hill. 1325-1332
7. Henry Gray. FRS. Gray anatomy. 27th ed. Lea & Febiger Philadelphia. Anatomy of the human anatomy 1284-1285. The appendix or vermiform process. The large intestine(Intestinum Crassu)
8. 이정식, 박용휘 : 한국인 정상 대장에 관한 X-선학적 연구. 가톨릭대학 의학부 논문집 제25집 : 225-236 1973)
9. Stanley L Robbins, Vinay Kumar, Ramzi S. Cotran : Pathologic basis of disease. Robbins Cotran Kumar. Saunders. W.B. Sanders Company 874-877
10. Wakely C.P.G : The position of the vermiform appendix as ascertained by an analysis of 10,000 cases. J anat. 67 : 277-283
11. David C. Sabiston : Christophers Textbook of surgery. 11th. edition. W.B. Sauders Company, Philadelphia. p. 1062-1078, 1977
12. Collins D.C : study of 50000 specimens of human vermiform appendix. Surg. Gynec. Obstet. 101 : 437-445, Oct. 1955
13. Lea and Febiger : Gastrointestinal X-ray diagnosis. p. 570-587, 1952
14. Stanley L Robbins, Vinay Kumar, Ramzi S. Cotran : Pathology basis of disease. Robbins Cotran Kumar Saunders. W.B Saunders Company 874-877, 1984
15. Paul B. Beeson and Walsh McDermott. Cecil-Loeb. Textbook of Medicine, 13th edition. W.B. Saunders company, Phildelphia 1971
16. Jonathan E. Rhoads J. Garrott Allen, Henry N. Harkins and Card A. Mayer. Surgery, Principles & Practice. 4th edition. J.B. Lippinott company, Philadelphia
17. Seymour I Schwartz : Principle of Surgery, 4th ed vol 2 : 1246, MaCrow-Hill Book Company, New York, 1984
18. Fitz RH : Perforating inflammation of vermiform appendix : with special referance to its early diagnosis and treatment. Trans Assoc Physicians. 1 : 107 1886)
19. McBurney C : Experience with early operative interference in cases of disease of the vermiform appendix. NY state Med. J 50 : 676, 1889
20. Kurt J. Isselbacher, Raymond D. Adams, Eugene Braunwald, Robert G. Petersdorf and Jean D. Wilson : Harrisons principles of internal medicine, 9th edition. McGraw-Hill Book Company. p. 1439-1441, 1980
21. Soteropoulos C. and Gillmore J.H : Roentgen diagnosis of acute appendicitis. Radiology. 71 : 246-256, Aug 1958

22. 임옥순, 박선옥, 이정석, 김희섭 : 한국인의 급성충수염에 관한 방사선학적 고찰. 대한방사선의학회지 Vol. XIII, No.2 : 379-390. 1977
23. Campbell J.A. and McPhail D.C : Acute appendicitis. British M J.A.I. 852-855, 1958
24. Harrison. Acute appendicitis., 16th edition, McGraw-Hill Book Company p1805-1807, 2005

급성 충수염의 단순복부필름 소견

02

1. 서론

충수염 치료는 여러 외과 질환 중 가장 평이하고 결과는 비교적 우수한 것으로 보고되어 있고 이를 문제시 하는 학자는 거의 없다. 그러나 충수염의 정확한 역할이 애매한 상황에서 이를 우선적으로 절제하거나 혹은 타수술과 동시적으로 절제하는 것은 타당치 않은 것으로 생각되며 더욱이 지금까지 절제된 충수의 병리조직학적 결과를 토대로 한 진단율은 지금까지 60~75%에 불과 하고 현재 초음파, CT 등 영상 진단 등이 불필요한 충수 절제술을 감소시키고는 있으나 국내 여건상 임상 의사가 환자 와 가족간의 상황 설정을 고려하여 이들 특수 검사 등을 상용하기가 그리 용이하지 않아서 결과적으로 볼 때 불필요한 충수 절제술은 10~35%에서 감소하고 있지 않은 실정이다.

지금까지 알려진 충수염의 단순 복부 필름 소견 등은 비특이적인 소견들로써 실제 임상에서 충수염 자체 진단보다는 급성 복통을 일으키는 다른 여러 원인들의 감별 목적으로 촬영 되어 왔는데 즉 우측 뇨료 결석 유무, 우측 골반강에 비 정상적인 석회화 음영(dermoid cyst) 혹은 골반강내 연부 조직 음영(난소나 자궁 종괴, 난소 낭종 비틀림 혹은 자궁외 임신), 담석에 의한 장마비를 포함한 기계적 장마비(mechanical ileus) 유무, 기복(pneumoperitoneum), 복수를 동반한 복막염 등을 관찰하는데 통상적으로 사용되어 왔다(2,6,8,9,10,11). 그러나 급성 충수염이 전형적인 증상을 나타내는 경우에는 충수 절제술을 시행하여 거의 합병증없이 치유 될 수 있으나 비 특이적인 증상을 나타내어 충수돌기가 천공 또는 파열 되어 충수 주위 농양이 생기면 사망률과 이환률이 높아지므로 치료 방침의 결정과 수술 시기 결정 등이 문제가 될 수 있어 이 때는 방사선 검사가 도움이 된다. 일반적으로 단순 필름에서 급성 충수염의 소견이 나타나지 않은 경우는 염증이 경미할 때, 충수의 위치가 비정상적일 때, 염증이 충수에 국한 되어 있을 때 등이라는 보고가 있음에도 불구하고(17,18) 단순 복부 사진은 임상 진단이 불확실한 경우 가치가 있다는 보고가 많이 있다(2,6,10).

여기서 단순 복부 필름상 급성 충수염의 소견들을 한가지 한가지 전부 설명하고 우리가 꼭 알아 두어야 할 소견 등을 정리 요약하고 끝 부분에서 급성 충수염의 새로운 소견을 제시하여 여러 선생님들이 임상에서 복부 필름을 이용 하실 때 도움을 받으실 수 있도록 하고자 합니다. 임상에 많은 정진과 이용 있으시기 바랍니다.

2. 급성 충수염의 방사선학적 소견

1) 맹장 음영 변형 및 결손(cecal deformity) 2) 우 하복부 음영 증가(increased density at RLQ.) 3) 우 하복부 종괴 음영(soft tissue mass effect at RLQ.) 4) 맹장 및 우하복부 공기-액체 수면상(air fluid level at cecum and RLQ.) 5) 충수 분석(fecalith, coprolith) 6) 우 하복부 국소적 장 마비(localized ileus at RLQ.) 7) 광범위한 소장의 음영 증가와 팽만(diffuse small bowel gaseous accumulation and distension) 8) 우측 측복선의 변화 즉 복막 지방과 대장 장막층과의 거리 넓어짐(right flank strip widening or paracolic gutter widening) 9) 요근 음영 소실(psoas margin obliteration) 10) 척추 측만 소견(scoliosis of lumbar spine) 11) 횡행 결장 단절상(transverce colon cut off sign) 12) 강외 공기(extraluminal gas) 등으로 나누어 볼 수 있다.

1) 맹장 음영 변형 및 결손(cecal deformity)은 충수염에서 53%(정상 27%, 비합병성 63%, 합병성 50%)를 보였다. 이 소견은 맹장 내측에 현저한 압박으로 충수 부종이나 충수 주위 농양 형성, 대망(omentum) 등에 의해 생기는데 맹장이 외부로 부터의 압박과 내부의 액체나 분변에 의한 맹장의 가스 형태의 장애를 구별하는 것은 어렵다(2,3). 그러므로 Meyers와 Oliphant 등(12)은 바리움을 사용한 대장 조영 촬영술이 도움을 준다고 하였고 복막내 염증성 종괴는 맹장 팽기 부위 측면 부위를 변화시키고 후복막 염증성 종괴는 팽기 부위의 후면을 변화시킴을 보고하였다.

맹장 음영의 변형을 도표(**그림 2-1**)로 통해 공부하고 응용해 보자.

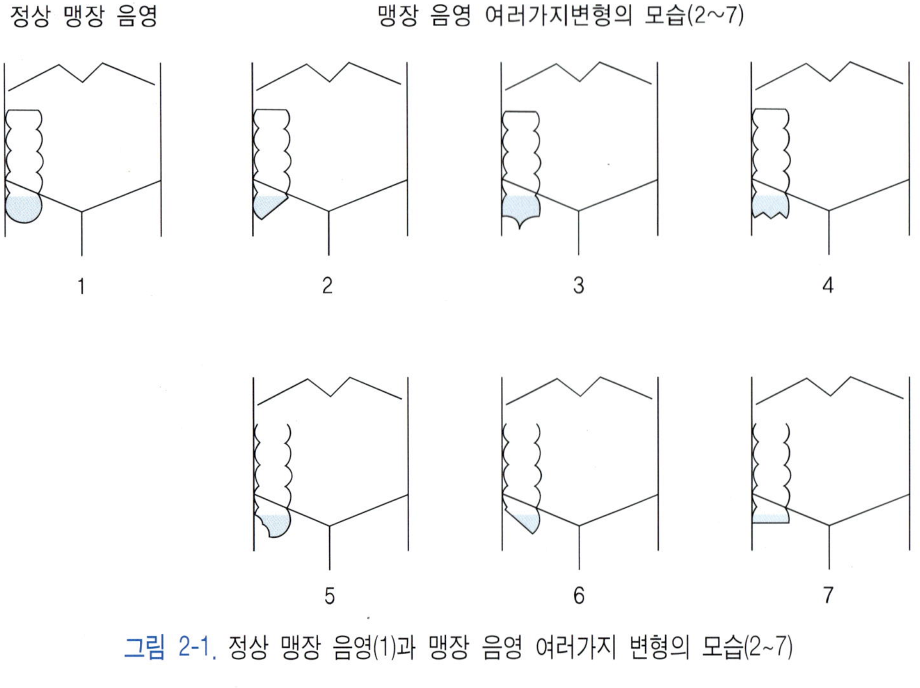

그림 2-1. 정상 맹장 음영(1)과 맹장 음영 여러가지 변형의 모습(2~7)

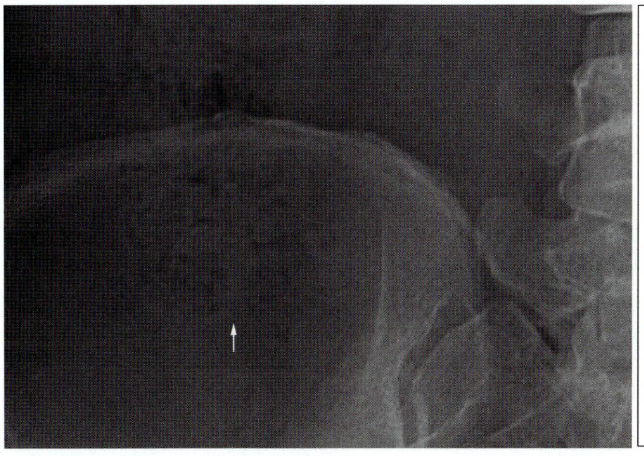

정상 맹장 음영

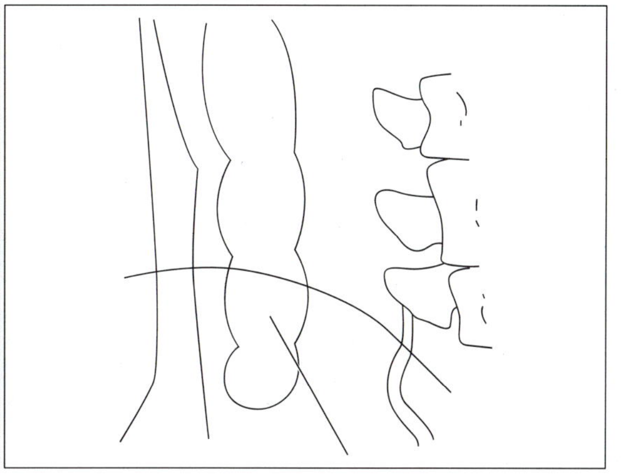

정상 맹장 음영

맹장 변형

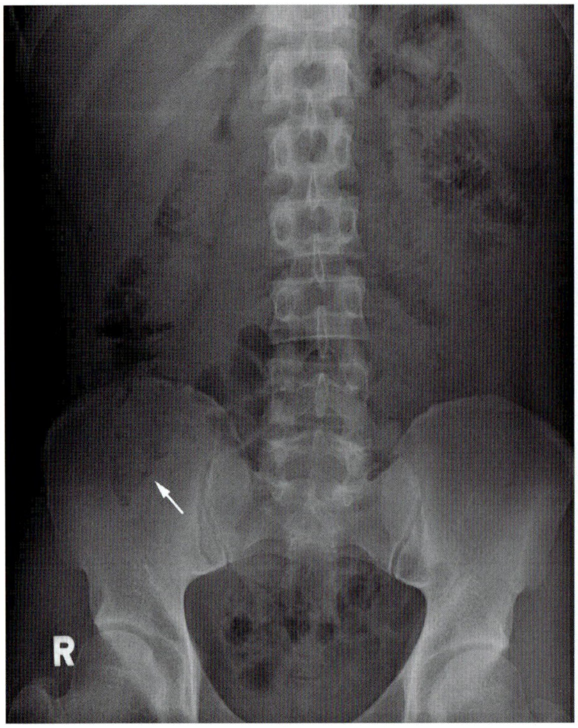

2

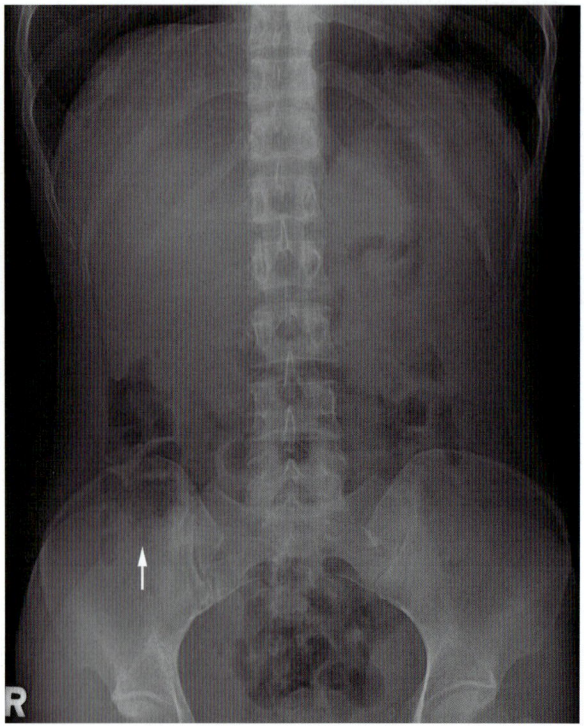

3

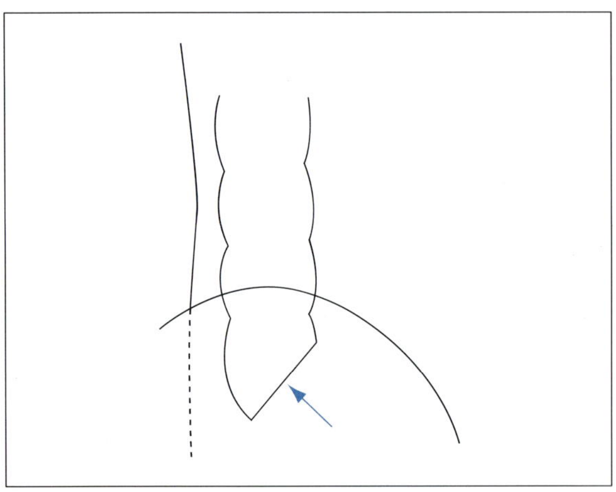

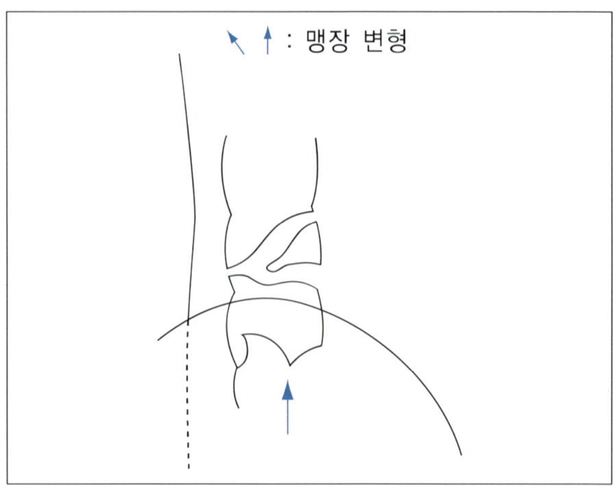

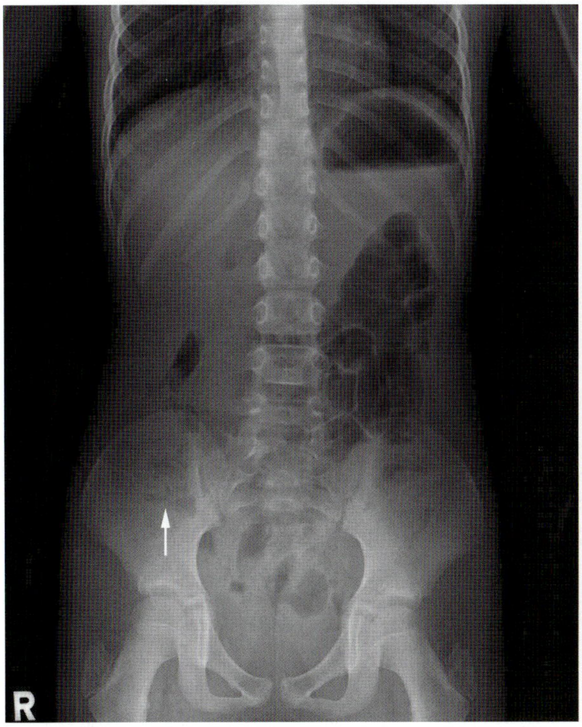

4

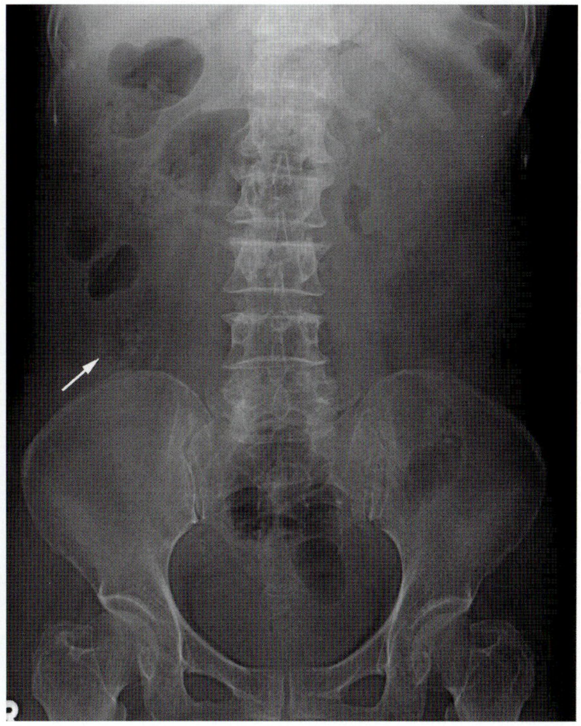

5

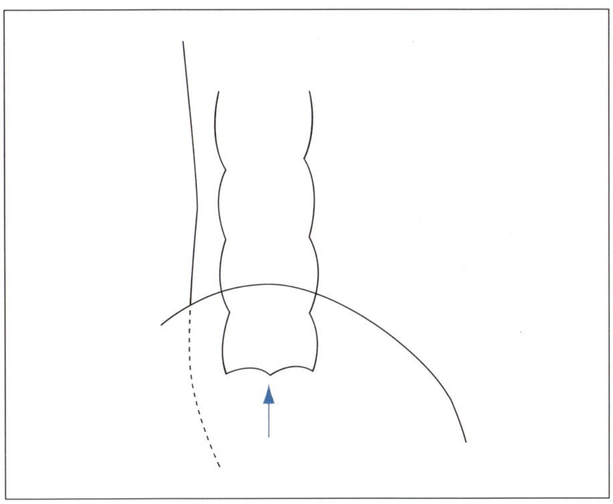

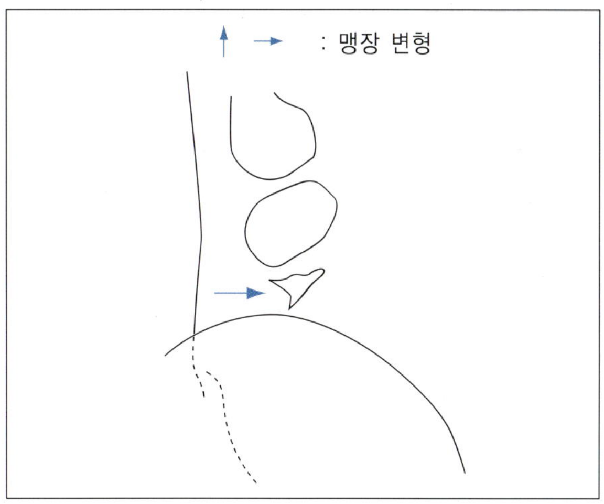

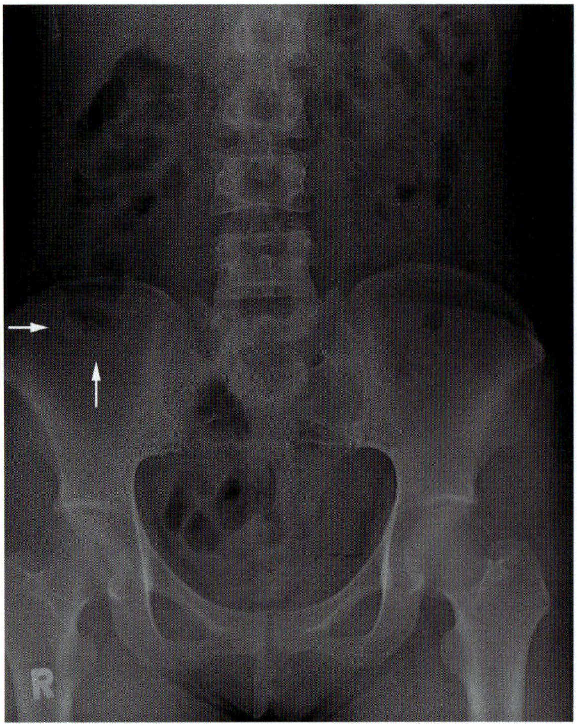

6

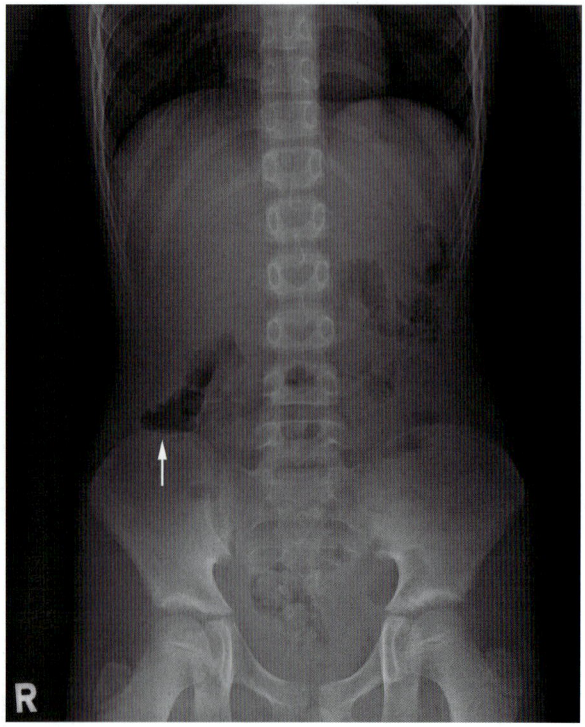

7

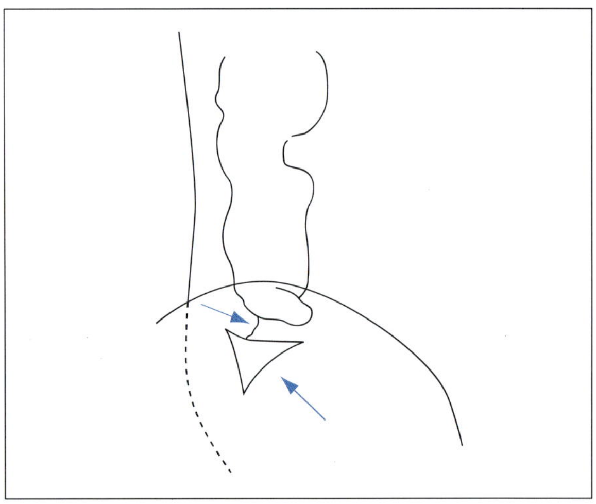

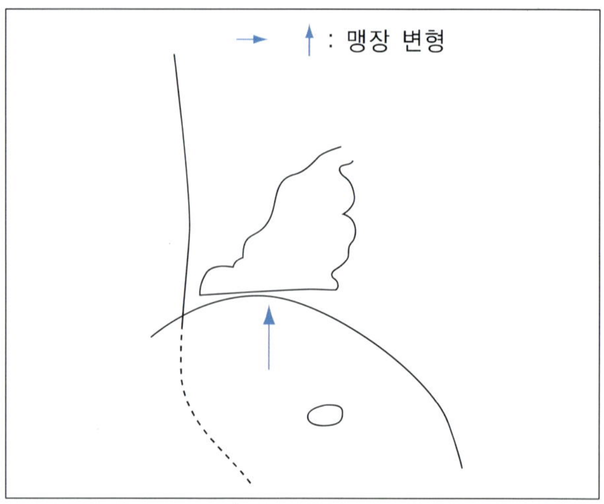

기타 맹장 변형

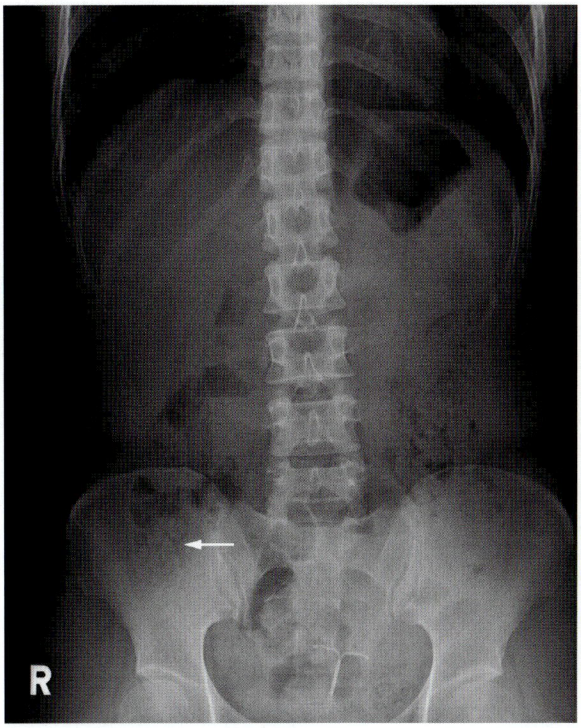

Inverted 3

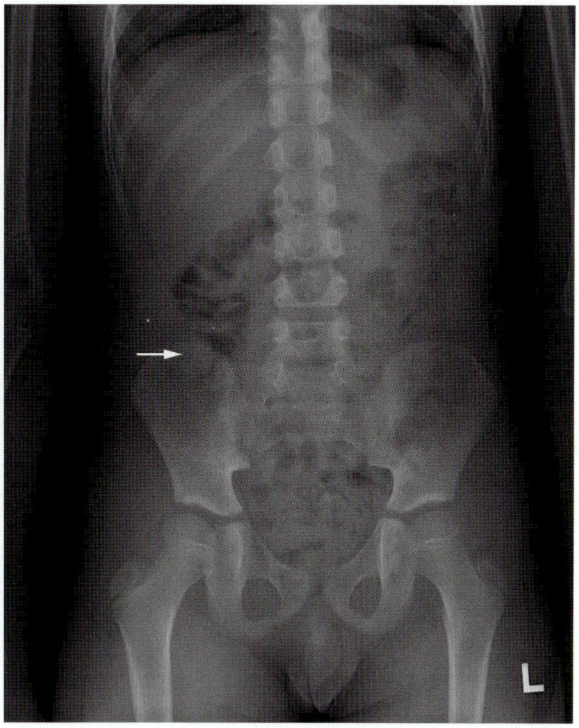

상행결장 외측 압박

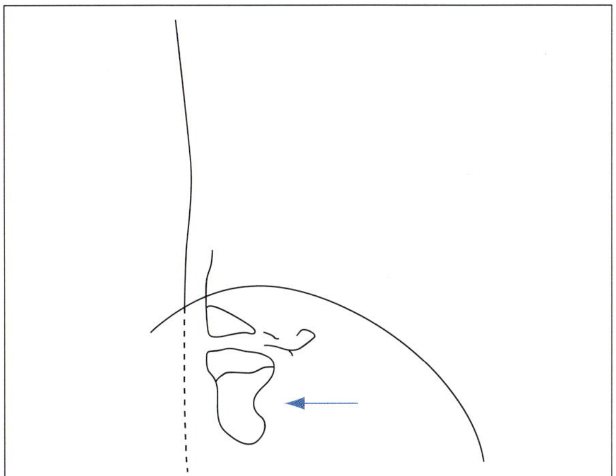

맹장 내측 음영변형

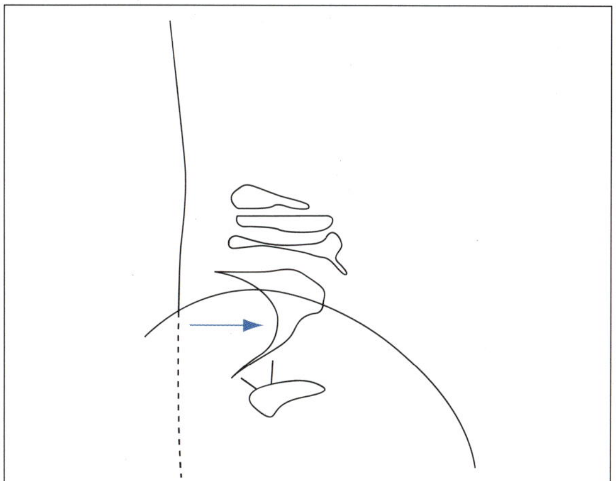

맹장 외측 음영변형

2) 우 하복부 음영 증가(increased density at RLQ. **그림 2-2**)는 56%에서 보인다(정상 9%, 비합병성 63%, 합병성 50%). 원위부 회장이나 맹장이 액체 만으로 충만 될때 반대쪽에 비해 음영이 균등하게 증가 되거나 농양 형성에 의해서 혹은 충수혈관 증가와 충수 간막 염증 및 부종과 충수 내강의 염증성 액체 증가에 의해 나타난다. 저자들에 따라 이 소견이 보이는 율은 다양하다(4,7,13,14).

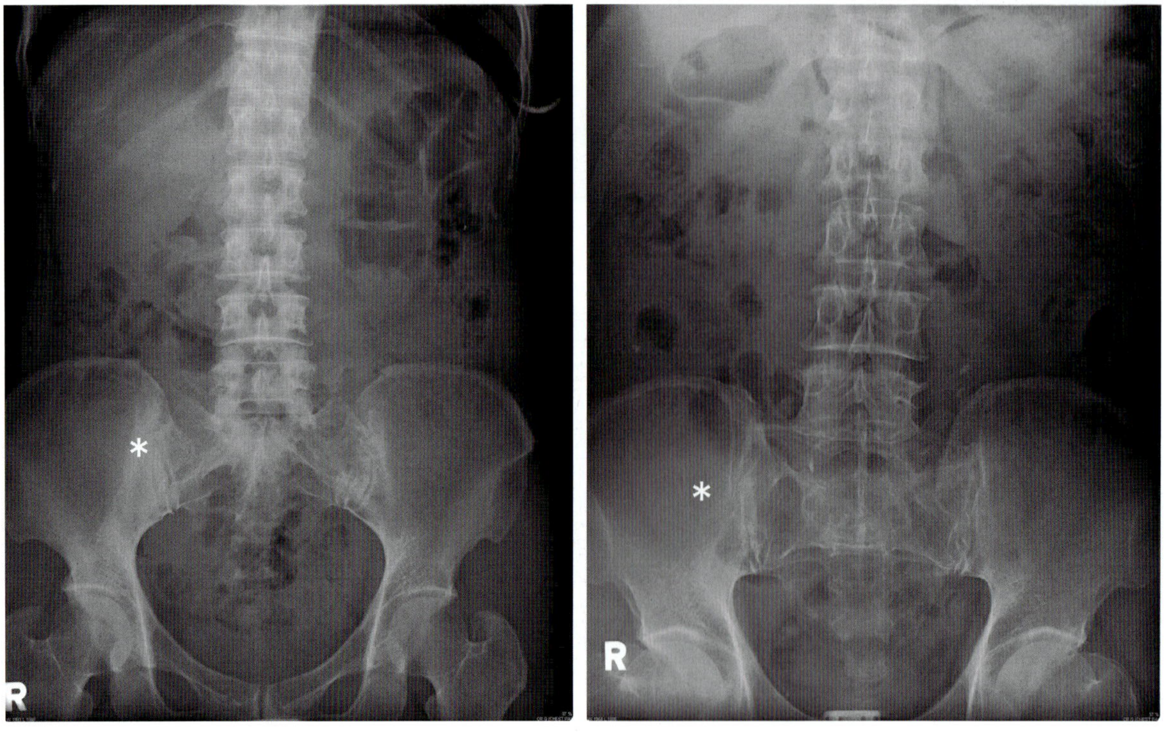

그림 2-2. *: 우하복부 음영 증가

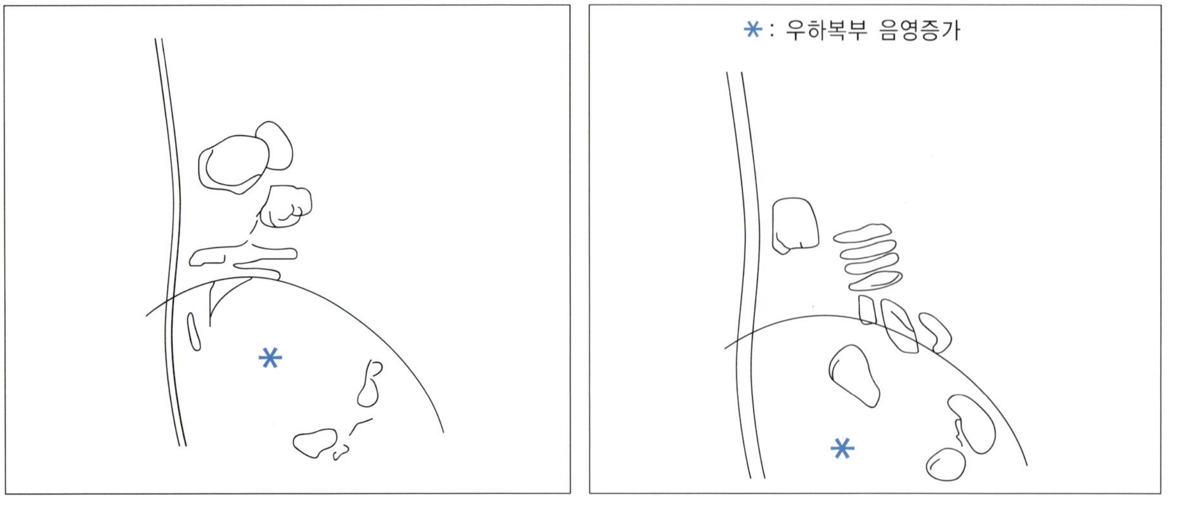

3) 우 하복부 종괴 음영(mass effect at RLQ. **그림** 2-3)은 48%에서 보이고(정상 9%, 비합병성 47%, 합병성 50%) 이 소견은 말단 회장 및 맹장의 가스 음영이 외부로 부터의 압박, 압흔의 소견을 보일 때 우 하복부에 종괴 음영을 추측 할 수 있는데 주로 충수가 천공되어 대망에 의해 쌓여 있거나 충수 주위 농양에 의해 나타난다.

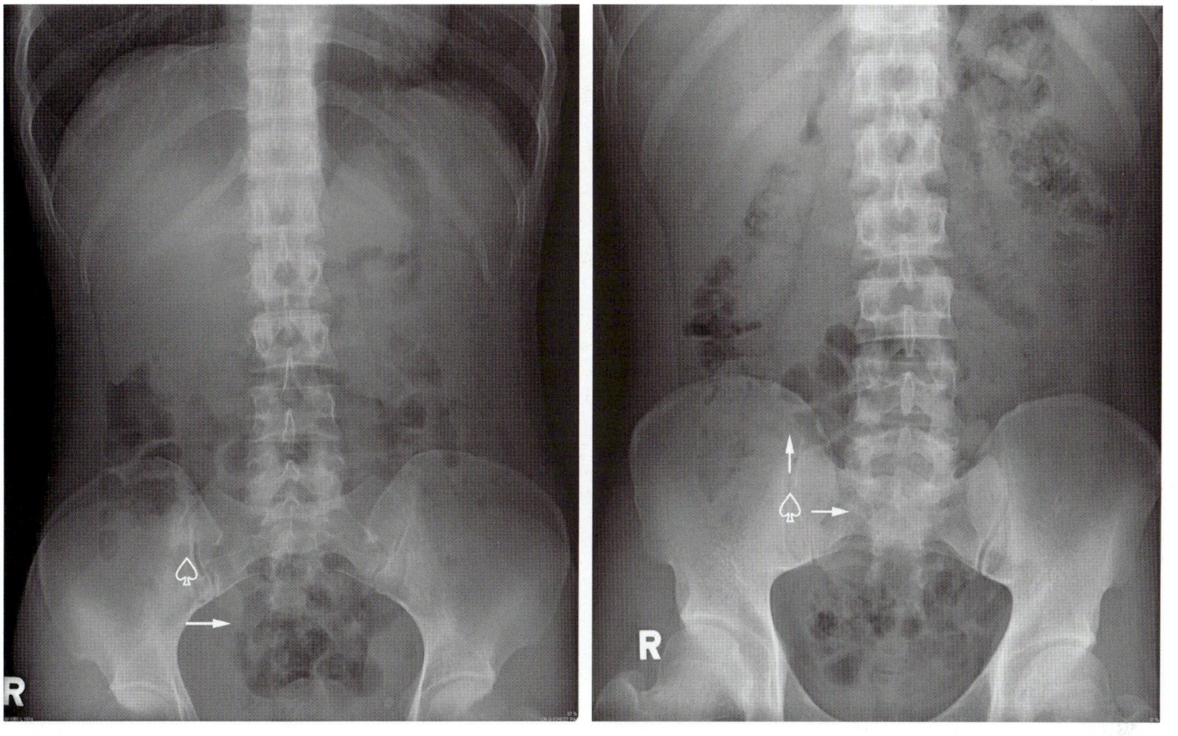

그림 2-3. ♤: 우하복부 종괴 음영

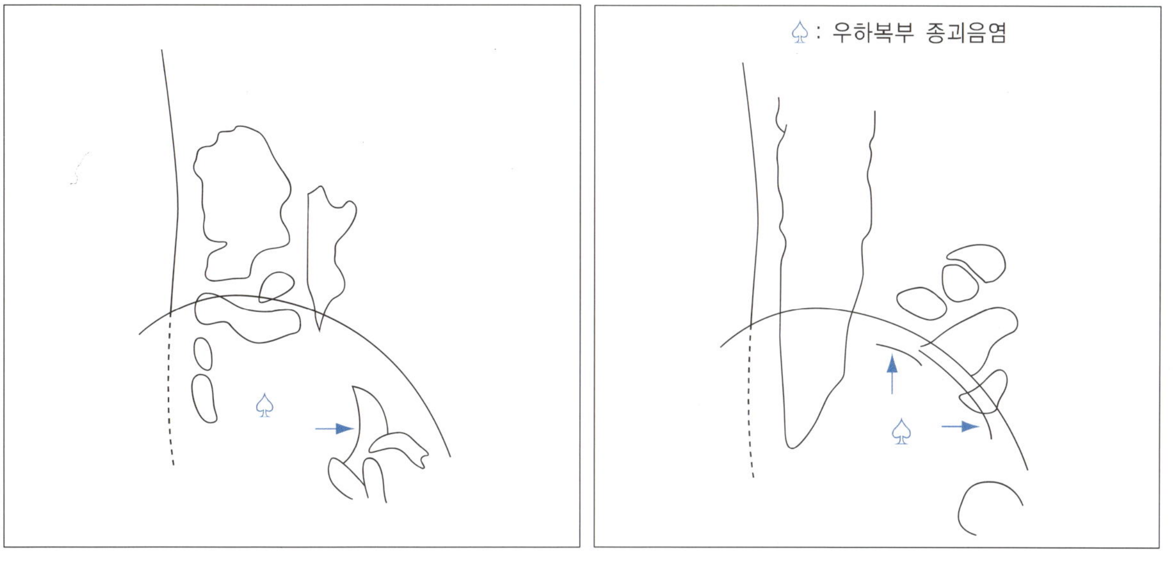

4) 맹장 및 우 하복부 공기–액체 수면상(air fluid level at cecum and RLQ. **그림** 2-4)는 비합병성 충수염 47%, 합병성 충수염 9.4%에서 보이며(15) 맹장과 원위부 회장의 병변으로 인한 확장 및 액체 축적에 의한 공기 수면상을 보이는데 이런 소견 등을 증명 하기 위하여 Frimann-Dahl 등(2)은 수평 방사선(horizontal ray)이나 직위(erect) 촬영을 이용하거나 Soteopoulos 등(6)은 환자의 체위를 측와위로 함이 유용하다고 하였다. 그러나 Graham과 Johnson(10)에 의하면 정상에서도 5%에서 나타나며 충수염

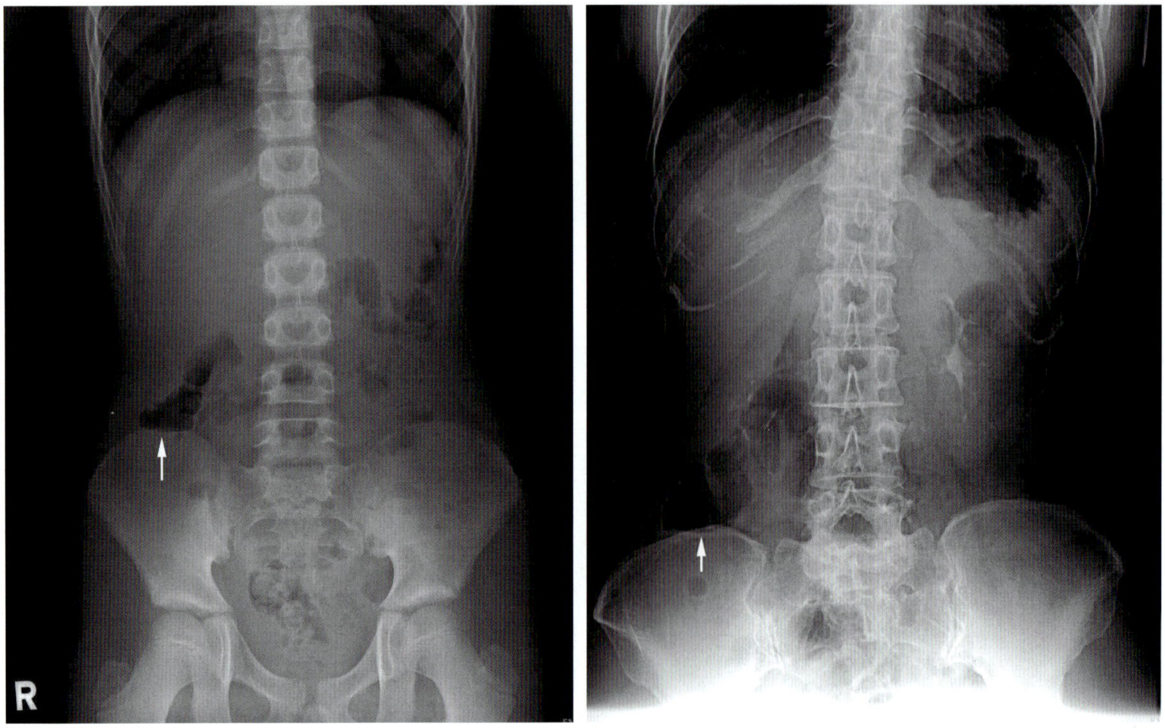

그림 2-4. ↑: 우하복부 공기 액체 수면상(air-fluid level)

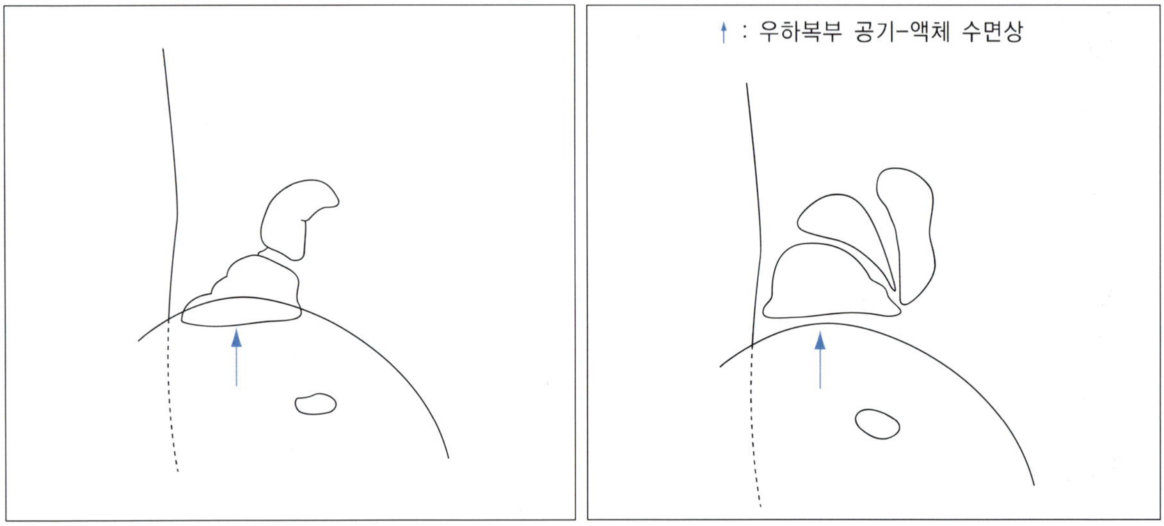

환자의 51%에서 나타난다고 보고 하였고 Gannil과 Nice 등(10)은 정상에서 4.6%가 나타난다고 하였다. 1930년 Seng(16)은 충수의 점막으로 부터 점막하 조직으로 주행하는 풍부한 망상 림프선들이 있어서 염증이 용이하게 장막하 혈관 주위에 파급되므로 맹장에 공기 액체 수면상을 형성한다고 주장하였다. 즉 염증 과정이 직접 맹장과 원위부 회장속으로 파급되기 때문에 생긴다고 하였다. 그러나 이런 소견들은 다른 질환과 감별을 요하는데 담낭염, 급성 회장염, 임파선염, 맹장 원위부 대장 폐색, 천공성 궤양, 난관염, 후복막염, 복부 X선 촬영 직전 관장시행, 모르핀 투여시에도 나타날 수 있다. 급성 맹장염과 임파선염의 경우에는 충수염 과 달라서 공기 액체 수면상이 극히 드물고 맹장 원위부 폐색에는 맹장에 액체 공기 수면상을 절대 볼 수 없으므로 맹장에 공기 액체 수면상이 보이고 소장 폐색 소견이 보이면 충수의 염증 특히 유착밴드(ahesion band) 형성이나 특히 농양 형성을 생각하여야 된다. 원위부 회장에 공기 액체 수면상이 국한 될 때에는 췌장염이나 급성 담낭염, 회장염 등의 감별이 요구된다(2,3,6,7).

5) 충수분석(Fecalith, coprolith, **그림 2-5**)은 급성 충수염 환자의 8%에서 보인다(정상 0%, 비합병성 충수염 11%, 합병성 충수염 5%). 충수 분석이 급성 충수염의 원인에 관여한다는 설이 여러 학자에 의해 보고되었다(2,17,18,19,20). 1905년 Kelly에 의하여 충수 분석과 충수염 사이에 임상 및 병리학적

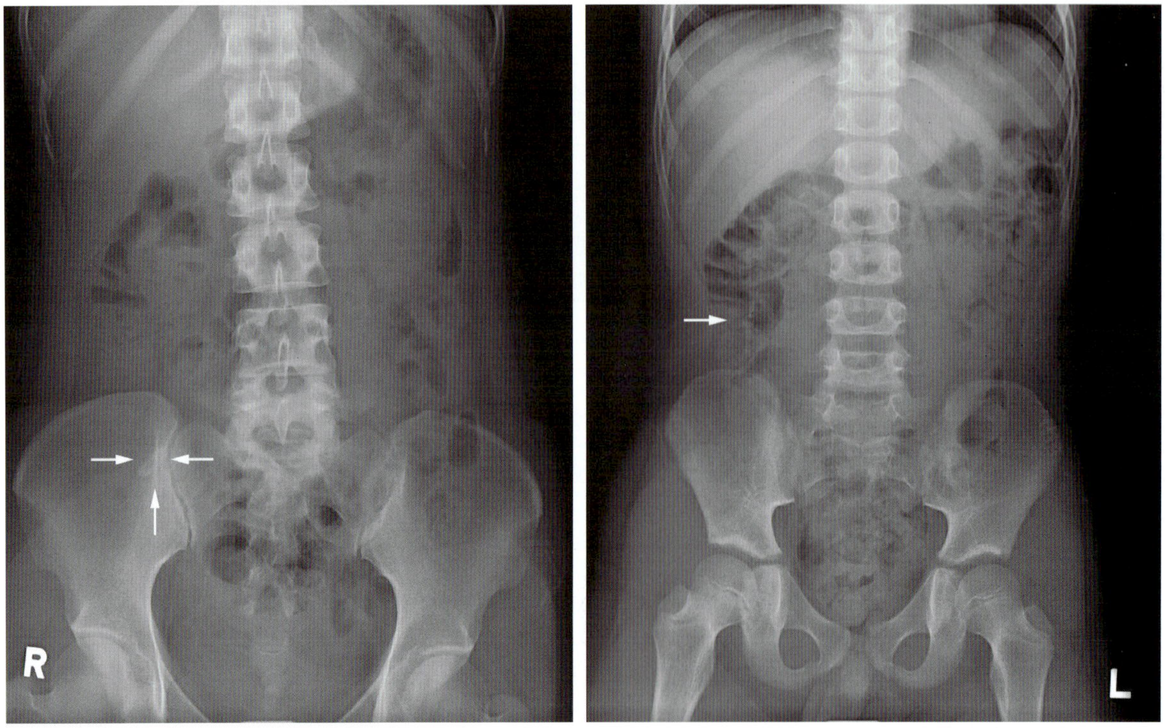

그림 2-5. → : 우하복부 분석(fecorlith)

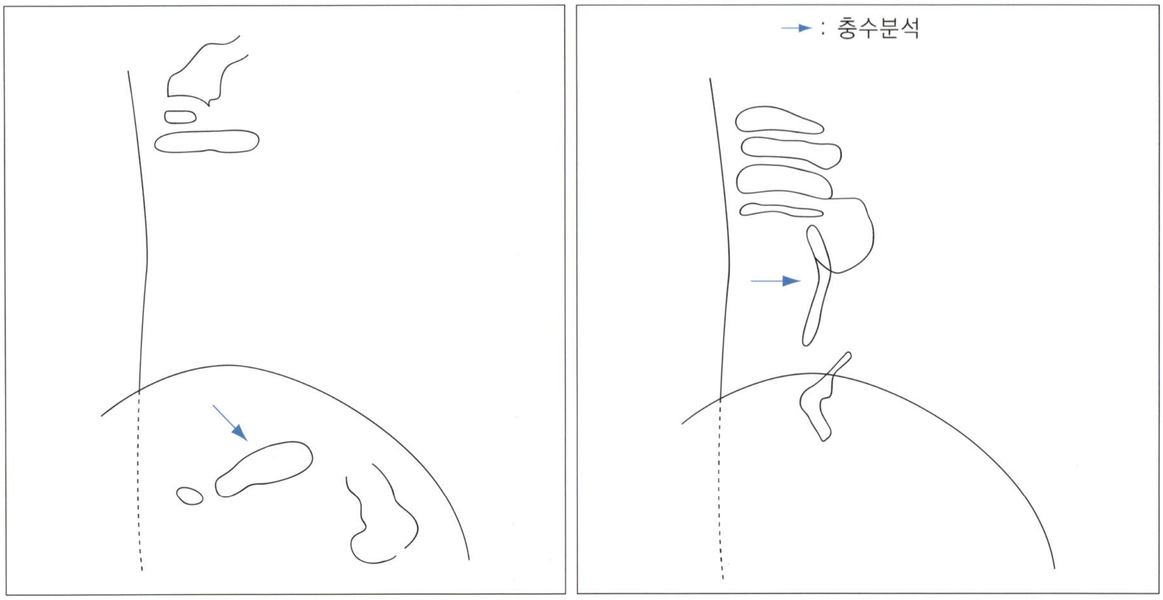

연관 관계가 소개되었고 1906년 Weisflog에 의해서 처음으로 방사선학적으로 진단하게 되었고 2년 후 Seelig는(22) coprolith라는 용어를 사용하기 시작하였다. 그 후 많은 학자들이 천공성 충수염과 깊은 관계가 있다고 하였다(1,18,21). 특히 Berg and Berg는 급성 충수염의 10~15%가 충수 분석을 가지며 이 분석이 있는 환자 중 90%에서 충수염이 이환된다고 주장하였다(5,23).

Felson과 Bernhard(19)및 McCort는(18)는 분석이 있는 충수염은 50% 이상에서 천공을 일으킨다고 보고하였고 분석이 있을 경우 괴사성 혹은 천공성 충수염의 발생 빈도는 Shaw(24)은 77%, Boyer, Brady(10) 등은 높은 발생 빈도를 보인다고 하였고 강(25) 등은 69.2%의 높은 빈도를 보인다고 하였다(분석이 없는 경우의 예에서는 25%의 빈도를 보임).

분석의 발견율은 Faegenberg(26)는 12%, Shaw(24)는 10%, Steninert(21)는 10%, Kadrnka(14)는 4%, Felson과 Bernhard(19)는 3%, Brook(27)는 7%, Bunch(28)는 2000예 중 1예, 박(4)등은 3%, Fridmann-Dahl(2)과 임등(7)은 1예도 발견 못 하였다고 보고하였고 전등(14)은 1예를 보고, 강등(25)은 12예 중 1예에서 분석을 볼 수 있었고 충수염 환자의 적출 표본 37개의 x-ray 사진상 12예(32%)에서 분석이 나타났다고 하였다. 이와같이 적출 표본 에서 충수 분석이 많이 나타나고 단순 복부 x선 사진상에서 적게(8%) 나타난 것은 첫째, 분석의 크기가 87%에서 1cm 이하로 작고 둘째, 분석이 우 하복부에 위치함으로 인해 장골과 겹쳐 있어 보이지 않을 가능성이 크기 때문 이라고 생각된다.

성별 분포는 남자와 여자가 각각 30%, 35.7%로 비슷하였고 연령에 따른 발생 빈도는 0~9세 층에서 3예중 2예(66.7%), 10~29세 층에서 21예중 9예(43%), 30세 이상 연령층에서 13예중 1예(3.3%)로 나이가 어릴수록 뚜렷이 많이 나타나며 분석의 크기는 다양한데 1cm 이하가 83%였고(Shaw는 평균 직경이 2~3cm 이라고 함) 대부분 난형이며 층판을 형성한다(2,25).

담석과 감별 요하는데 대부분 우 하복부에 위치 하고 1/3에서는 다발성이라고 한다. 충수 분석은 골섬(bone island), 장간막 석회화, 충수 대망막(appendices epiploicae)의 석회화, 뇨로 분석, 난소 혹은 자궁의 석회화, 정맥석, Meckel 씨 게실 및 맹장 게실의 석회화, 이물질, 방사선 불투명의 약물 등과의 감별이 필요하다(2,3,23,24,29).

6) 우 하복부의 국소적 장 마비(reflux ileus at RLQ. **그림 2-6**)는 49%(정상 18%, 비합병성 충수염 21%, 합병성 충수염 79%)에서 보인다. 원위부 회장이나 맹장 및 상행 결장에 가스가 국소적으로 모임으로써 이 부위에 국소적 염증이 있다는 것을 암시해 주고 있는데 May Oneal and Allen 등에 의해 1958년 "Cecal ileus"란 말이 사용되었다(2,27). 그러나 Soteopoulus(6)는 이때 Meckels씨 게실염과 함께 장중첩증이 있는 경우와의 감별이 어렵다고 하였다. Brook는(27)는 33%, 박등(4)은 40%, 임등(7)은 20% 미만에서 보인다고 하였다.

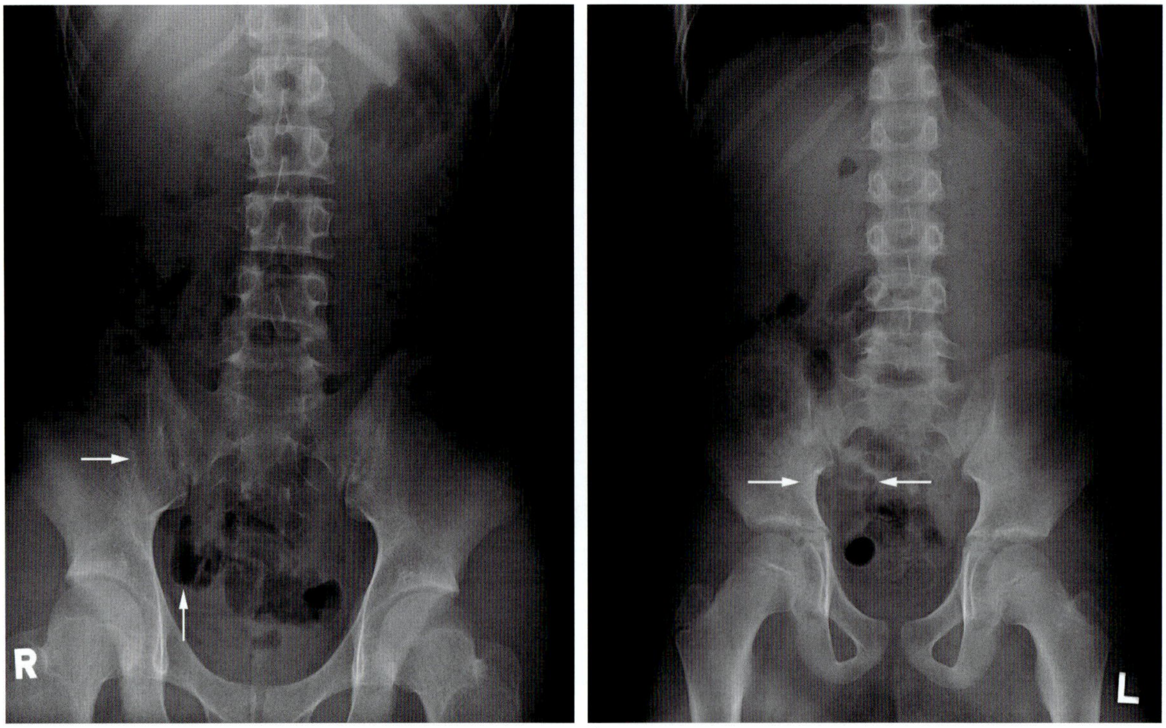

그림 2-6. → : 우하복부 국소장마비(reflux ileus)

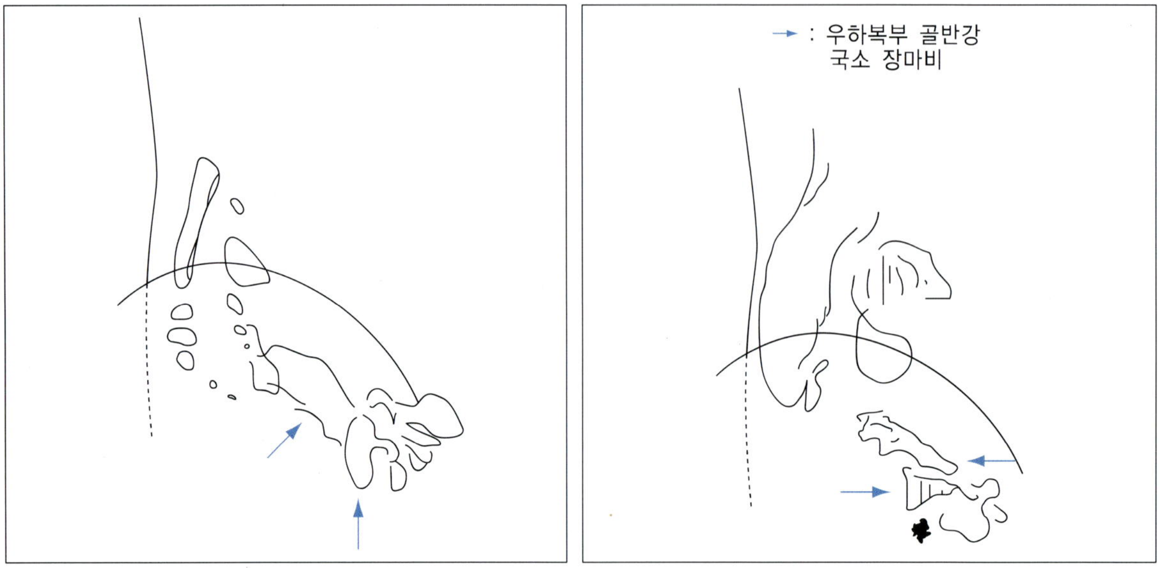

7) 광범위한 소장의 가스 음영 증가와 팽만(diffuse small bowel gaseous accumulation and distension, **그림 2-7**)은 비합병성 충수염 24.8%, 합병성충수염 85.3%에서 보인다(15). 전반적으로 광범위한 소장내 공기 음영이 증가하고 팽만(소장폭이 2cm 이상)되어 있으면서 소장과 소장 사이 간격 폭이 넓어져 있고(3~4mm 이상) 우측 측복선과 맹장간 거리 폭이 증가(1~2mm 이상)되어 있으면서, 앙와위 직립위 필름상 장의 가스 음영이 고정(fixation)되어 있고, 우 하복부에 공기-액체 수면상 등을 보일 때는 합병성 충수염을 생각 해 볼 수 있다.

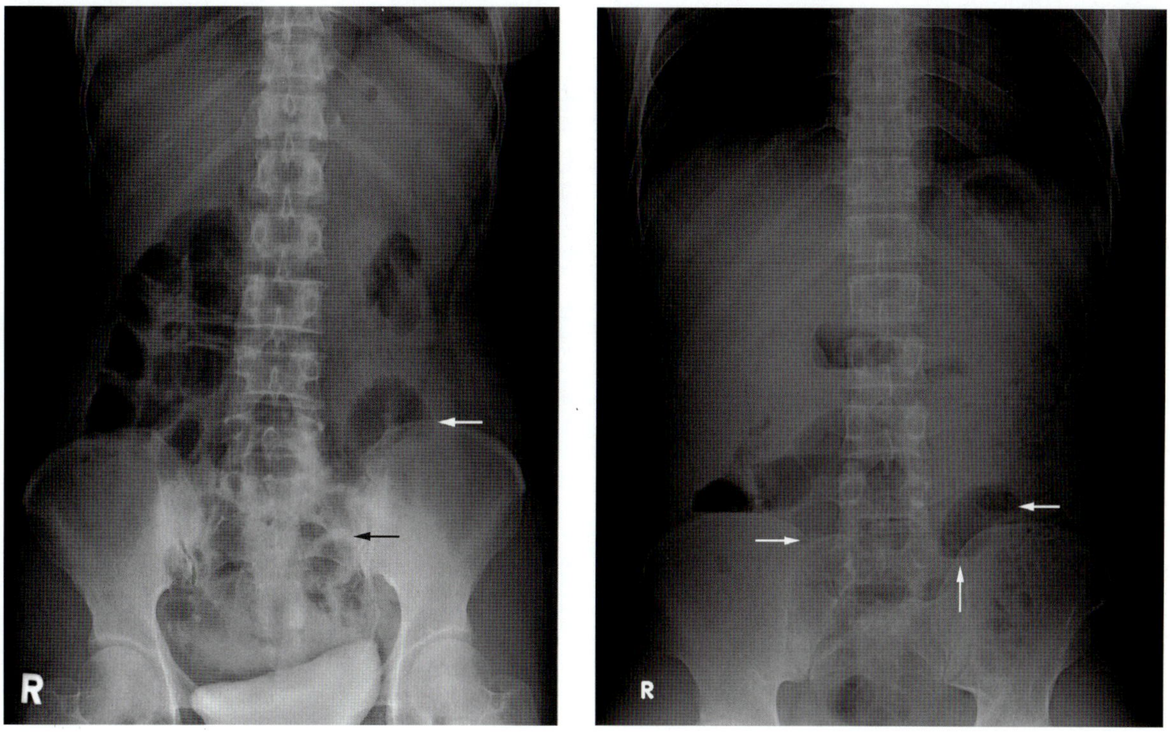

그림 2-7. → : 광범위한 소장 가스 팽만 및 팽창

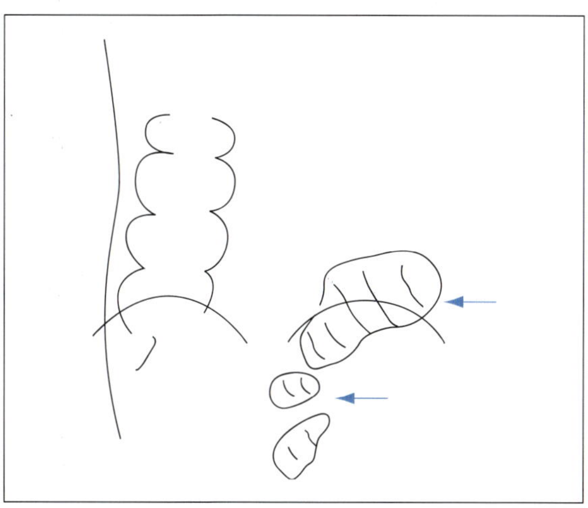

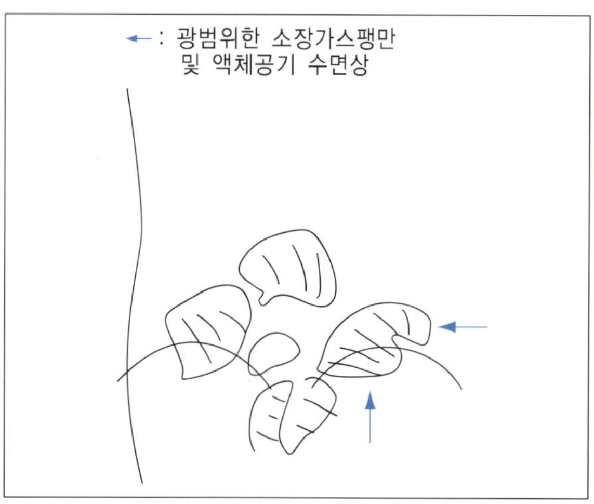

8) 우측 측복선의 변화(Rt flank stripe의 변화. **그림 2-8**)에서 1~2mm 폭은 충수염에서 13%(정상 73%, 비합병증 16%, 합병성 10%)에서, 3mm 이상 폭 증가는 충수염 87%(정상 27%, 비합병성 84%, 합병성 90%)에서 보였다. 원래 측복 복막과 복 횡근막 사이에 있는 정상적 복막전지방선(properitoneal fat line)를 일명 측복선(flank stripe)이라고 하는데 정상적으로 우측 측복선은 복근의 내측과 상행 결장 외측 사이에 투명선으로 나타나는데 이상이 있으면 단축(수축), 증가, 내측 만곡 등을 나타내는 측복

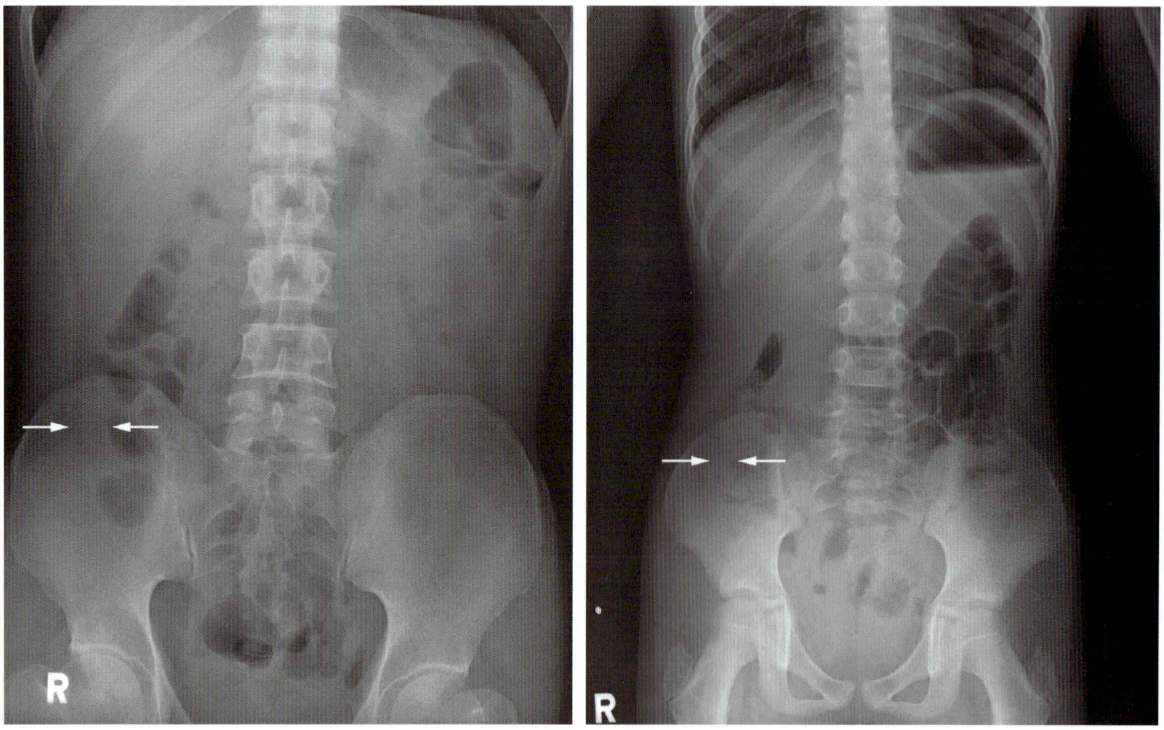

그림 2-8. → ← : 우측측복선 넓어짐(Rt flank stripe widening)

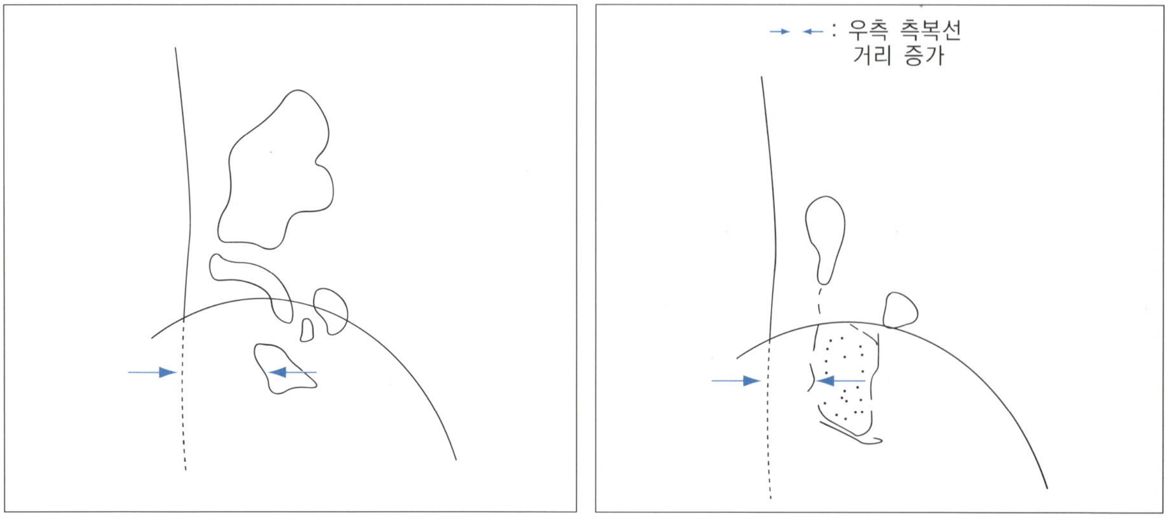

선이 불명확 하게 되는 것은 비정상 위치의 충수(맹장후방 혹은 외측방)에 염증이 생겨 파급되거나 국소적 염증과 부종이 생겼을 때 직접 복막전지방(properitoneal fat)을 침투하게 되면 지방 음영은 물 음영으로 변하고 덜 투명하게 되며 정상인 왼쪽에 비해 불규칙하고 불명확하게 된다. 노인과 쇠약한 환자에서는 흔히 볼 수 없다(2,3,6,10). 우측 측복의 수축 및 증가, 내측 만곡 등의 변화는 좌측으로 함몰을 보이는 요추의 측만상을 동반하는데 이는 근육의 강직 때문에 나타난 것이며 특히 요근 강직이 주요 원인이 되며 십이지장 궤양 천공이나 우측 뇨관 결석 시에도 볼 수 있어 감별이 필요하다. Brook는(27) 11%, 박등(4)은 53%, 임등(7)은 10%에서 보인다고 하였다. Ri burke Casper(30)등은 우측 측복선과 맹장의 외벽 사이에 국소적 액체 축적으로 인하여 그 거리가 5mm 이상 떨어지는 소견을 가장 많이 볼 수 있었다고 하면서 진단에 가치가 있을 것이라고 주장 하였다.

9) 요근 음영 소실(obliteration of psoas muscle, **그림 2-9**)는 59%에서 보인다(정상 27%, 비합병성 63%, 합병성 55%). 염증에 의해 이차적으로 우측 요근에 조기에는 강직만 나타나고 후에 주위에 염증이나 부종이 직접 파급되어 특히 하부에 불명확한 음영을 보인다. 농, 혈액, 소변 등의 복막 후부 축적과 자극에 의하여 요근을 따라 이어지는 복막 후부 지방의 왜곡을 의미한다(10). 충수가 후복막에 위치 할 때 후복벽의 부종때문에 우측 요근의 선명도가 흐려져 불명확하게 보일 수 있으나 특이성은 없다. 그러나 Fridmann-Dahl(2), Soteopoulos(6), Vaudagan(3)과 McCort(18)등은 대표적 소견이라 하였고 Brook(44)는 7%, 임등(7)은 70%에서 보인다고 하였다.

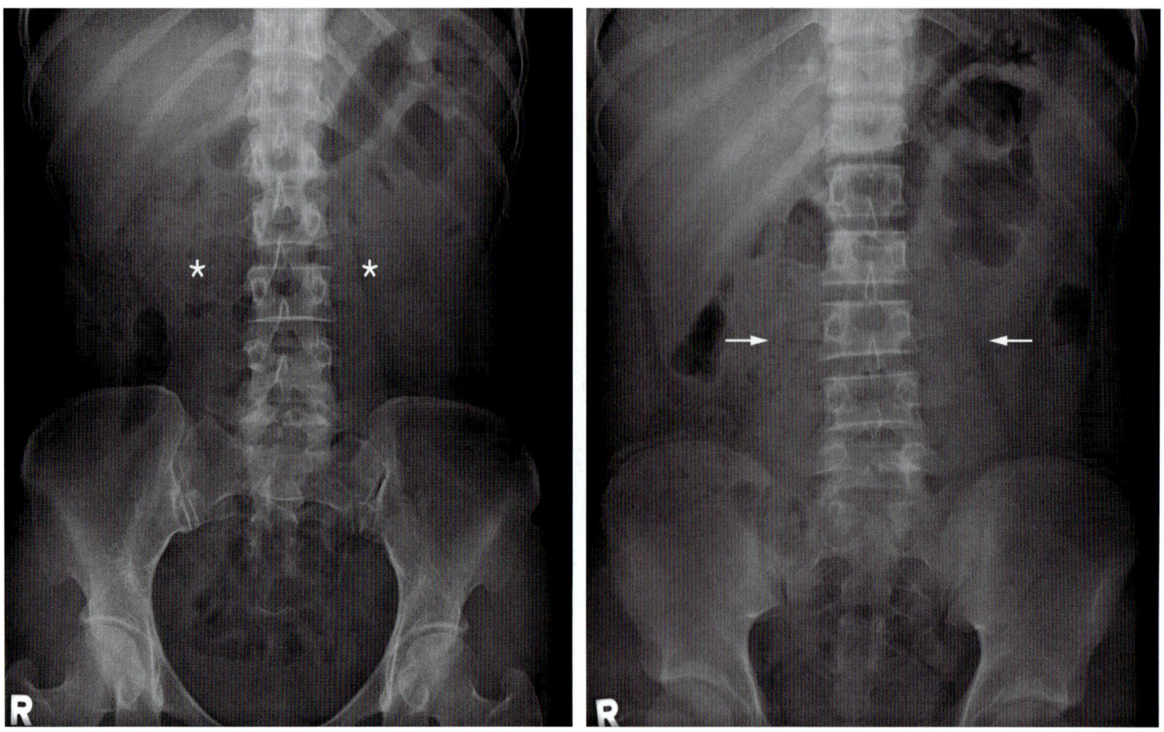

그림 2-9. * : 우측요근소실(Rt psoas margin obliteration)

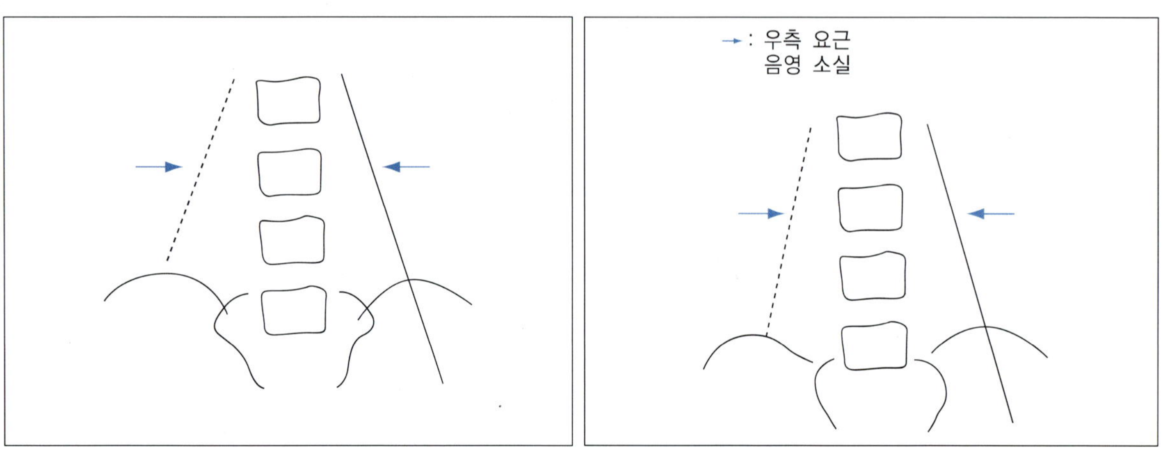

10) 요추 측만증(scoliosis of lumbar spine, **그림 2-10**)은 염증에 의해 2차적으로 나타나며 강직이 있는 경우 함께 나타나는 경우가 많다고 한다(2,3,6,7). 확실한 기전은 규명되지 못했고 대개 우측을 향하고 간혹 좌측을 향할 수 있고 측만증이 나타날 때는 해부학적 변위와 감별을 요하며 노인에서는 척추가 굳어져 적게 나타난다고 한다(4).

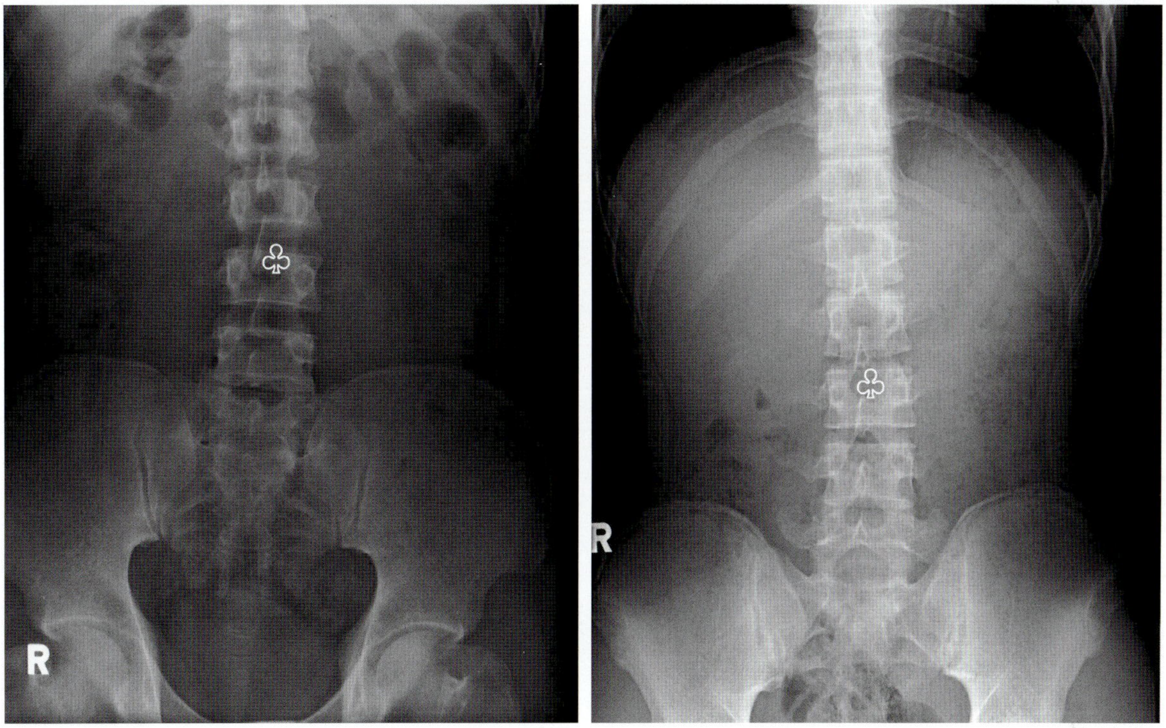

그림 2-10. ♧: 요추측만증(lumbar spine scoliosis)

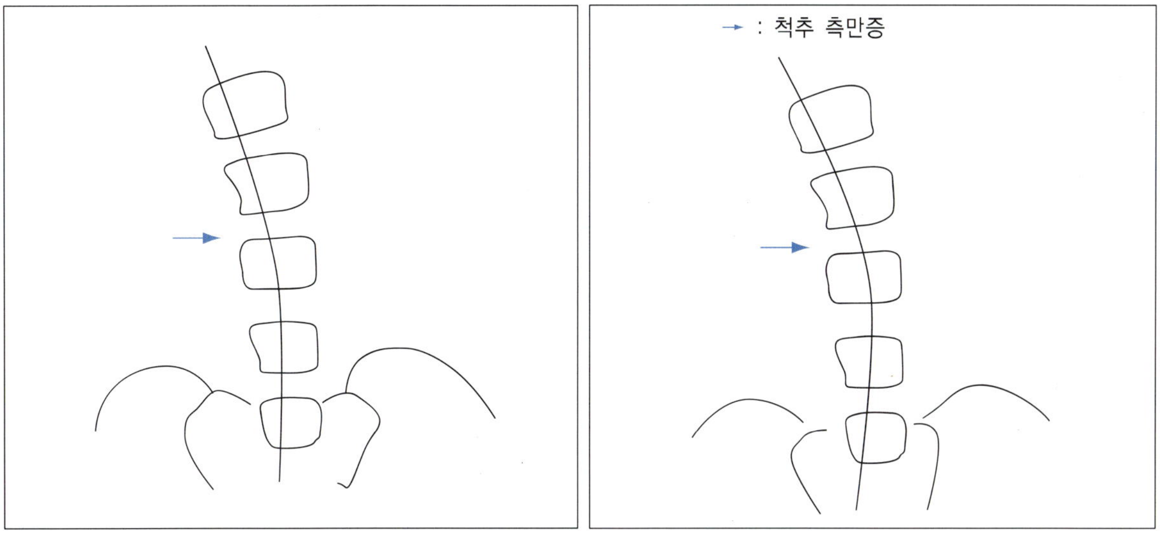

11) 횡행 결장 단절상(colon cut off sign, **그림 2-11**)은 비특이적인 소견으로 췌장염 때 흔히 볼 수 있는데 근위부 공장부위 염증이나 위장염 때에도 나타날 수 있다.

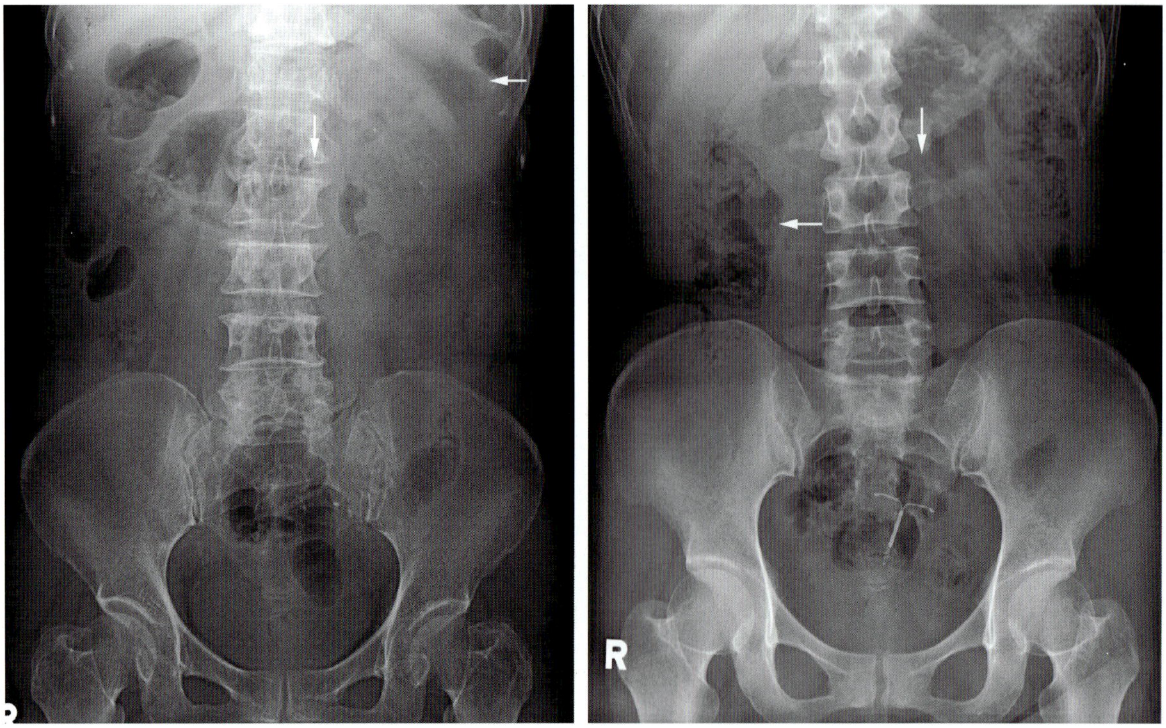

그림 2-11. ↓: 횡행결장 단절상(transverce colon cut off)

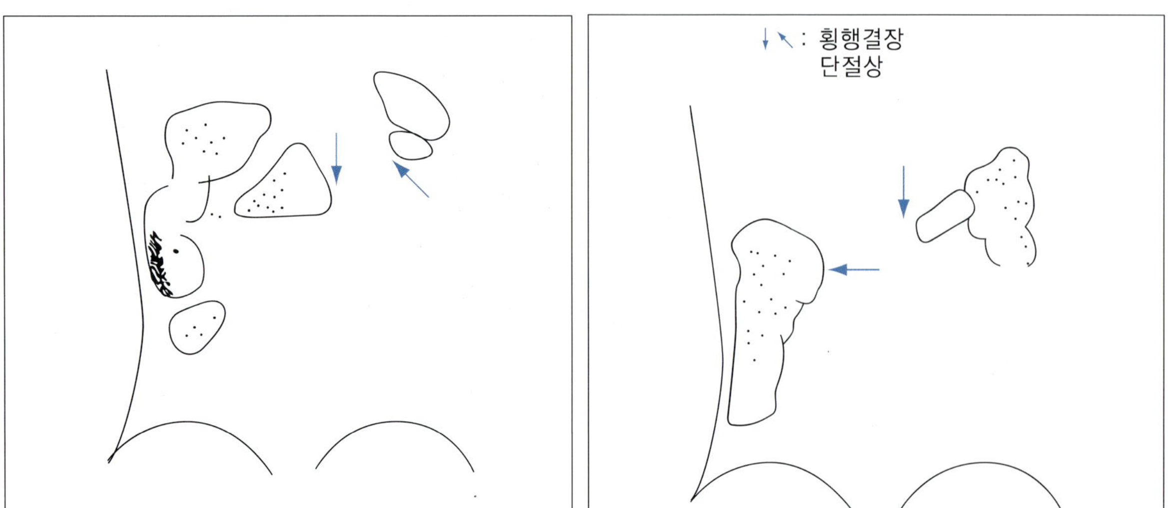

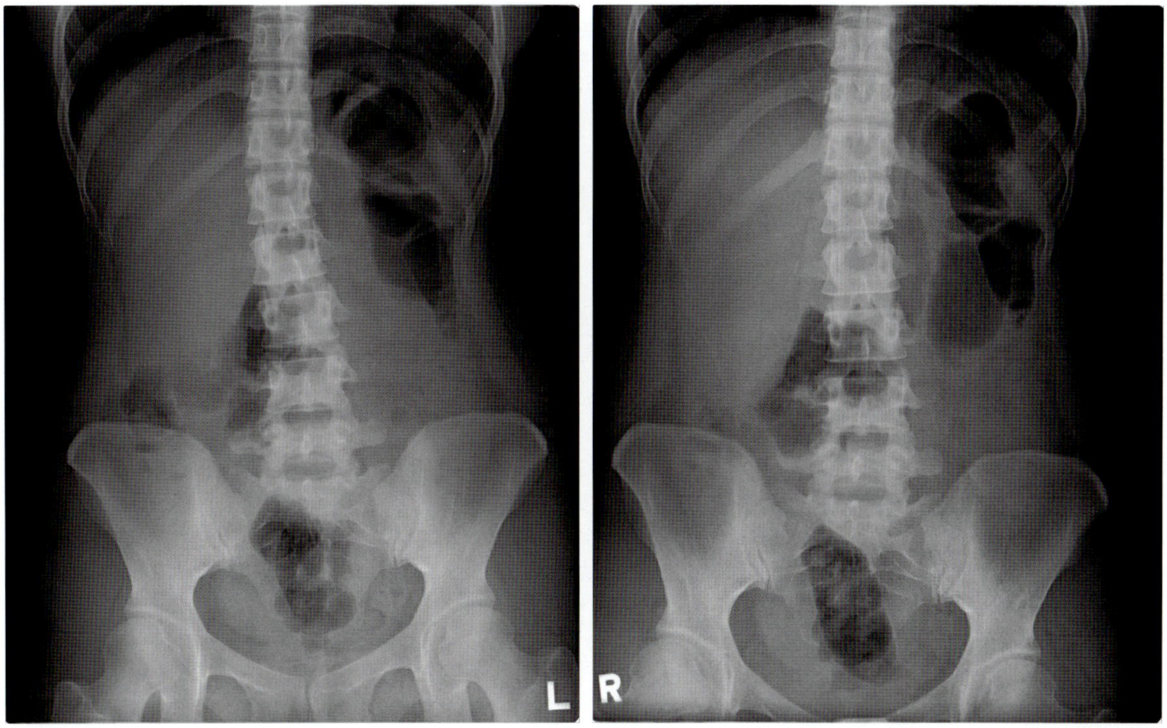

직립위 앙와위

그림 2-11A. 장고정(bowel fixation), 화농성 충수염(천공과 농양)

12) 기타 소견으로

(1) 장의 고정성(bowel fixation, **그림 2-11A**)는 충수염 환자의 36%에서 볼 수 있다(비합병성 21%, 합병성 75%). 이 소견은 주로 합병성 충수염의 소견으로써 이외에 어떤 다른 원인에 의한 복막염의 소견에서도 흔히 볼 수 있고 복수가 차 있을 때도 볼 수 있어 진단의 예민도는 떨어진다.

(2) 복강내 유리가스(free gas)는 농양벽의 소수의 유리 공기로부터 많은 양의 기복(pneumoperitoenum)까지 다양하다. 발견율은 Frimann-Dahl (2)은 1000예 중 단 한 예도 볼 수 없었다고 하였고, Soteropoulos와 Gilmore는(6)는 간장 하연에 소수의 작은 유리 공기 음영을 1예 보고, McCort(18)는 6예, 박등(4)은 10.6%, 임등(7)은 천공성 충수염시 포말성 가스 음영으로 52.4%를 보고하였다.

장관의 내강 밖 가스는 우 하복부에서 천공된 충수의 경우에 잘 볼 수 있는데 좌측 측와위에서 잘 보이며 충수 부위 작은 포말성 가스 음영은 천공 후에 농양 형성의 진단적 의의가 있다고 하였다 (6,27). Frimann-Dahl에 의하면 십이지장 궤양 천공과 감별해야 하며 천공된 충수의 경우 작은 포말성 가스는 충수 부위나 우측 flank를 따라 간 하연에서 흔히 볼 수 있지만 십이지장 궤양 천공에서는 낫(sickle) 모양의 많은 량의 가스를 우측 횡격막하나 우측 늑골연에서 볼 수 있다고 하였다.

충수를 일으킨 원인균이 독성이 강하던지, 개체의 방어력이 약화되어 충수가 괴사 및 천공으로 복막염이 되었을 때, 충수부위, 좌측 측복부, 간장 하연, 횡격막 하부에 소량의 유리 공기를 볼 수 있다. 장관 외 유리 공기는 Escherichia Coli, Clostridium group organism, Bacillus P, Annerobic Streptococcus, Klebsiella 등의 원인 균에 의하여도 생긴다고 한다(18,31).

(3) 충수내 공기는 1954년 Musgrove가 처음으로 서술(1)하였다. 정상적으로 충수에 공기가 보이지 않지만 충수가 해부학적으로 맹장보다 위에 있을 때 정상에서도 충수 관강 내에 공기가 보인다고 한다(31). 이때는 선상으로 나타나며 외측에 위치하기 때문에 담관, 문정맥, 간 농양이나 담낭안의 공기와 쉽게 구별 할 수 있다(10,32). 직립 X선 사진에서 충수 관강이 확장되거나 충수에서 액면상이 발견 되면 매우 의의 있는 소견이라 하며 Samuel(32)등은 비천공성 충수염에서 충수안의 공기가 관찰되었는데 이는 기저부가 폐쇄된 경우에 보인다고 하였으며 담관내 가스 및 담낭내 가스와 농양 형성에서 가스와의 감별을 상세하게 설명하였고 Killen과 Brook는(33) 1.9%에서, Vaudagna와 McCort는(18)는 특히 맹장 후부의 충수염에서 신뢰할 만한 증후로 보고하였고 Fischer는 괴사성과 비천공성 충수염 소견으로 공기 액체 수면상과 함께 확장 고정된 가스로 채워진 충수는 선상으로 나타난다고 하였다(14).

(4) 충수 게실은 선천적인 경우도 있으나 대부분 염증 후 천공된 부분의 점막의 재생에 의해 봉해져서 게실을 형성 하게 된다고 한다(1,11). 1961년 Ochsner는(34)는 충수염 진단하에 수술로 떼어낸 충수를 검사 한 결과 60%이상에서 게실이 있는 것을 발견 하였다. 전등(14)은 바륨 관장법에서 1예를 보고하면서 수술 후 병리학상 충수에 만성 염증 소견을 동반하고 있었다고 하였다. 여기에서 대장 조영 촬영술상 충수 게실을 확인해 보자(**그림 2-12**).

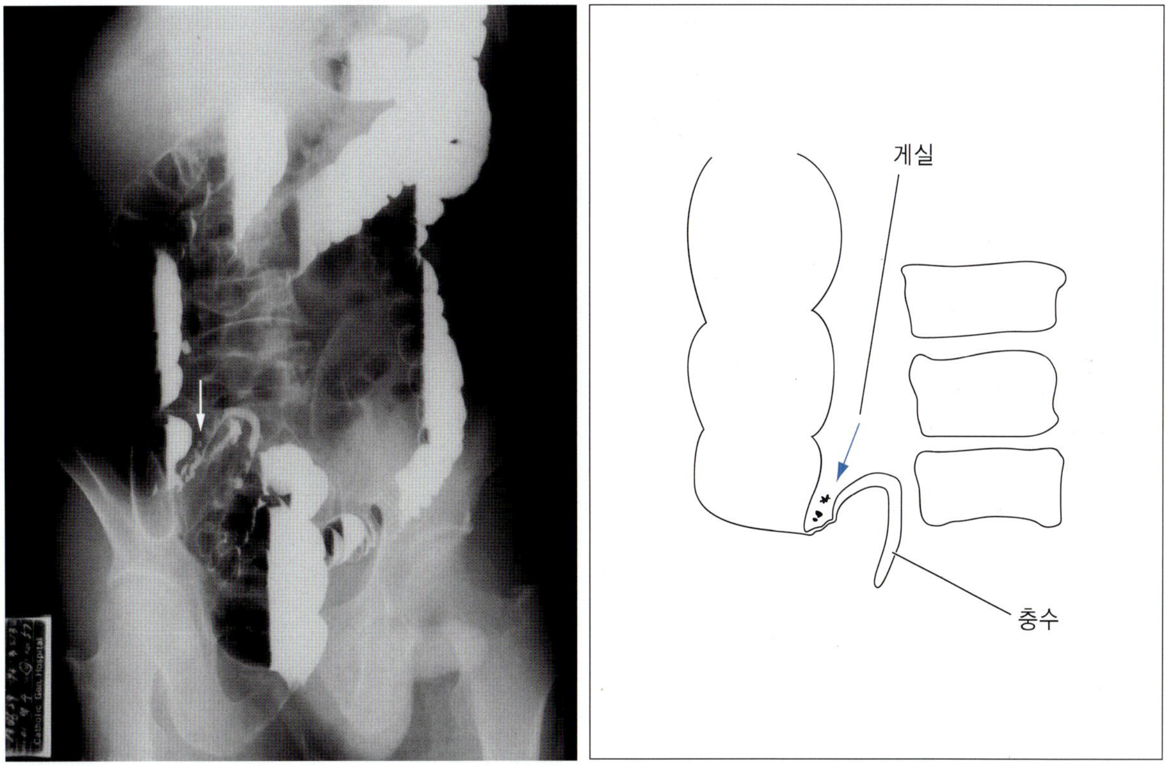

그림 2-12. ↓: 충수게실(appendix diverticulum)

(5) 유리액체(Free fluid)는 복강내에서 하부로 내려가는 경향이 있고 측복부나 소골반에서 흔히 볼 수 있으므로 환자의 체위를 우측 측와위로하거나 직위로 함이 가장 좋다. 소골반에서 유리액체는 흔히 소변으로 가득찬 방광이나 골반의 종양과 감별해야 하고 측복 부위 유리액체는 간전면이나 간장 하연의 불명확함을 나타내므로 중요한 징후가 된다. 이외에 장관이 내측으로 밀리기도 한다. 이 유리액체는 우측 측복선의 변화로 잘 설명 할 수 있다.

(6) 이외에 횡격막 상승, 우측 하 폐야의 무기폐, 흉막 삼출액 등을 볼 수 있다.

(7) 충수 주위 농양의 단순 복부 사진의 소견으로 우 하복부 국소성 마비성 장 폐색증, 우측 요근 음영 소실, 우 하복부 연부 조직 음영의 증가 등이 알려져 있다(18,29,30,35).

3. 요약 : 급성 충수염의 단순 복부 x선 사진의 소견

1) 맹장의 변형 및 결손(cecal deformity) 2) 좌 하복부와 비교하여 우 하복부에 연부조직 음영 증가 소견 3) 우 하복부에 종괴 음영에 의한 맹장과 말단 회장의 가스 음영이 외인성 종괴에 눌려 압박(압흔) 받고 있는 소견(extrinsic pressure indentation) 4) 우 하복부에 충수 분석 5) 우 하복부에 장관의 내강 밖에 비정상적인 가스 음영(extraluminal gas)이 있는지 등을 찾아보는 것이 중요하고 위 소견들이 보이면 충수염의 가능성을 생각 해 볼 수 있다.

합병성 충수염(충수 주위 농양을 가진 괴사성 충수염, 천공성 충수염)의 소견으로는 1) 광범위하거나 하복부에 국소성으로 소장의 공기 증가와 팽만(폭 : 2cm 이상), 2) 소장고리 사이사이, 소장간 간격이 4~5mm 이상 넓어져 있고, 3) 우측 측복선과 대장 외측면(widening of Rt flank stripe) 사이 간격 넓어짐(3mm 이상), 4) 앙와위(supine film)와 직립 사진(erect film)상 장관 고리의 고정(bowel loop fixation) 등의 소견이 있으면 합병성 충수염을 생각 해 볼 수 있다.

4. 새로운 방법을 소개하고자 한다(그림 18~24)

결론은 우 하복부에 충수 혈관의 증가(**그림 2-19,22**)와 충수 장막의 농(phlegnomo) 침윤(**그림 2-20,24**), 그리고 충수간막(mesoappendix)의 염증 및 부종(**그림 2-19,20,22**)과 하방으로 이동한 대망(omenum, **그림 2-18,19**) 등의 소견을 찾는 것이다.

충수 자체는 대부분 염증성 물로 차여져 있어 단순복부 x-ray 필름상 충수 자체 폭를 관찰 하기는 쉽지 않아서 충수 주위 염증 소견들 즉 충수 간막의 부종 및 충혈 소견 으로 충수 혈관이 증가 됨을 찾을 수 있고 합병성 충수염은 충수혈관증가가 적다. 충수 장막의 농(phlegmo) 침윤은 강외가스(extraluminal gas)인 포말성 가스 음영으로 찾을 수 있고 충수 주위 농양이나 천공성 충수염의 경우 대망으로 둘러 싸여 있을 때, 방사선 증가 음영(혈관, 부종)과 투과성 음영(지방과 농양 등)이 혼합되어 충수 장막 주위에 있음을 볼 수 있다.

결국 기존적인 소견 중에서 첫째, 우 하복부 증가 음영을 좀 더 자세히 관찰하는 것으로 충수와 충수주위 혈관의 증가를 찾는 것이고 둘째, 다른 하나는 우 하복부에 장관의 내강 밖에 보인 비정상적인 공기 음영(extralumainal gas)을 찾아보아야 한다는 것으로 두 줄로 나란히 정렬되어 있는 충수 장막층에 농(phlegmon)의 침윤을 관찰하고 그 사이에 염증성 액체로 충만된 충수 내강을 추정해 그려 볼 수 있다.

방법은 팍스 시스템 하에서 단순 복부 필름의 우 하복부를 3배 정도 확대시킨 후 필름을 양성(positive), 음성(negative)으로 전환시켜 관찰 해 보는데 먼저 우측 결장을 따라 내려오면서 내외측면 혹은 가운데 내강을 따라 비정상적인 방사선 비 투과성 음영과 방사선 투과성 음영을(음성 전환 감쇄필름에서 잘 보임)찾아 우선 염증 소견이 있는 지를 확인 한 뒤에 회맹판 부위를 찾아보고 맹장의 변형된 부위면의 내측 면을 따라 비정상적 방사선 투과성 음영 들을 찾아보면(음성 전환 감쇄필름에서 잘 보임) 띄엄 띄엄 두줄로 배열되어 있는 관강 밖에 비 정상적인 충수 장막의 농(phlegmon)의 침윤을 찾을 수 있고 그 바깥쪽으로 국소적인 방사선 비투과성 음영의 충수 혈관 증가를 찾을 수 있으며(양성 전환 필름과 음성 전환 감쇄필름에서 잘 보임) 그 주위에 방사선 투과성, 비투과성 음영이 혼합된 가느다란 실 타레 모양의 음영을 관찰 할 수 있는데 이것이 장간막의 부종 및 염증 혹은 대망이 충수 주위를 싸고 있는 모습이라고 사료된다. 띄엄 띄엄 두줄로 나란히 배열된 충수 장막 의 농(phlegmon)침윤 사이로는 염증성 액체로 충만된 충수 내강 음영을 머리속에 그려 볼 수 있다. 실제 몇 가지 증례를 통해 관찰 해 보자(**그림 2-13~19**, 증례 1~7).

증례 1

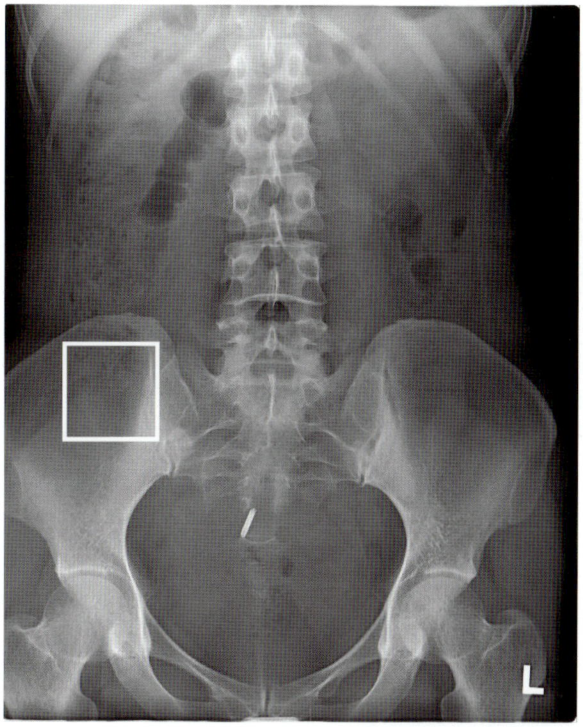

그림 2-13. 손○○ 36/m 초기국소적 충수염

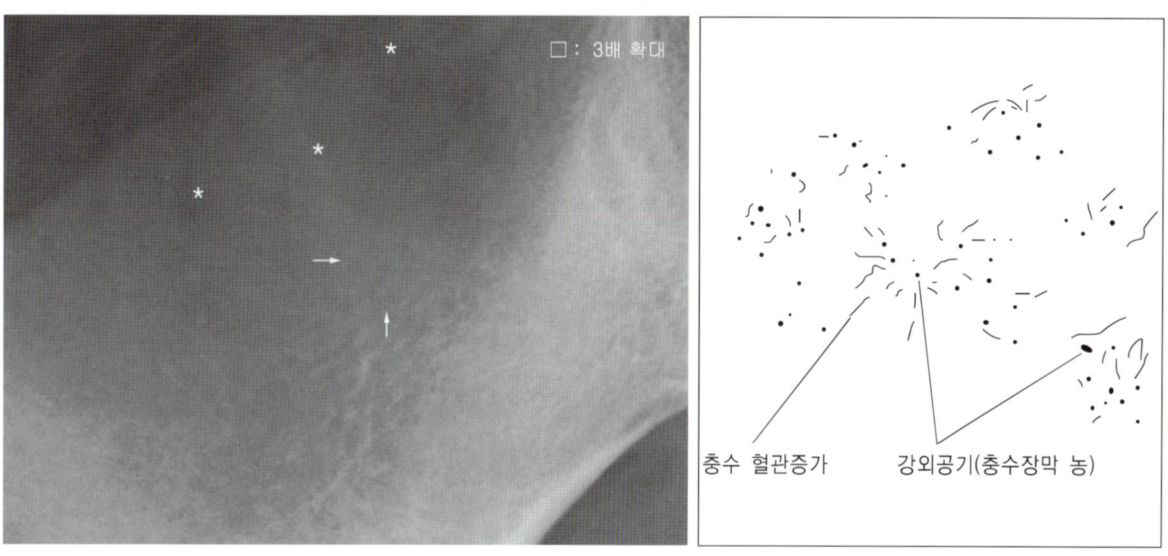

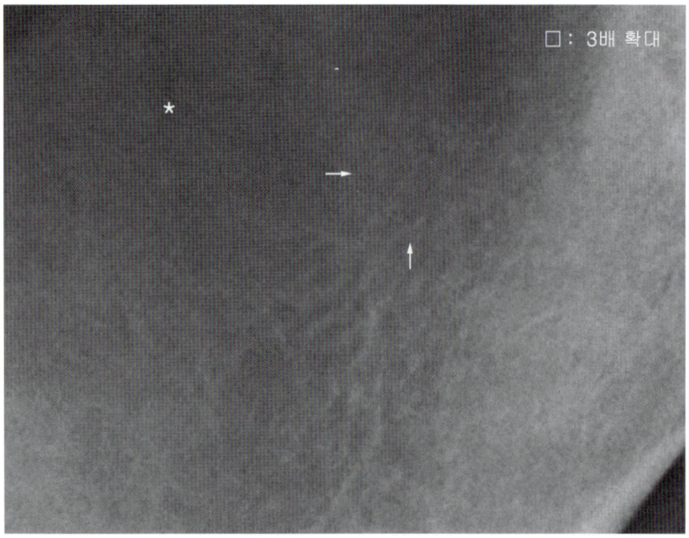

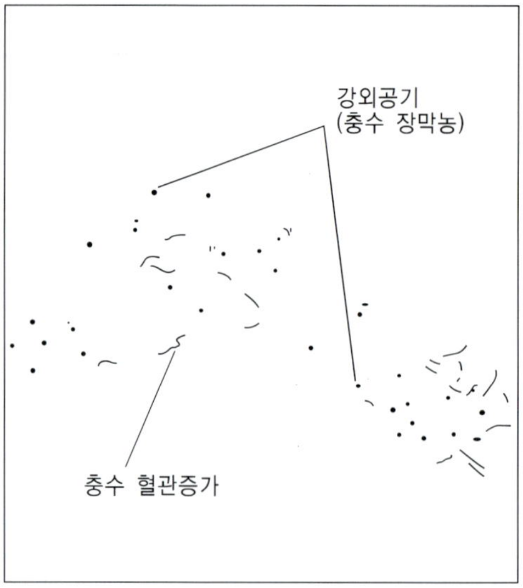

증례 2

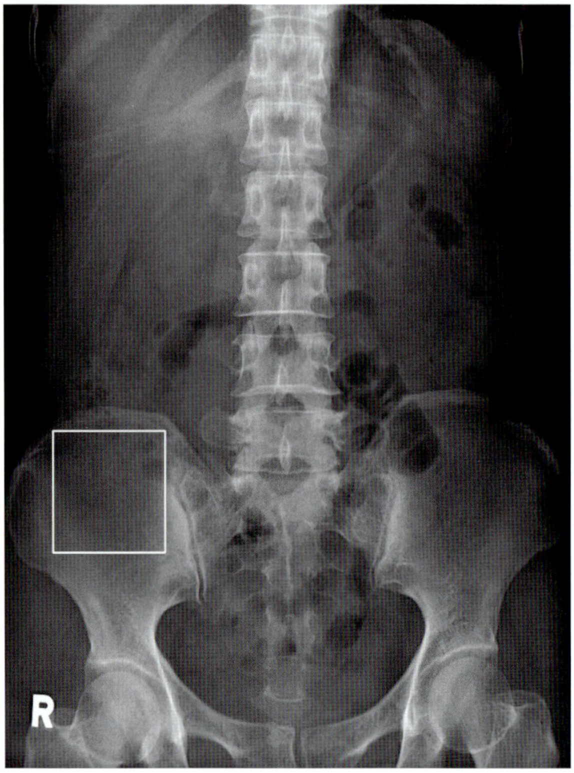

□ : 확대

그림 2-14. 황○○ 51/F 화농성 충수염

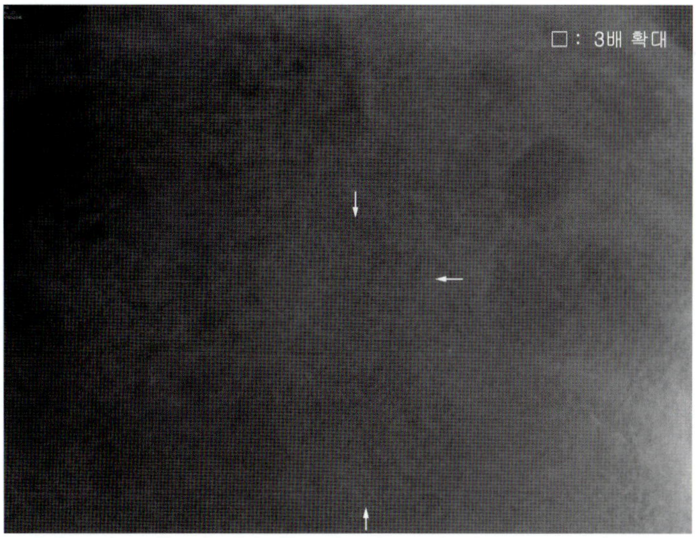
□ : 3배 확대

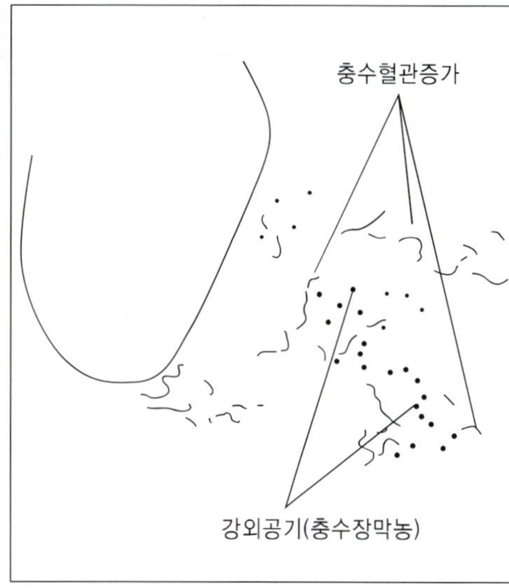
충수혈관증가
강외공기(충수장막농)

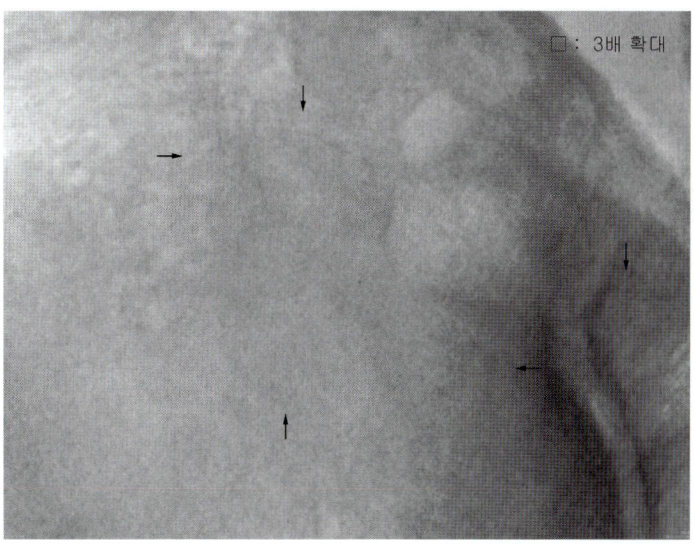
□ : 3배 확대

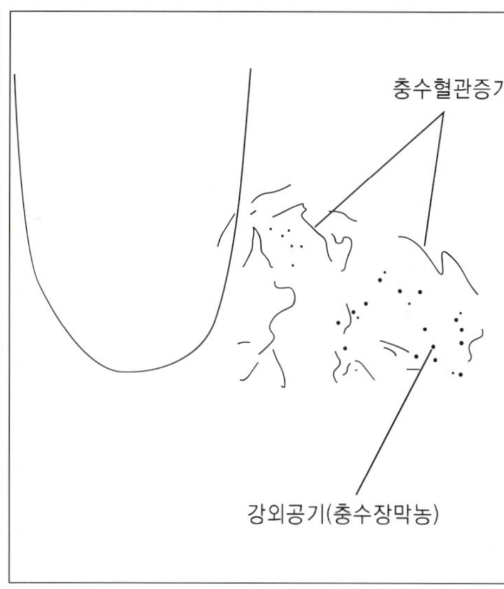
충수혈관증가
강외공기(충수장막농)

증례 3

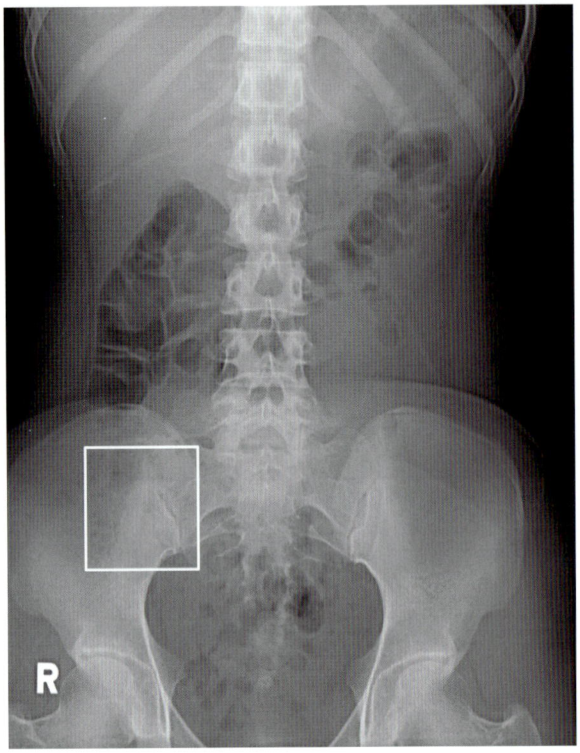

□ : 확대

그림 2-15. 김○○ 19/F 화농성 충수염

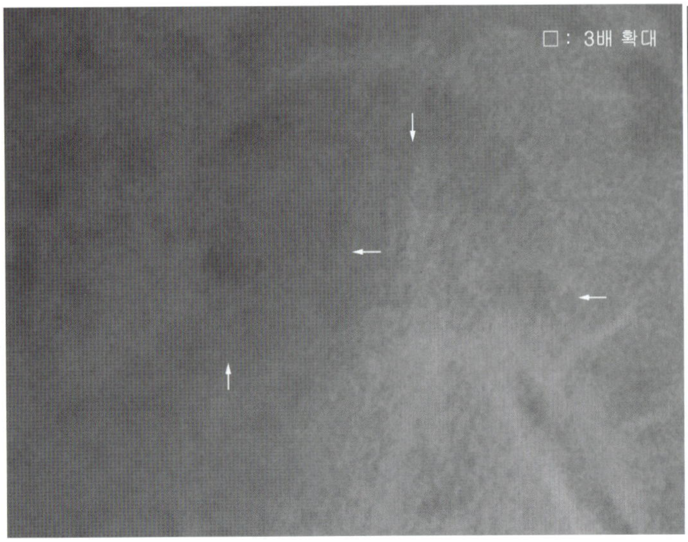

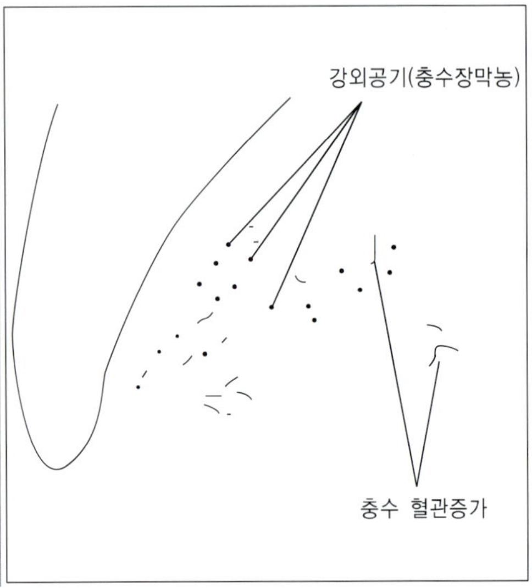

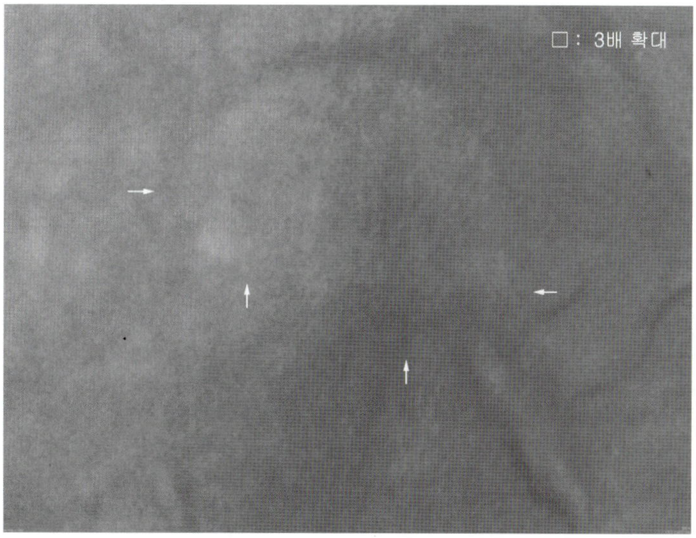

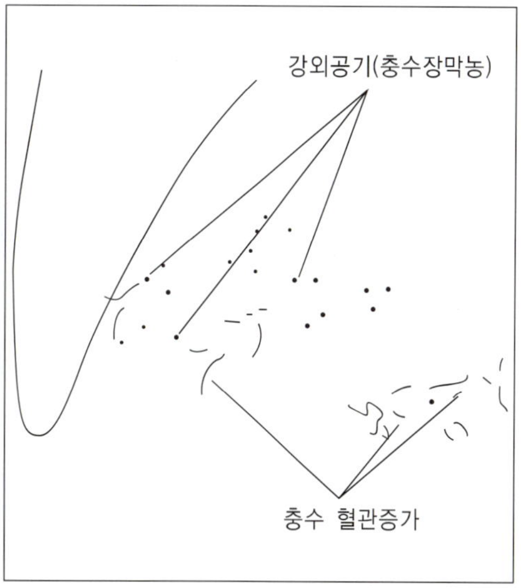

증례 4

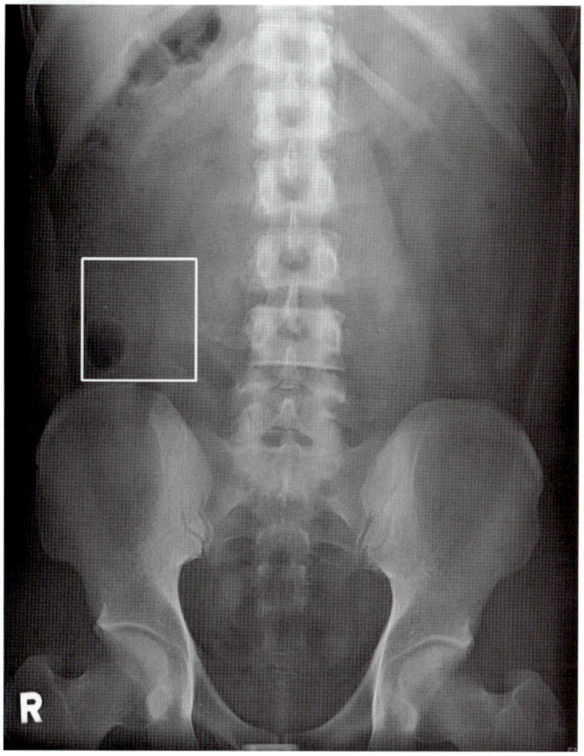

□ : 확대

그림 2-16. 채○○ 화농성 충수염

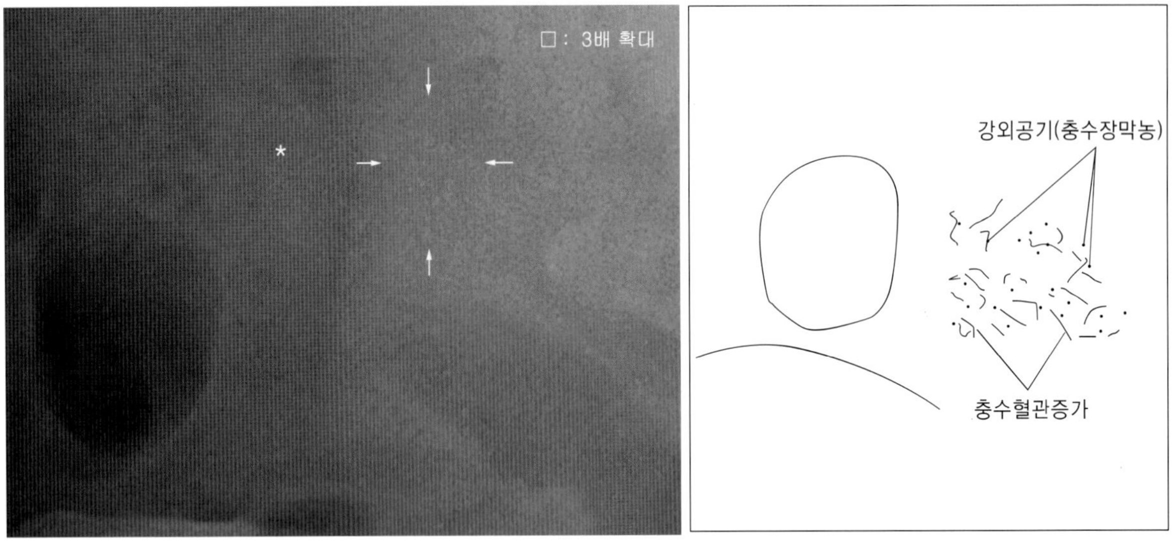
□: 3배 확대
강외공기(충수장막농)
충수혈관증가

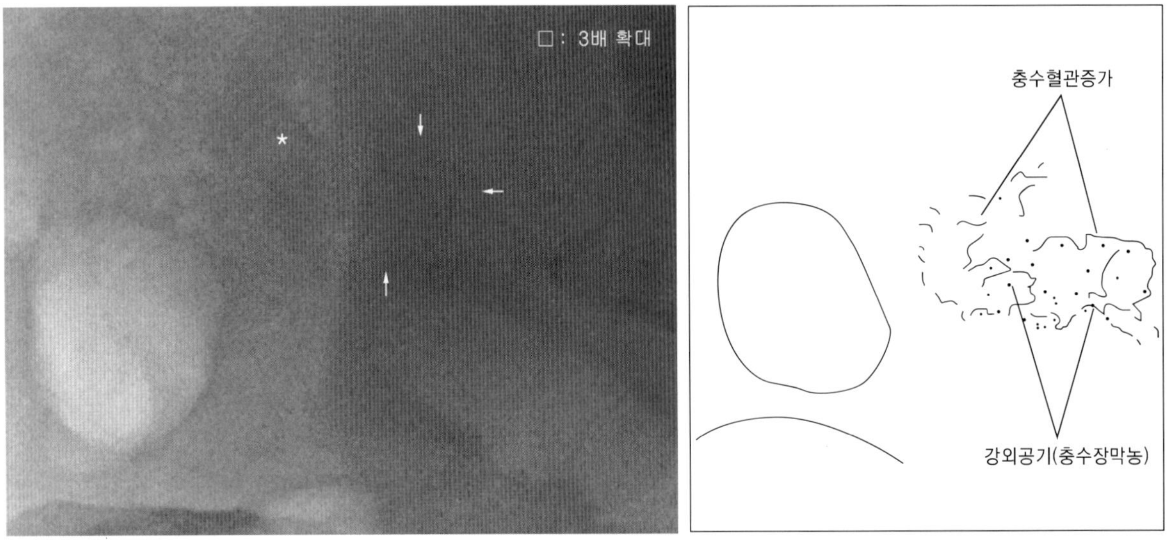
□: 3배 확대
충수혈관증가
강외공기(충수장막농)

증례 5

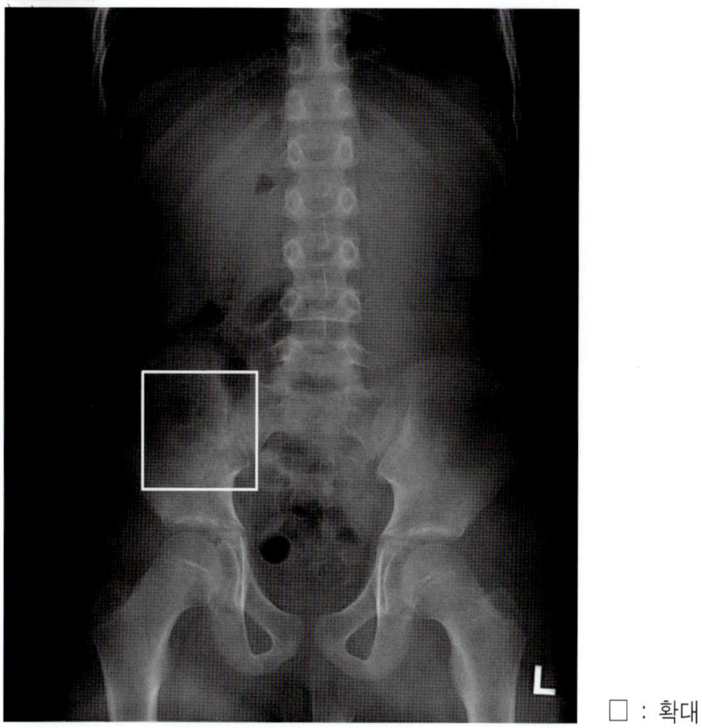

그림 2-17. 박○○ 11/M 충수주위 농양을 가진 화농성 충수염

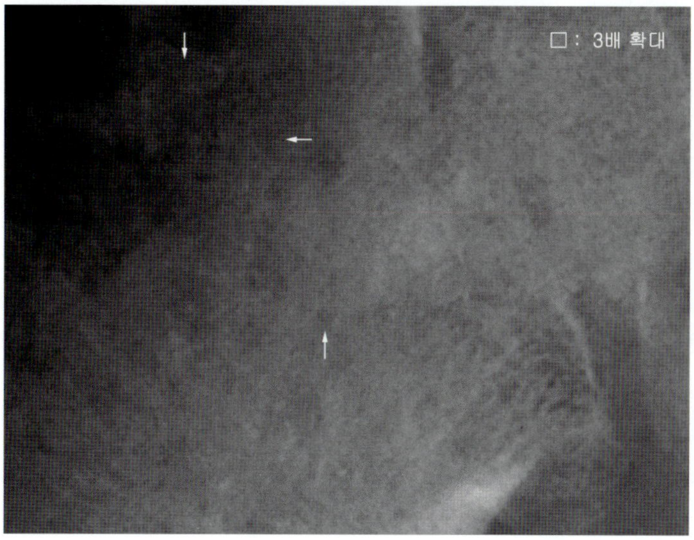

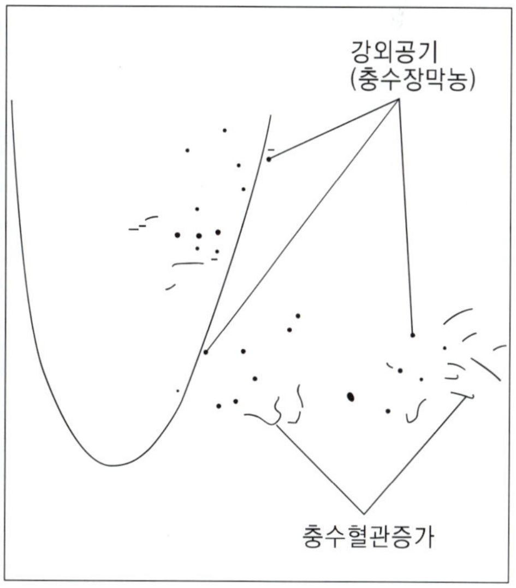

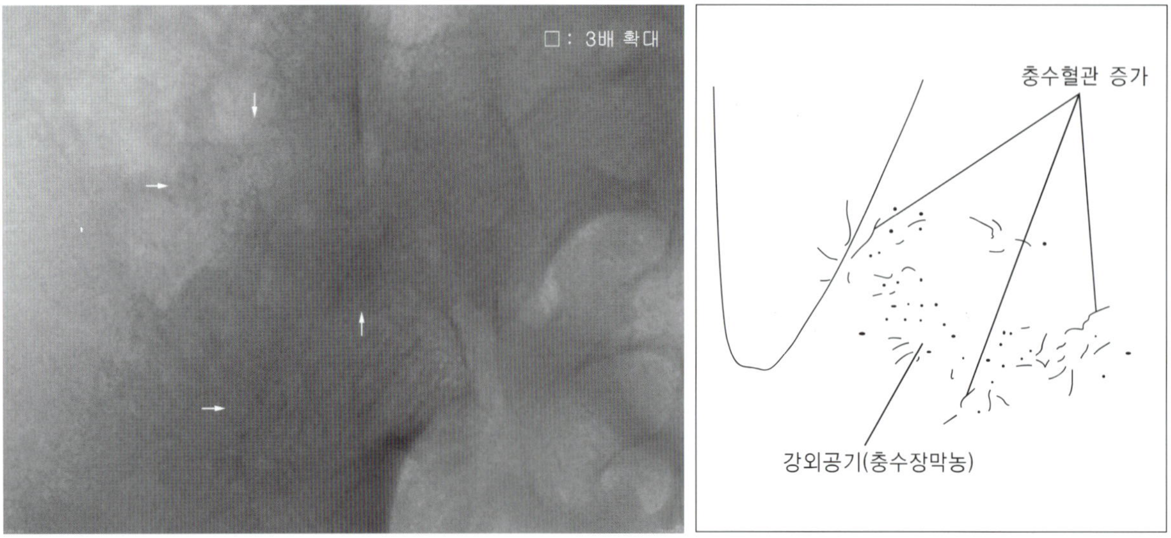

증례 6

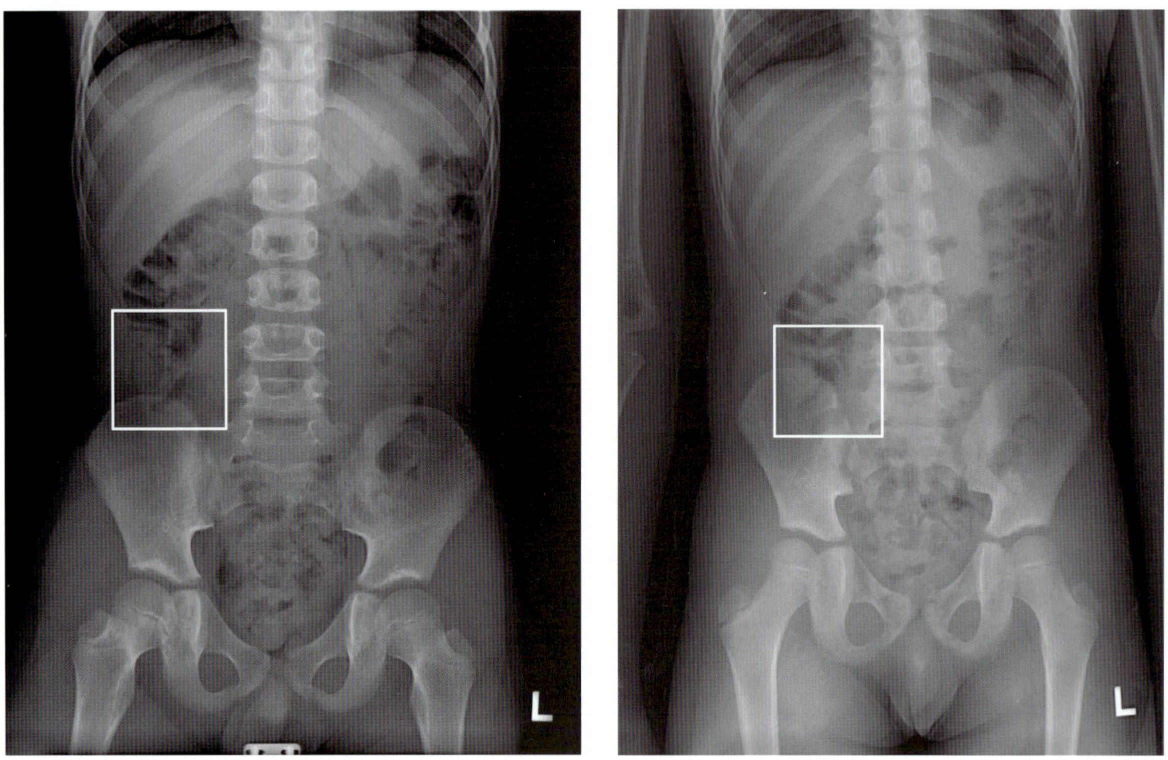

그림 2-18. 홍○○ 8/M 괴사성 충수염

□ : 확대

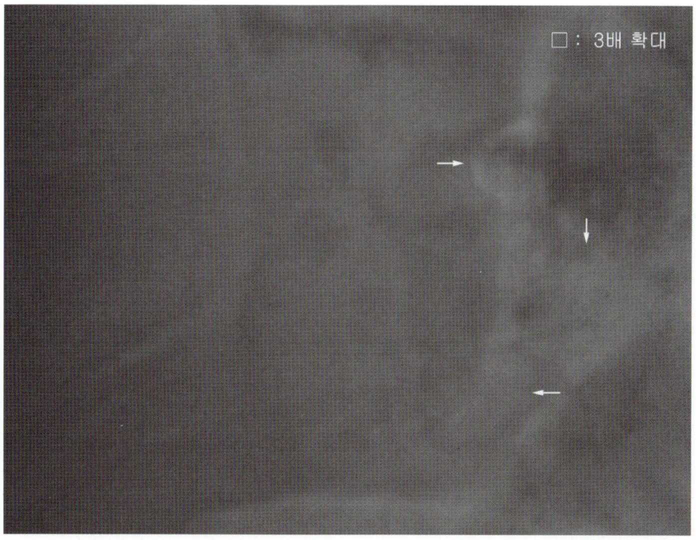
□ : 3배 확대

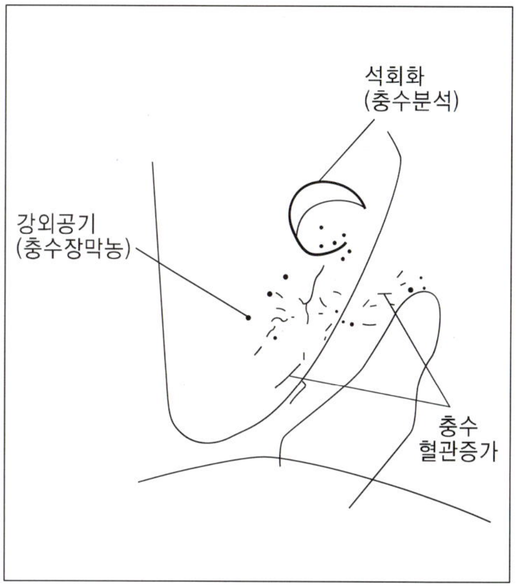
석회화
(충수분석)
강외공기
(충수장막농)
충수
혈관증가

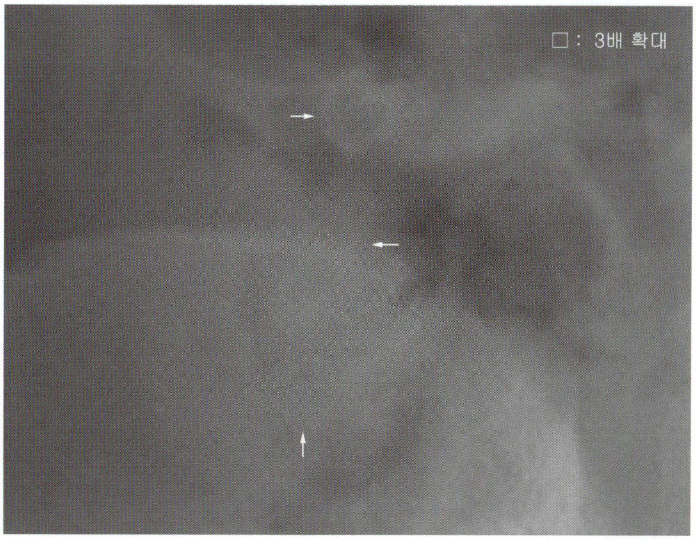
□ : 3배 확대

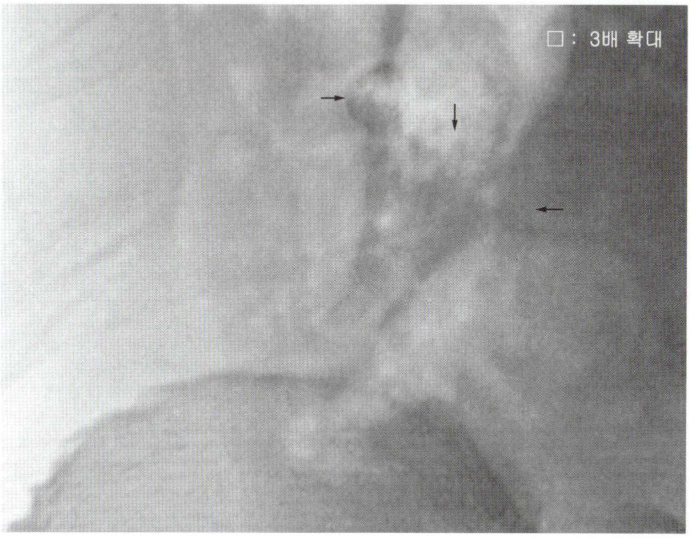
□ : 3배 확대

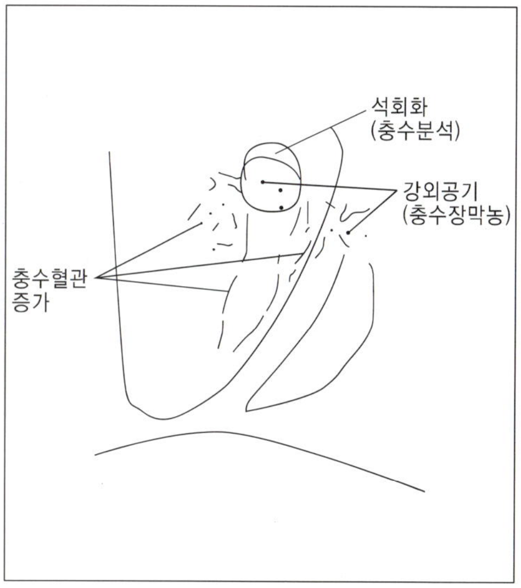
석회화
(충수분석)
강외공기
(충수장막농)
충수혈관
증가

증례 7

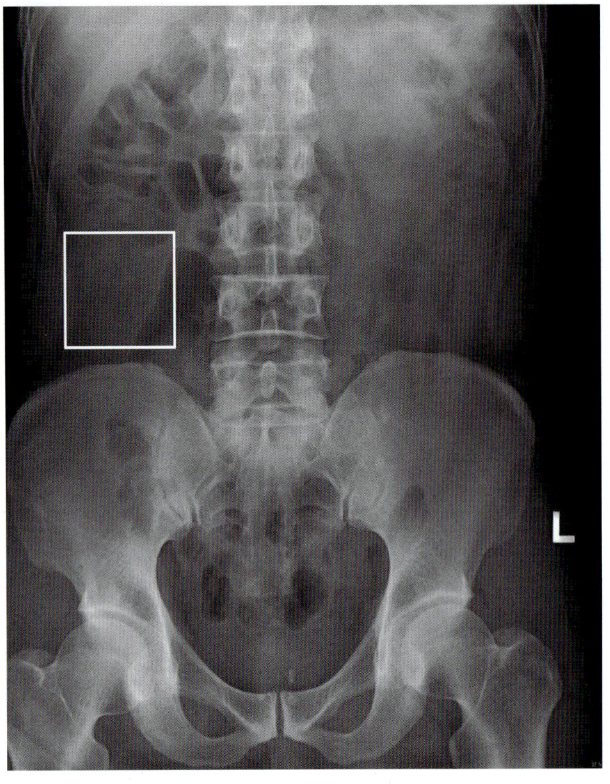

□ : 확대

그림 2-19. 김○○ 51/M 괴사성 충수염

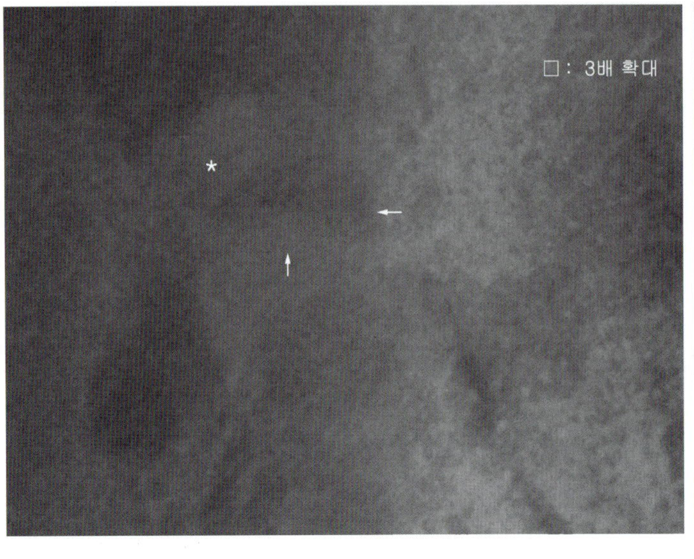

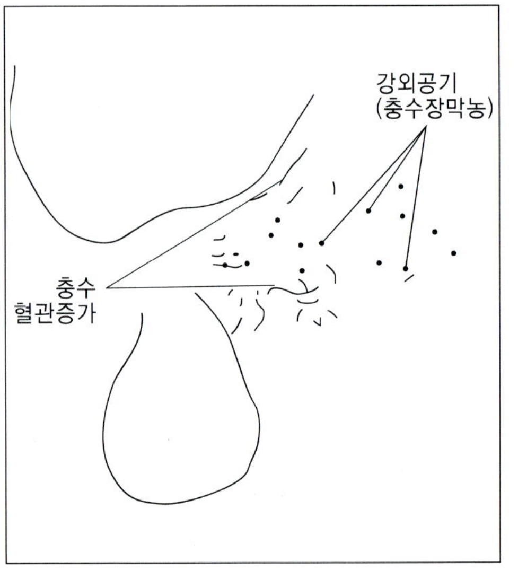

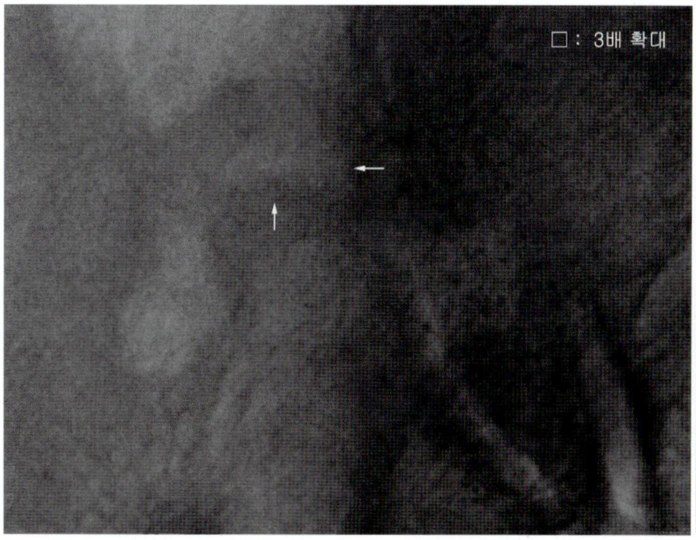
□ : 3배 확대

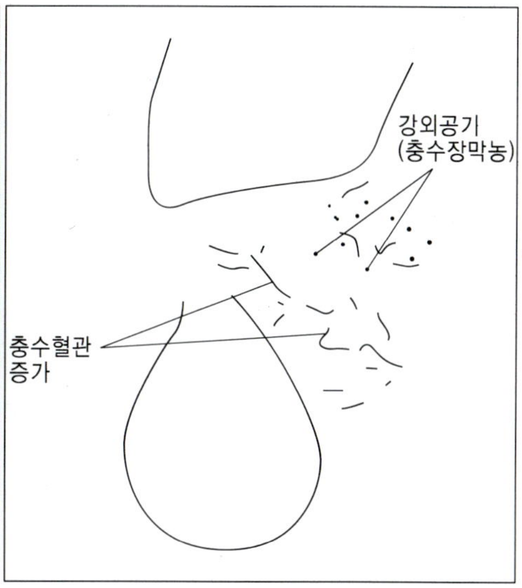
강외공기
(충수장막농)
충수혈관
증가

참고문헌

1. Thomas C Benventano, Clarence J. Schein and Harold G. Jacobson : The roentgen aspect of some appendiceal abnormalities. Am. J of Roentgenol. 96 : 344-360, Feb. 1966
2. Frimann-Dahl, J : Roentgen examination in acute abdominal disease. Chartes, C. Thomas. Spring field, 3rd ed. p. 368-388, 1974
3. Vaudagna, J.S. and McCort, J.J : Plain film diagnosis of retrocecal appendicitis. Radiology 117 : 533-536, Dec. 1975
4. 박복환, 오장석 : 급성 충수염의 단순 복부 X선 소견에 관하여. 대한방사선의학회지 Vol. VIII, No. 4 : 285-289, 1972
5. Paul B. Beeson and Walsh McDermott. Cecil-Loeb. Textbook of Medicine, 13th edition. W.B. Saunders company, Phildelphia 1971
6. Soteropoulos C. and Gillmore J.H : Roentgen diagnosis of acute appendicitis. Radiology. 71 : 246-256, Aug 1958
7. 임옥순, 박선옥, 이정석, 김희섭 : 한국인의 급성충수염에 관한 방사선학적 고찰. 대한방사선의학회지 Vol. XIII, No.2 : 379-390. 1977
8. Shimkin PM. Radiology of acute appendicitis. AJR 130 : 1001-1004, 1978
9. Berry J, Malt RA. Appendicitis near its centenary. Ann Surg. 5 : 567-574. 1984)
10. Robert N, Berk and Elliott C, Lasser : Radology of ileoceal valve, W.B, Saunders Company, Philadelphia, 1977
11. Norman Joffe : Some uncommon roentgenologic finding associated with acute perforative appendicitis. Radiology. 110 : 301-305, Feb, 1974
12. Meyers M, A, and Oliphant, M : Ascending retrocecal appendicitis, Radiology, 110 : 295-299, Feb, 1974
13. Casper R. Burke : Fluid in the Rt. Flank as roentgenographic sign of acute appendicitis. Am. J. of Roentgenology 110 : 352-354, Oct. 1970
14. 전혜상, 안경숙, 김 옥, 정진우 : 급성충수염에 대한 방사선 학적 고찰. 대한방사선의학회지 Vol. XVIII. No.1 95-105, 1982
15. 정세열, 김영구, 송균식, 김건상. 급성충수염의 단순복부촬영소견. 대한방사선의학회지 27(1) : 129-131, 1991
16. Seng. Quoted by Constantine Soteropoules and Fohn H Glmore(1)
17. Constantine Soteropoulous, and Fohn H. Gilmore, v Roentgen diagnosis of acute appendicitis. Radiology. 71 : 246-256, 1958.
18. James, J McCort. Extra-alimentary gas in perforated appendicitis. Am. J. of Roentgenology 84 : 1087-1092, 1960
19. Felson, B. and Bernhard, C.M. Roentgenological diagnosis of appendiceal calculi. Radiology 49 : 178-191, 1947
20. Brady, B.M. and Carroll, D.S. The significance of the calcified appendiceal enterolith. Radiology. 68, 648-653, 1957
21. Steinert R., Hareide I, and Christiansen T. : Roentgenologic examination of acute appendicitis. Acta. Radiology 24 : 13-37, 1943
22. Seelig, M, G. Appendicitis resembling ureteral calculus, Surg, Gyn & Obste, 7 : 485-486, 1948.
23. Berg R.M. and Berg, H.M : Coproliths, Radiology. 68 : 839-848, 1957
24. Shaw, R.E : Appendix calculi and acute appendicitis. Br. J. Surg. 52 : 451-459, Jun 1965
25. 강효석, 이명희, 이순규, 노인우, 박용휘. 급성충수염에서의 충수결석에 대한 X선학적 고찰. 대한방사선의학회지 17(2) : 328-331, 1981

26. Faegenburg, D. : Fecalith of the appendix; incidense and significance. Am. J. Roentgenology 89 : 752-759, Apr, 1963
27. Brooks, D.W, Jr and Killen D.A. : Roentgenographic findings in acute appendicitis, Surgery 57 : 377-384, Mar 1965
28. Bunch, G.H. and Adcock, D.F. : Giant faceted calculus of appendix. Ann. Surg. 109 : 143-146, 1939
29. Benevensto, T.C., Schein, C.J, and Jacobson, H.G. : The roentgen aspects of some appendiceal abnormalities. Am, J. Roentgen. 96 : 344-390, Feb 1966
30. Casper, R. Burke : Fluid in the Rt flank as a roentgenographic sign of acute appendicitis. Am. J. of Roentgenology 110 : 352-354, 1970
31. Sands, W.W. : Extralumainal localized gas vesicle : Aid in diagnosis of abdominal abscess from plain roentgen. Am.J. Roent. 74 : 195-203, 1955.
32. Morton A, Meyers and Michael Oliphant : Ascending retroceal appendicitis. Radiology. 110: 295-299, Feb. 1974
33. Samuel E.: Gas filled appendix. Brit. J. of Radiology 30 : 27-30, Jan 1957
34. Killen D.A and Brook D.W Jr. : Gas filled appendix. A roentgenographic sign of acute appendicitis. Ann. Surg. 161 : 474-478, Mar 1965
35. Ochsner S.F. : Diverticulum of appendix. Radiology. 77 : 100-102, 1961
36. Fee HJ, Jones PC : Radiologic diagnosis of appendicitis. Arch Surg. 112 : 742-744, 1977

02

대장 조영(바륨 관장 법) 촬영 소견 03

1. 고찰

Schey은(5) 바륨 관장법이 합병증을 볼 수 없어 무해한 방법이라고 보고하였고 Frimann-Dahl(2)은 충수관강의 폐쇄가 이 질병의 원인요인이므로 천공의 위험은 거의 없다고 주장하였고, Chrom과 Gudbreg(6)에 의해 입으로 바륨을 먹임으로써 급성 충수염시 충수는 바륨으로 채워지지 않고 반대로 채워지면 염증이 없다는 것을 의미 한다고 보고하였고, Wangensteen과 Chrom 등(6,14)도 역시 급성 충수염의 대부분이 충수내강의 폐쇄가 선행되므로 충수가 정상적으로 조영되면 충수염의 가능성을 배제할 수 있고 충수염의 경우에는 충수가 조영 되지 않으면서 충수 간막이나 인접한 대망(omentum)의 부종 때문에 맹장 첨단 부위에서 외적 결손상을 나타내고 염증성 변화가 충수의 장막을 넘어서면 맹장이나 말단 회장의 경련 또는 복막 자극 증상을 보일 수 있다고 하였다. 그러나 Morton은(4) 충수의 염증이 기저부에서 시작하면 충수는 정상적으로 채워진다고 주장하고 상행 결장 후부 충수염의 경우에서는 바륨 관장법상 결장의 외측과 후부의 팽기현상에 불규칙한 결절과 경련성 변화가 나타난다고 하였다. Sotor는(7) 바륨 관장법이 충수염과 유사한 국소성 회장염, 회맹장 부위의 장 결핵과 맹장의 암 등 과의 감별 진단에도 도움이 된다고 하였다. 즉 급성 충수염에서는 충수 간막(mesoappendix)의 혈관 울혈과 부종에 의한 이중 압박 효과와 맹장 첨단부의 편편함을 관찰 하였는데 이는 췌장 두부 부종에 의한 제 2 십이지장이 숫자 3자를 거꾸로 놓은 모양을 한 모습과 유사하다고 주장하였다.

급성 충수염의 임상적 진단의 정확도는 평균 80~85%로 높으나 어린이나 노인들 혹은 충수 변위가 있는 경우에는 비전형적인 임상 증상을 나타내므로 정확한 진단을 내리기 어려울 때가 많고(8,9) 이런 비 전형적인 임상 증상을 보여 진단이 곤란한 경우에 보조적인 방법으로 바륨 관장 검사를 이용하면 진단의 정확도를 높힘으로써 불필요한 개복 수술을 줄일 수 있고 조기 진단이나 급성 복통을 일으키는 다른 질병과의 감별 진단에도 도움이 된다고 하였다(7,10,11,12,13).

충수 주위 농양의 대장 이중 조영술의 소견은 맹장 첨단부의 외적 결손(**그림 3-4**), 충수 돌기의 충만 결손(**그림 3-1~3**), 말단 회장의 변위 또는 외적 결손상의 변화 등(**그림 3-5**)을 볼 수 있다고 하였고(1,15) 대장 이중 조영술상 정상 충수가 바륨이 충만될 확률은 90~95% 정도로써 정상 충수라도 5~10%에서는 바륨이 채워지지 않는다고 하였다(16). Collins는(3) 정상 충수에서 내강의 폐쇄가 없는 경우는 65% 정도 이며 부분 폐쇄가 있는 경우는 25.5%, 완전히 폐쇄된 경우는 9.5%라고 하였다. 따라서 바륨이 충만되지 않는다고 모두 충수염이라고 할 수 없고 충수 내강의 섬유성 폐쇄, 충수염을 일으키지 않았지만 충수분석에 의한 충수 돌기 폐쇄, 충수가 골반내에 위치해 있는 경우에는 정상 충수인데도 충수가 보이지 않을 수 있다고 하였다(17). 따라서 Lewin 등(10)은 충수가 조영되지 않은 경우 충만의 가능성을 높이기 위해 환자의 체위를 다양 하게 변화시키거나 배변 후의 사진이 필요하다고 하였다. 또한 질병이 있는 충수 인데도 충수돌기 끝 부분이 천공되어 그 부위가 곧 아물게 되면(seal-off) 마치 정상 충수처럼 보여질 수 있다는 보고도 있다.

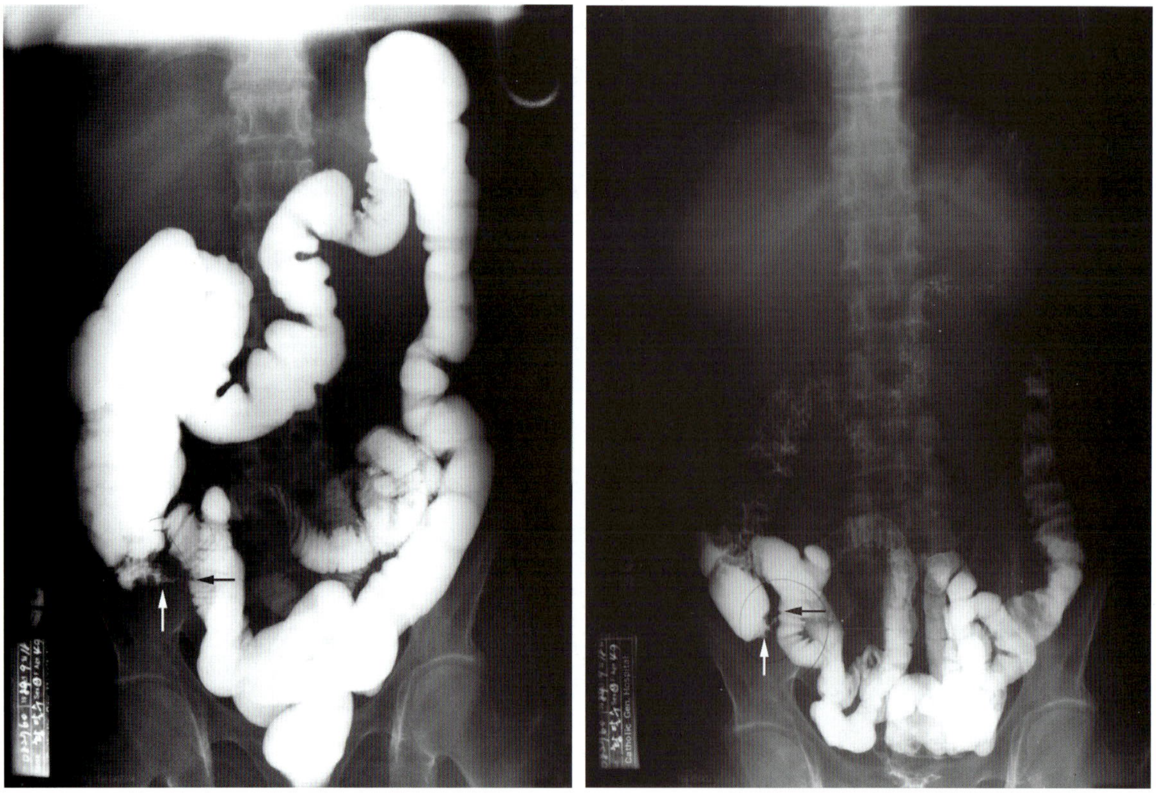

그림 3-1. 충수 충만 결손

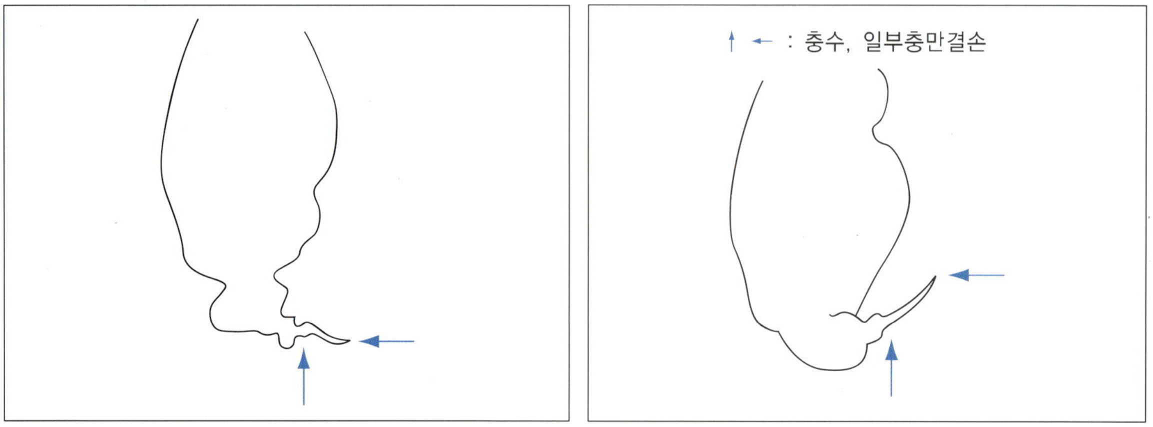

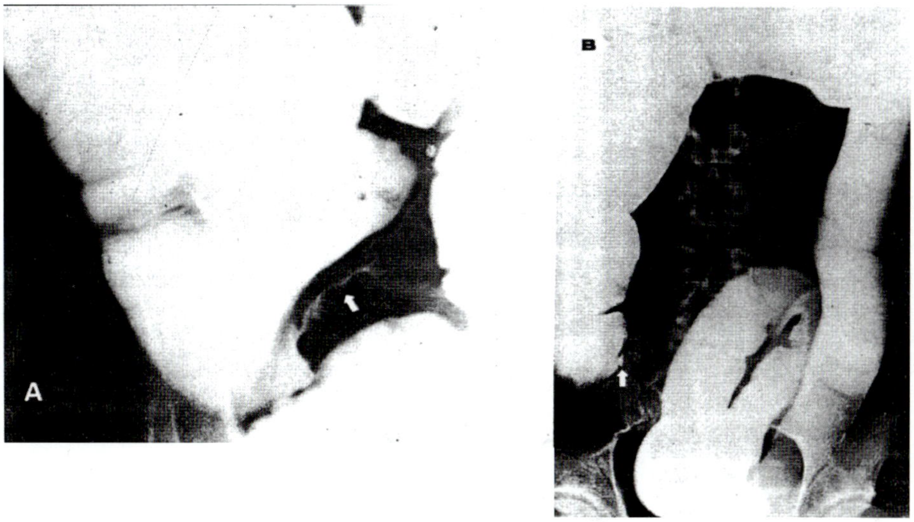

그림 3-2. 충수충만결손(대한방사선의학회지. 1986 : 22(4) : 559-567에서 인용)

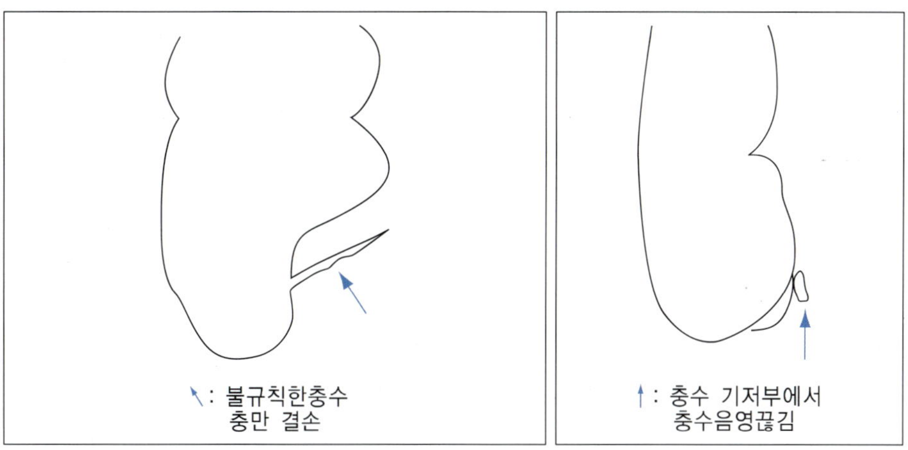

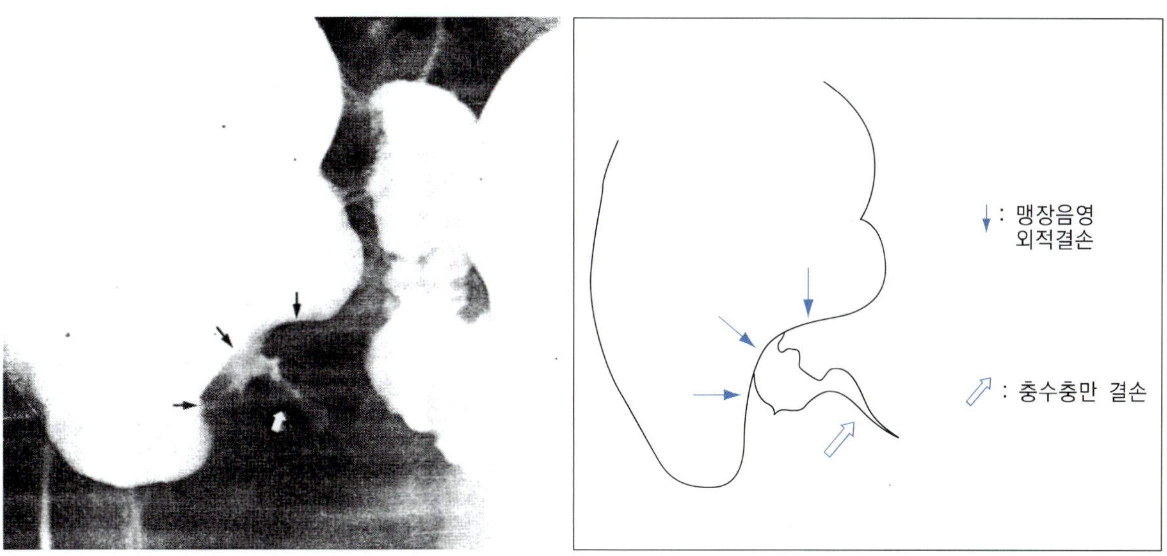

그림 3-3. 충수충만결손 및 맹장음영 외적 결손(대한방사선의학회지 : 1986 : 22(4)에서 인용)

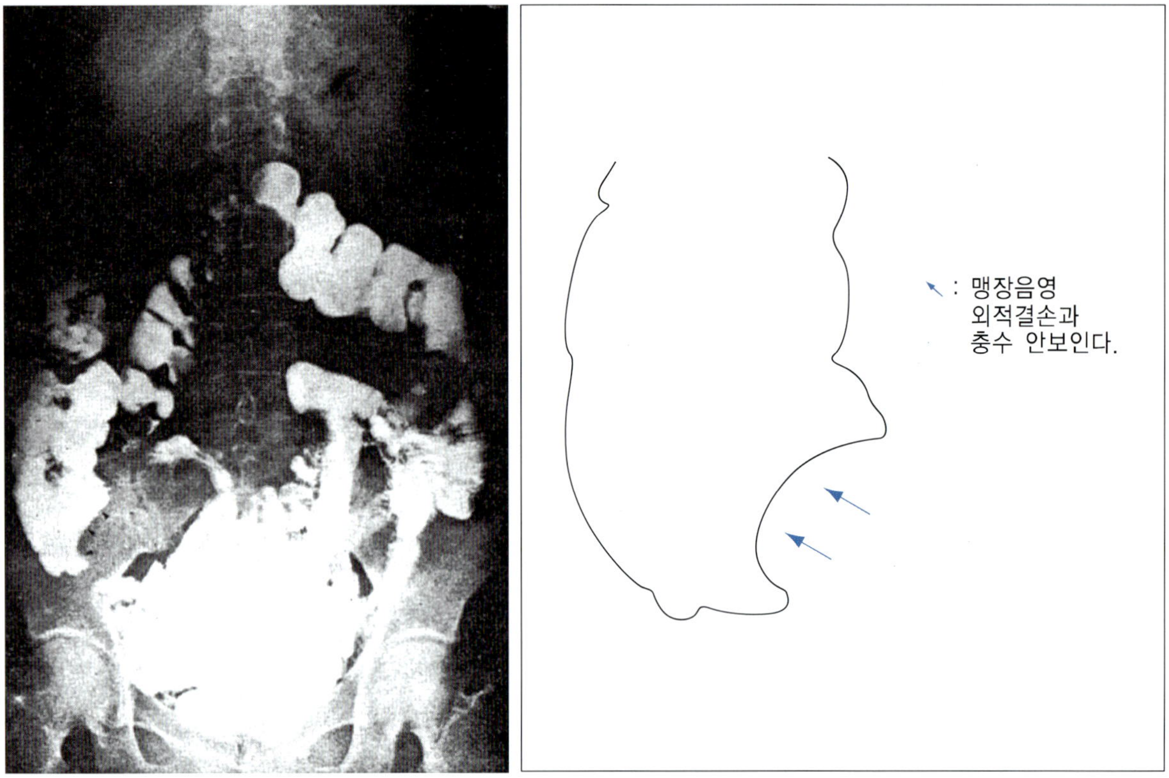

그림 3-4. 맹장 음영 외적 결손(대한방사선의학회지. 1986 : 22(4) : 559-567 인용)

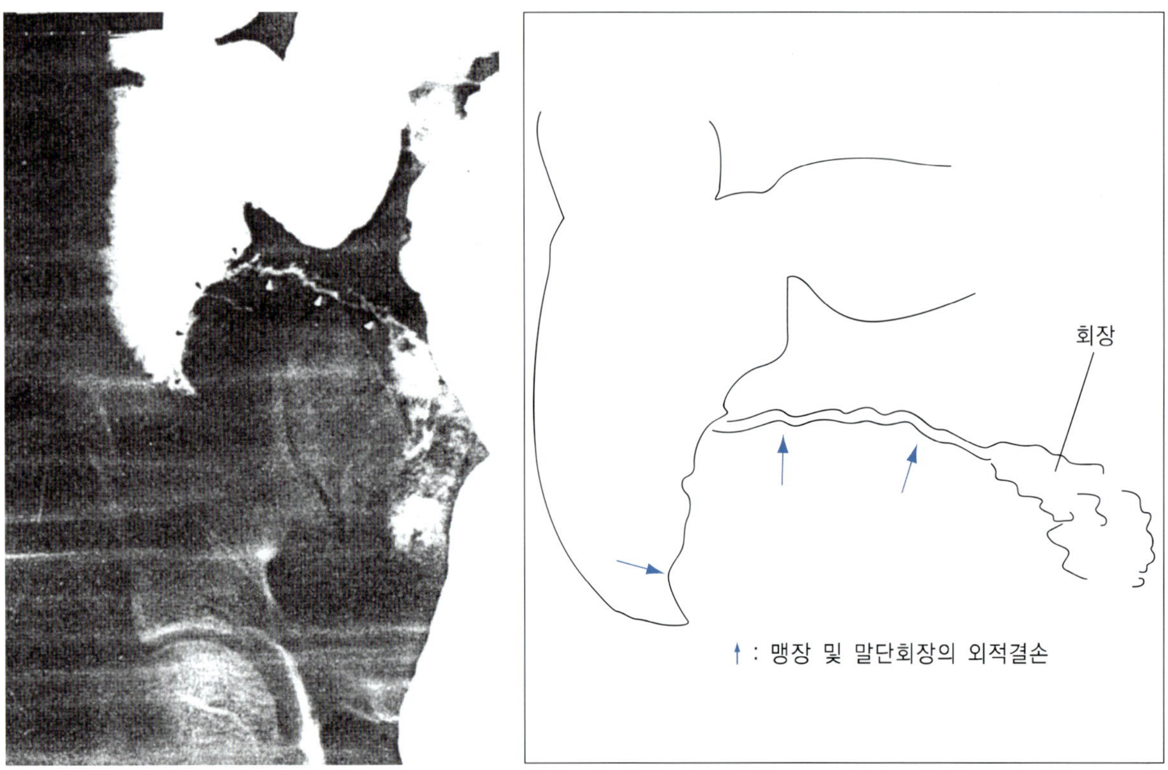

그림 3-5. 맹장 및 말단회장 외적 결손상(대한방사선 의학회지. 1986 : 22(4)559-567 에서 인용), 충수주위농양

급성 충수염의 경우 바륨 관장 검사를 시행하면 염증성 충수의 파열에 의한 바륨 누출(**그림 3-6**)의 위험성이 있다고 알려져 왔으나 Wangensteen 등(14)과 Jona(12) 등은 폐쇄된 부위가 장벽(barrier) 역할을 하여 염증성 충수의 파열(**그림 3-6**)이나 누출의 가능성을 막아 준다고 하였으며, Noveroske는(19) 낮은 압력하에서 바륨 관장 검사를 시행하면 합병증이 생기지 않는다고 하였고 Jona 등(12)과 Rajagopaian 등(20)은 급성 충수염이 의심되는 환자에서 각각 58예와 218예에서 바륨 검사를 시행한 결과 바륨 누출을 보인 예는 한 예도 없었다고 하였으며 이는 Lewin 등(10)과 Schey(22), 김등(21)의 보고 등 과도 일치하였다.

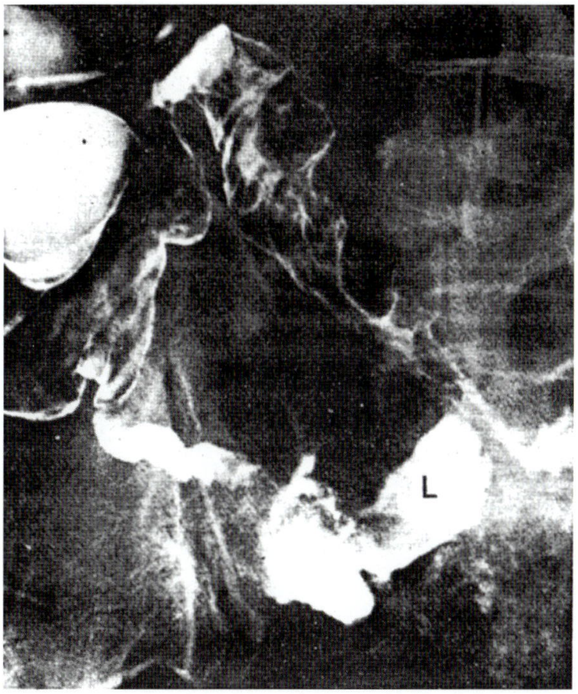

그림 3-6. 충수천공 바리움 누출(대한방사선의학회지 1985 : 21(6) : 971-984에서 인용)

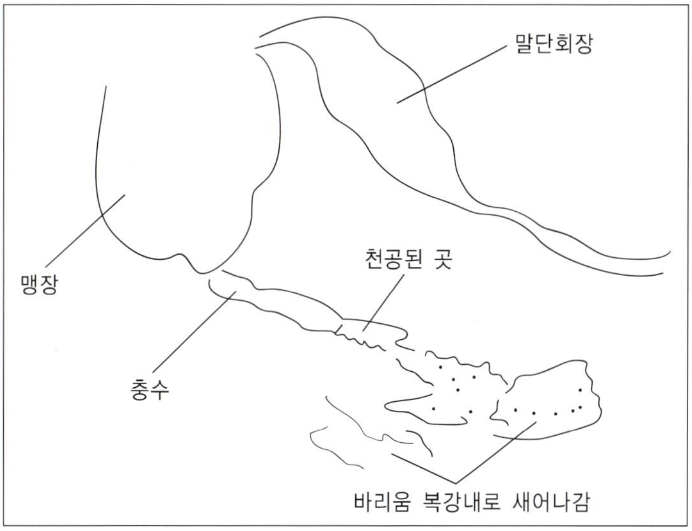

Hatch 등(23)은 바륨 관장 검사 소견을 판정하는데 있어서 충수가 정상 충만을 보인 경우는 충수염의 가능성을 배제 할수 있으나 다른 양성 소견을 동반하지 않은 부분 충만이나 충만을 보이지 않은 경우에는 충수염의 가능성을 배제 할 수 없으므로 계속적인 임상 관찰을 필요로 한다고 하였다. Dietz 는(24) 보통보다 긴 충수에서 말단 부분 에만 염증성 변화를 일으켜 대부분의 충수가 바륨으로 충만되어 정상 충수처럼 보이는 것을 보고하였고 Lewin과(10) Fedyshin 등(25)은 충수가 정상처럼 충만된다 하더라도 반드시 특징적인 구상을 나타내는 충수의 말단 부분을 확인하는 것이 중요하다고 하였다.

급성 충수염에서 바륨 관장 검사상 진단의 민감도는 Rajagopalan 등(20)은 97,14%, 위양성률 2.86%, 위음성률 7.05%, 정상 충수 절제술은 9.15%라고 하였고 김등(21)은 민감도 92.31%, 위양성률 7.69%, 위음성률 6.9%, 정상 충수 절제술 10.26%를 보여 민감도가 높게나오고 정상 충수 절제술률이 낮게 나왔다는 것이 특징이라고 하였고 특히 비전형적인 임상 증상을 보인 11~40세 사이의 여자에게서 부인과 질환과의 감별진단에 중요하다고 강조하였다.

충수 주위 농양은 급성 충수염이 주로 청장년 층에 나타난 것에 비해 40대 이후에 발생한다고 하였고 증상 발현 기간은 급성 충수염이 24시간 이내가 대부분인 것에 비해 3일에서 7일 사이가 가장 많았다고 보고하였고 비교적 민감성과 특이성이 높다는 보고가 많다(20,21).

2. 요약

대장 조영 촬영술(바륨 관장법) 상 급성 충수염의 소견은 충수 충만 결손으로 바리움이 불규칙하게 부분적으로 채워지거나 전혀 채워지지 않고 맹장 내측과 충수 기저부 부위에 외적 결손을 보이며 충수주위 농양 커지면 말단 회장 부위까지 불규칙적으로 외적 결손 음영을 보인다.

참고문헌

1. Thomas C Benventano, Clarence J. Schein and Harold G. Jacobson : The roentgen aspect of some appendiceal abnormalities. Am. J of Roentgenol. 96 : 344-360, Feb. 1966
2. Frimann-Dahl, J : Roentgen examination in acute abdominal disease. Chartes, C. Thomas. Spring field, 3rd ed. p. 368-388, 1974
3. Collins D.C : study of 50000 specimens of human vermiform appendix. Surg. Gynec. Obstet. 101 : 437-445, Oct. 1955
4. Morton A, Meyers and Michael Oliphant : Ascending retroceal appendicitis. Radiology. 110 : 295-299, Feb. 1974
5. William L.Schey : Use of barium in th diagnosis of appendicitis in children. Am. J of Roentgeno. 118 : 95-103, May 1973
6. Chrom S, and Gudberg C.: Roentgen examination in acute or chronic appendicitis. Acta Radiol. 41 : 132-140, 1954
7. Sotor C : The use of barium in the diagnosis of acute appendiceal disease. A new radiological sign. Clin. Radiol. 19 : 410, 1968
8. Smith DE, Kirchmer NA, Stewart DR : Use of the barium enema in the diagnosis of acute appendicitis and its complication. AJS. 138 : 829-834, 1979
9. Lewis FR, Holcroft JW, Boey J, et al : Appendicitis : A clinical review of diagnosis and treatment in 1000 cases. Arch Surg 110 : 677-684, 1975
10. Lewin GA, Mikity V, Wingert WA : Barium enema : An outpatient procedure in the early diagnosis of acute appendicitis. J. Pediatr 92 : 451-453, 1978
11. Bartone NF, Grieco RV, Vasilas A : A review of roentgen sign in lesions affecting the cecum. AJR 84 : 285-305, 1960
12. Jona JZ, Belin RP, Selke AC : Barium enema as a diagnostic aid in children with abdominal pain. Surg Gynecol Obstet 144 : 351-355, 1977
13. Figiel LS, Figiel SJ : Barium examination of cecum in appendicitis. Acta Radiol 57 : 469-480, 1962
14. Wangensteen OH, Dennis C: Experimental proof of the obstructive origin of appendicitis in man. Ann Surg 110 : 629, 1939
15. 정경희, 장재천, 황미수 : 충수주위 농양의 방사선학적 소견. 대한방서선의학회지 21 : 975-984, 1985
16. Raymond P, Sakover, and Raymond L Del Fava : Frequency of visualization of the normal appendix with the barium enema examination. AJR 121 : 312-317
17. David E Smith, Nancy A Kirmer, and David R Stewart : Use of the barium enema in the diagnosis of acute appendicitis and complication, AJS 138 : 829-834, 1979
18. Herry J Fee and Peter C Jones : Radiologic diagnosis of appendicitis. Arch Surg. 112 : 742-744, 1977
19. Noveroske RJ : Intracolonic pressure during barium enema examination. AJR. 91 : 852-863, 1964
20. Rajagopalan AE, Mason JH, Kennedy M et al : The value of barium enema in the diagnosis of acute appendicitis. Arch Surg 112 : 531-533, 1977
21. 김용가 : 급성충수염의 진단에 있어서 바륨관정검사의 의의. 대한방사선의학회지 22(4) : 559-567, 1986
22. Schey WL : Use of barium enema in the diagnosis of appendicitis in children. AJR 118 : 95-103, 1973

03

23. Hatch EL, Jr, Naffis D, Chandler NW : Pitfalls in the use of barium enema in early appendicitis in children. J Pediastr Surg. 16 : 309-312, 1981
24. Dietz WW : The fallacy of the roentgenologically negative appendix. JAMA. 208 : 1495, 1969
25. Fedyshin P, Kelvin FM, Rice RP : Nonspecificity of barium enema finding in acute appendicitis. AJR 143 : 99-102, 1984

전산화 단층 촬영 소견

04

1. 충수염

1) 진단율 및 발견율

CT상 정상 충수의 발견율은 Scatarige 등(18)은 44.7%, Grosskreutz 등(19)은 51%, Duran등(30)은 43~51%, 최등(20)은 67%에서 볼 수 있다고 하였고 조영제를 사용한 CT가 급성 충수염 진단에 효과적 이다라는 보고가 많이 발표되고 있다(7,10 21~25). Balthazar 등은 98%의 민감도, 83.6% 의 특이도, 93% 의 정확도를 보인다고 하였다. 한편 비조영 CT는 조영제 부작용 염려없고 경구 조영제가 회맹장 부위 에 도달할 때 까지의 시간을 기다릴 필요도 없고 검사자의 숙련도에 개의치 않고 비용 부담도 없어 급성 충수염 진단에 좋다는 보고도 많다(20,26,53).

2) 정상충수

CT 상 정상 충수는 장간막 지방에 의해 둘러 싸인 맹장에서 나온 관상의 가느다란 벽을 가진 구조물로써 6mm 이하의 크기를 가진다(29, **그림 4-1**, 증례 1~4).

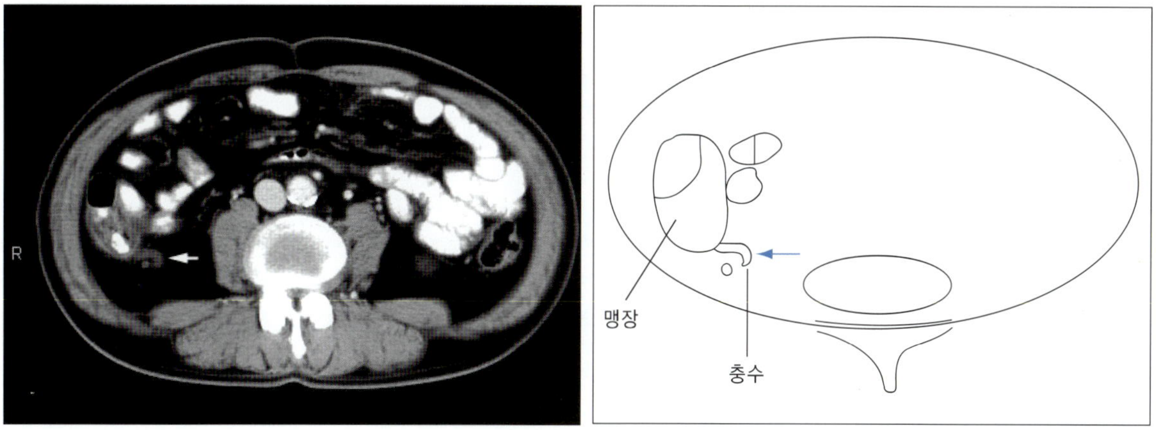

그림 4-1. 정상 충수

증례 1 정상 충수내 바리움

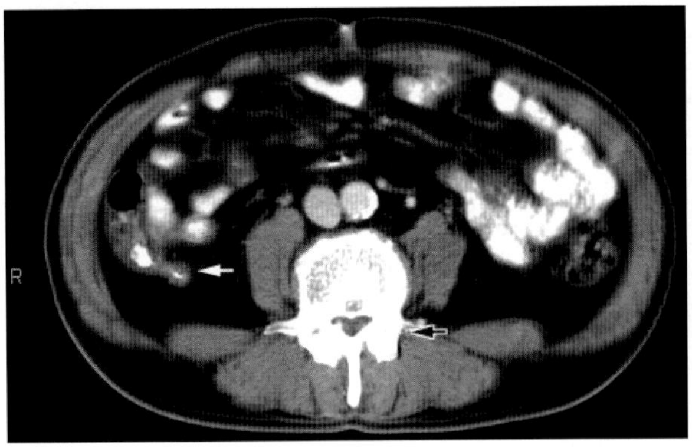

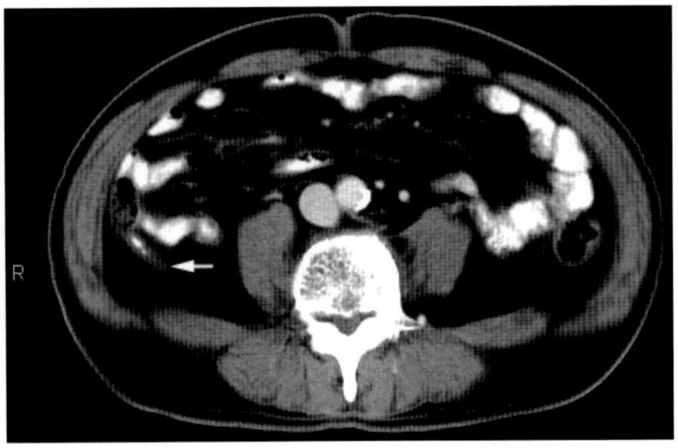

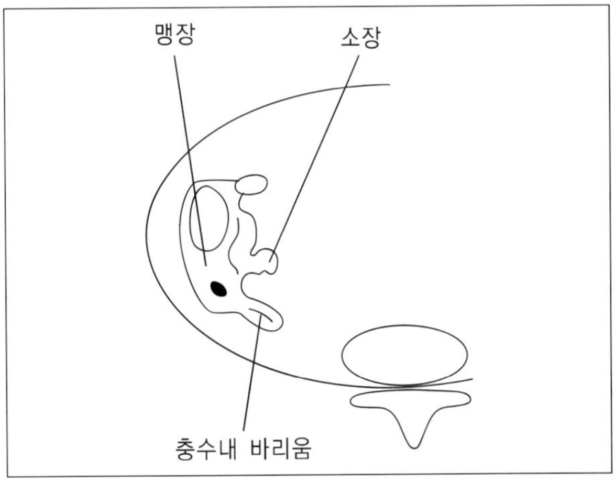

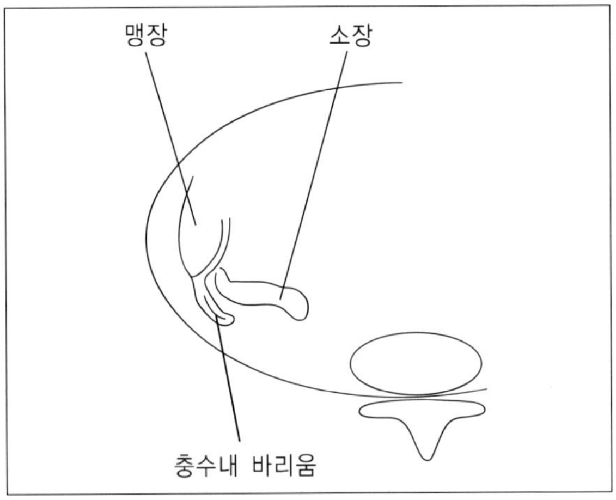

증례 2 정상 충수내 공기

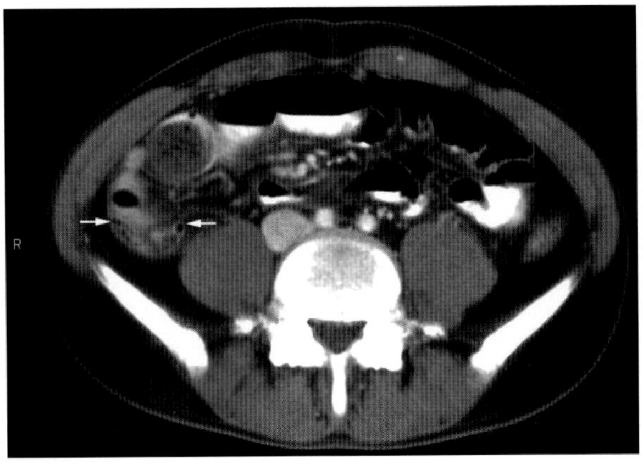

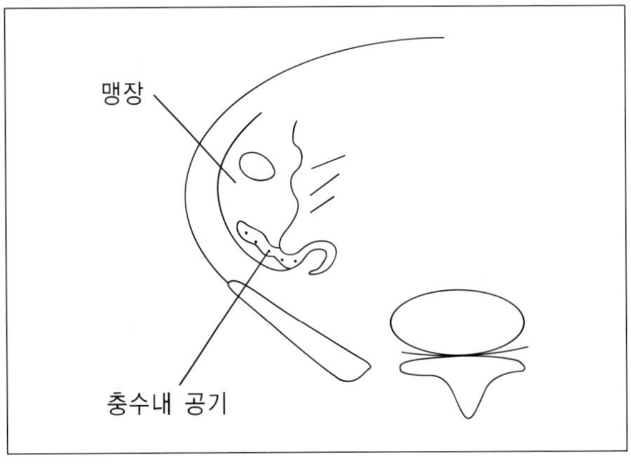

증례 2 정상 충수내 공기

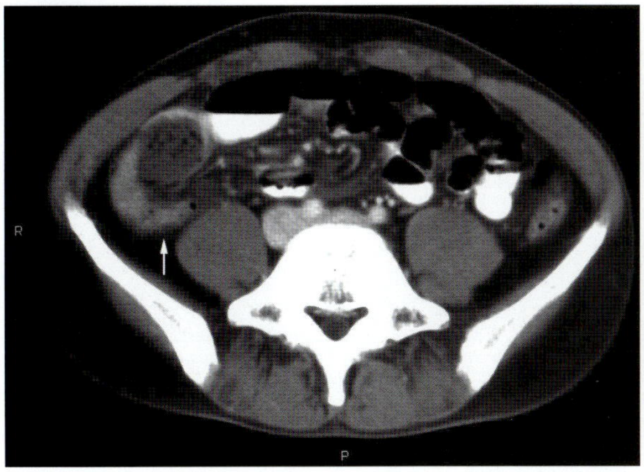

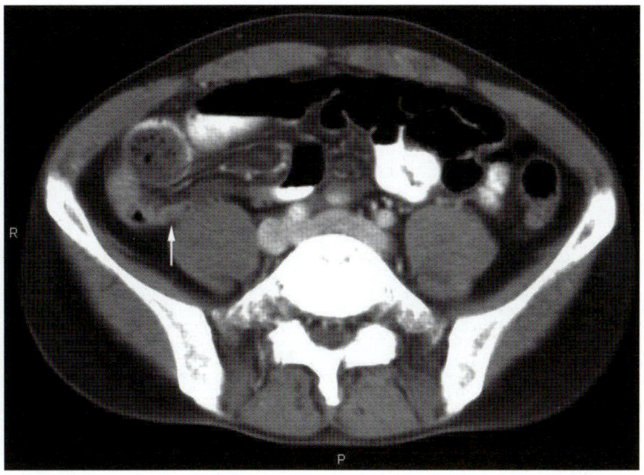

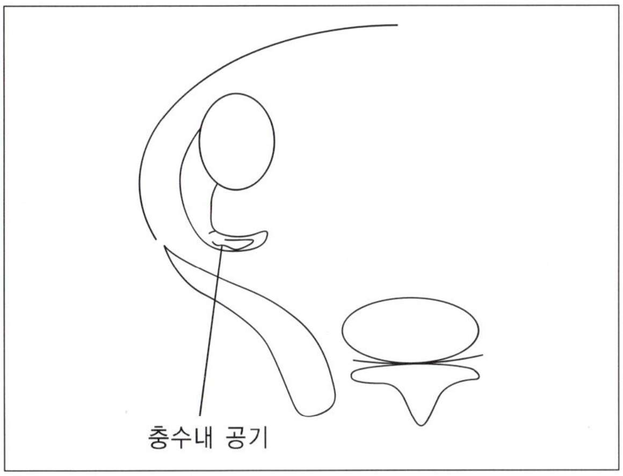

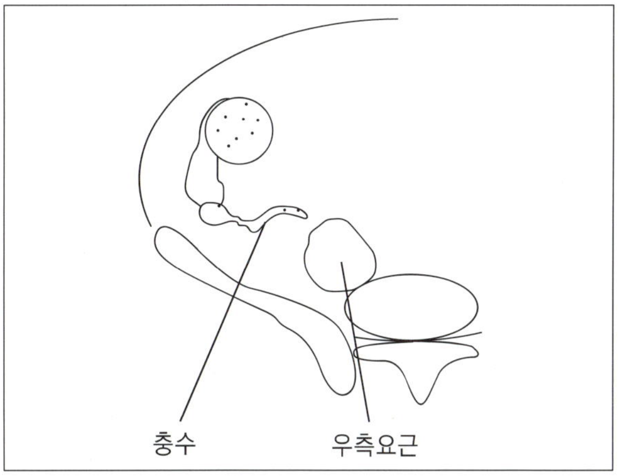

증례 3 정상 충수

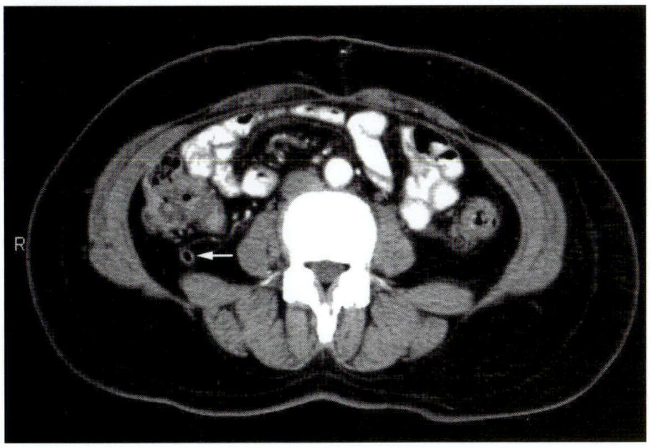

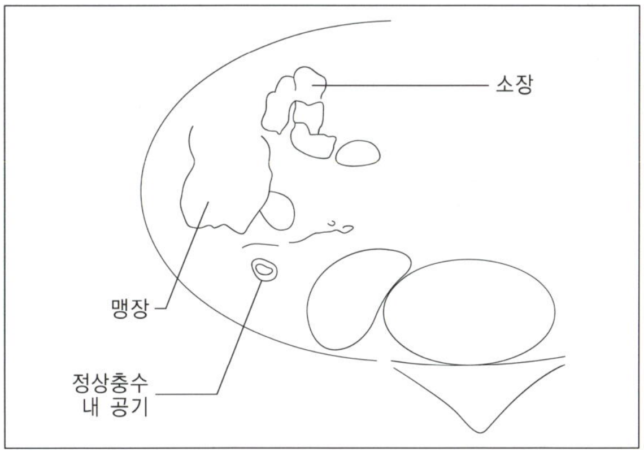

증례 4 정상 충수(대한방사선의학회지 1994 : 31(1) : 91-98에서 인용)

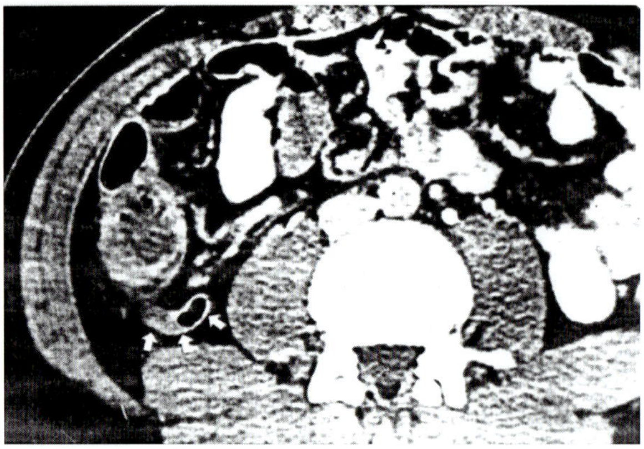

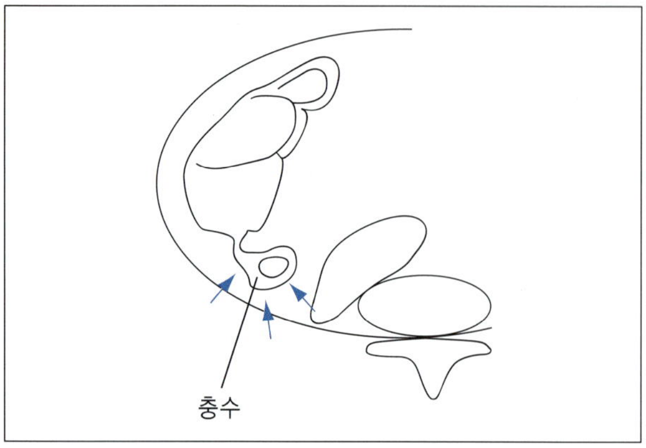

3) 진단

일반적으로 급성 충수염의 CT 진단은 액체로 채워진 팽만된 충수(**그림 4-2**, 증례 1~12), 맹장과 충수 주위 지방 조직의 염증성 변화(**그림 4-3**, 증례 1~6), 외측 원뿔 근막(lateroconal fascia)의 비후 등의 소견이 보이면 진단된다(**그림 4-4**, 증례 1~5). 이외에 합병성으로 오는 충수 주위 농양(**그림 4-5**, 증례 1~17)이나 충수 결석(**그림 4-6**, 증례 1~4)을 찾음으로써 진단 할 수 있다.

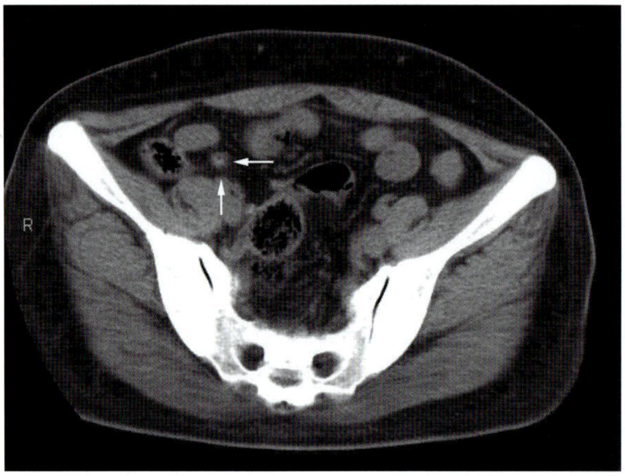

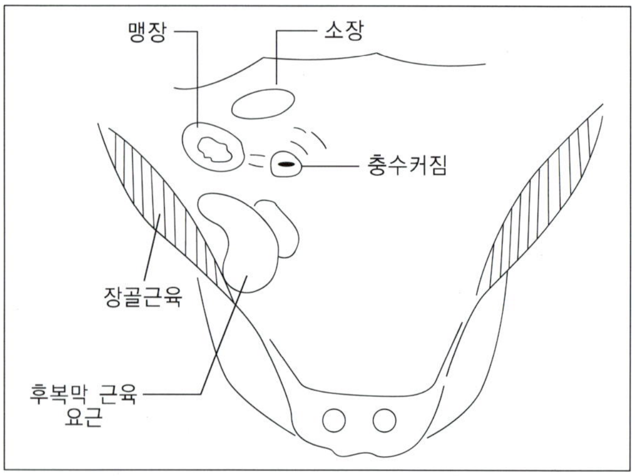

그림 4-2. 충수 커짐

증례 1 충수커짐

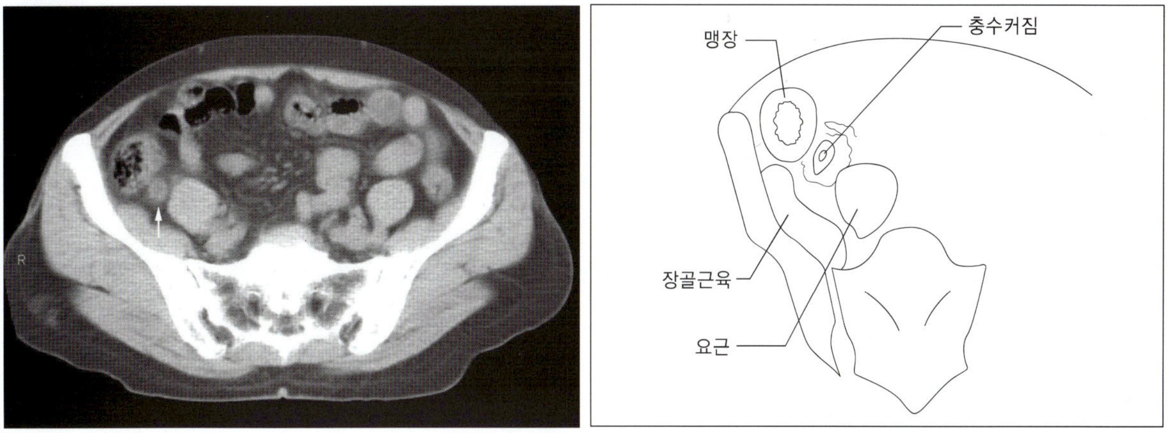

증례 2 충수커짐

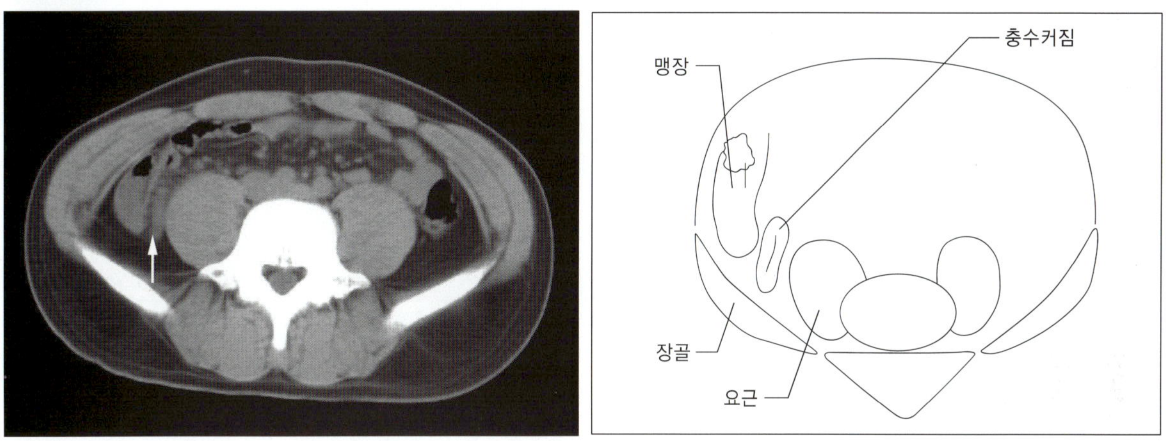

증례 3 충수커짐

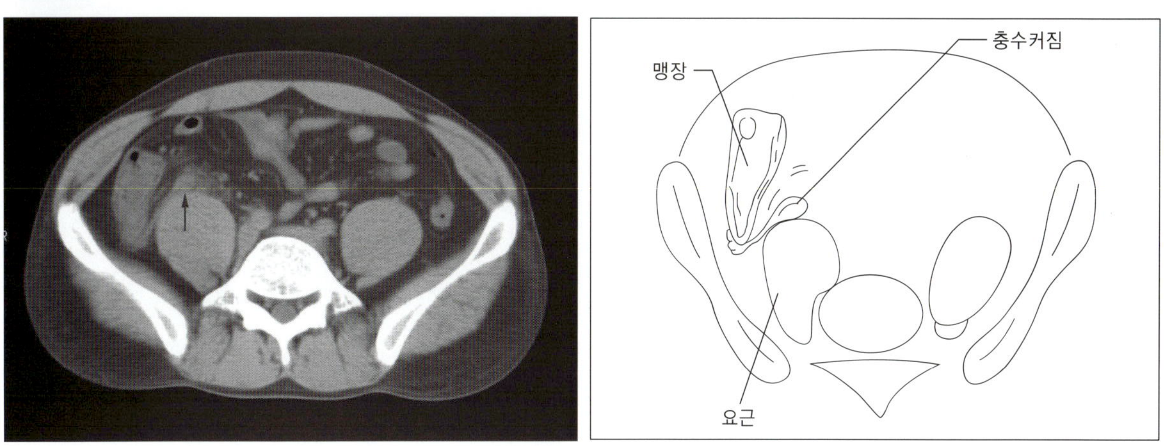

증례 4 충수커짐

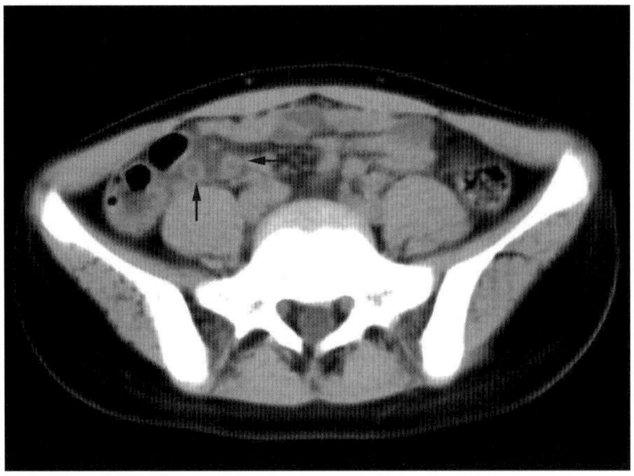

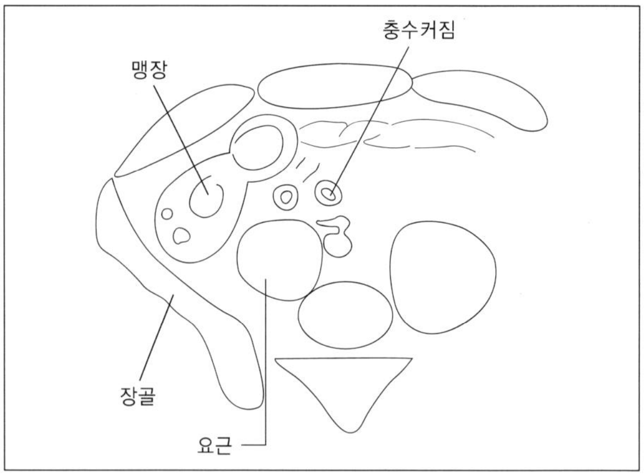

증례 5 충수커짐

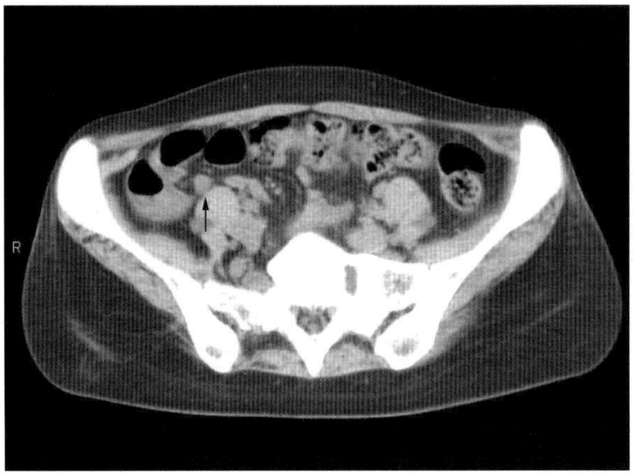

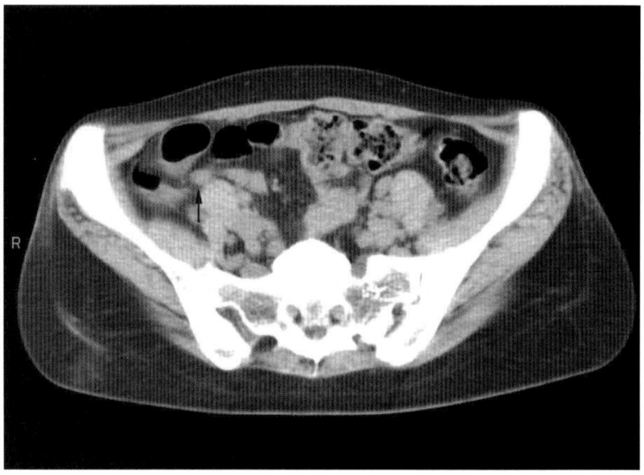

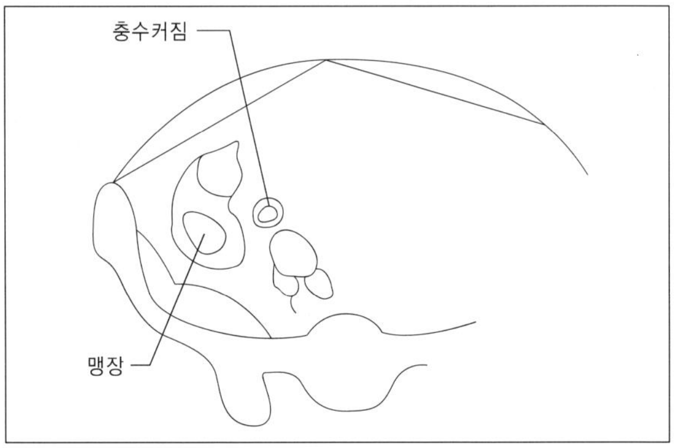

증례 6 충수커짐

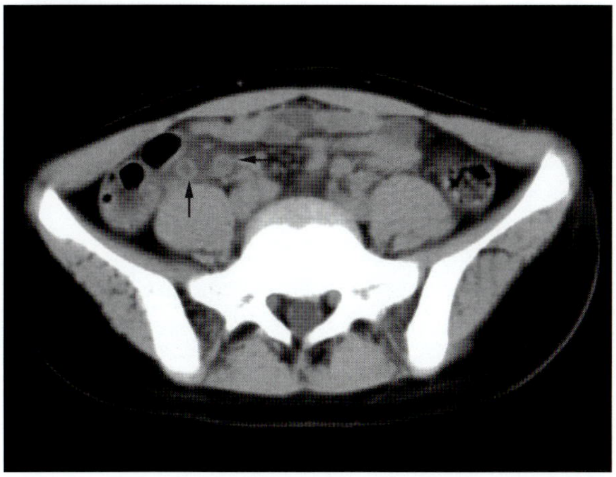

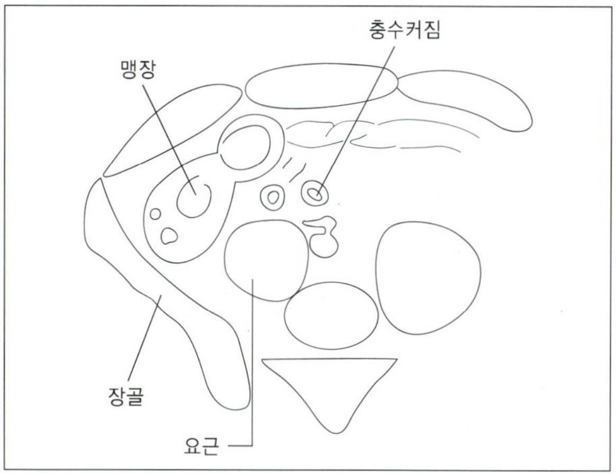

증례 7 충수커짐

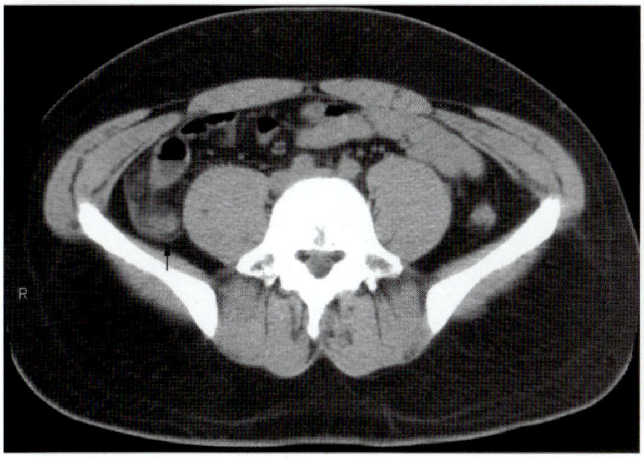

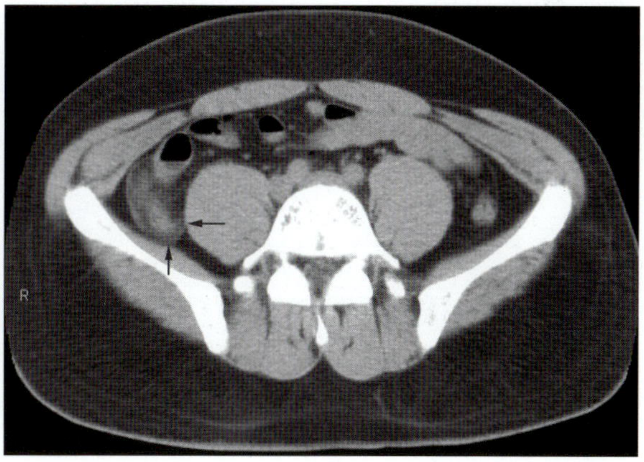

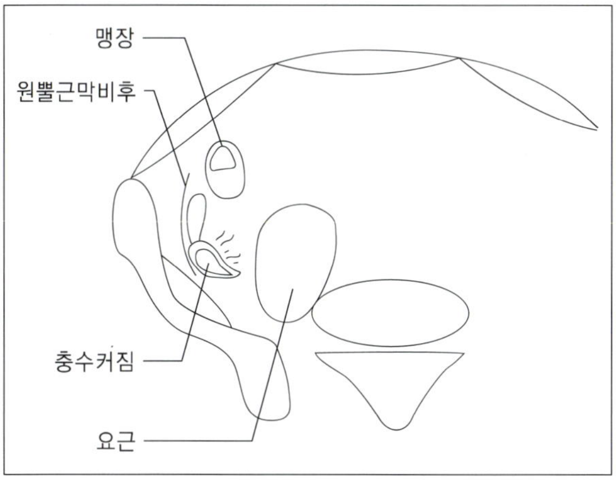

증례 8 충수 커짐

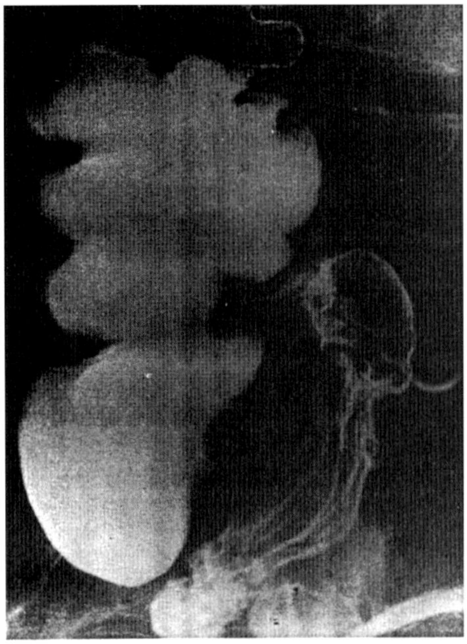

A

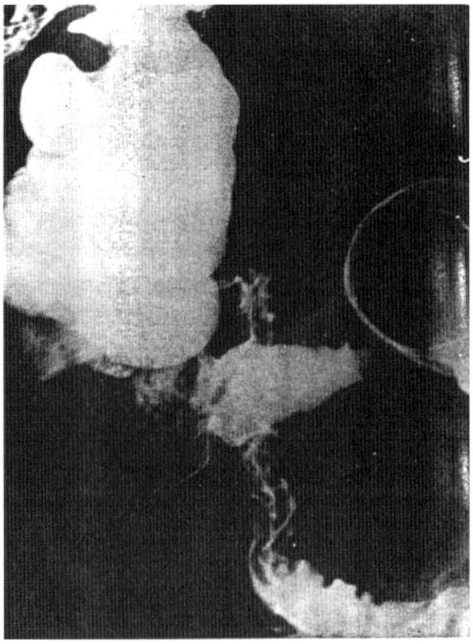

B

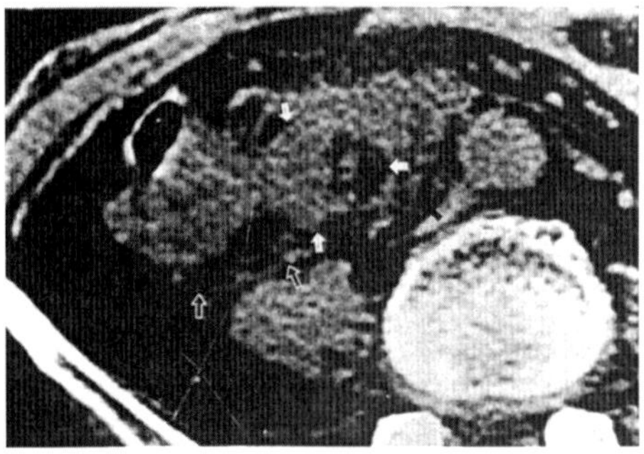

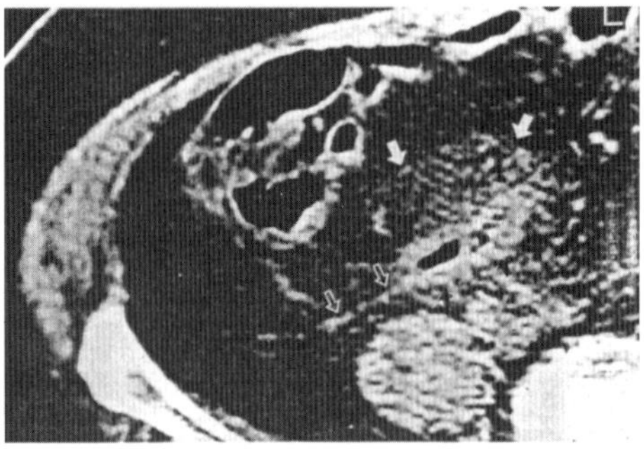

대한방사선의학회지 1994 : 31(1) : 91-98에서 인용. A : 괴사성 충수염. 대장촬영, 충수만 보이고 충수구멍부위 움푹들어감. CT상 하얀화살표-충수커짐, 까만화살표-충수주위 농, 열린화살표-비후된 신근막, B : 화농성 충수염. 대장촬영-충수근위부확장, CT상 까만화살표-충수벽 두꺼워짐, 하얀화살표-맹장주위음영 증가, 열린화살표-신근막비후

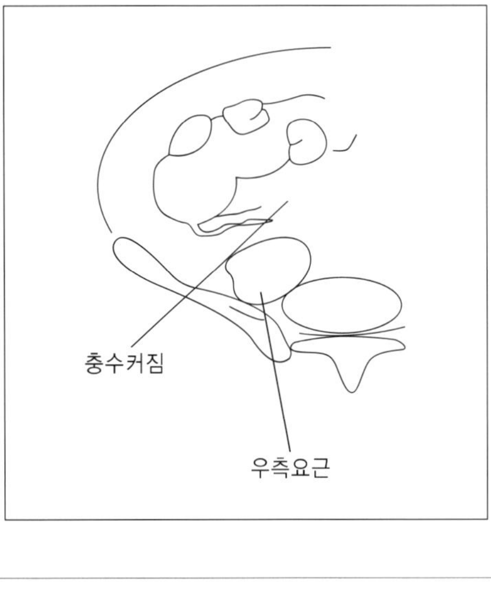

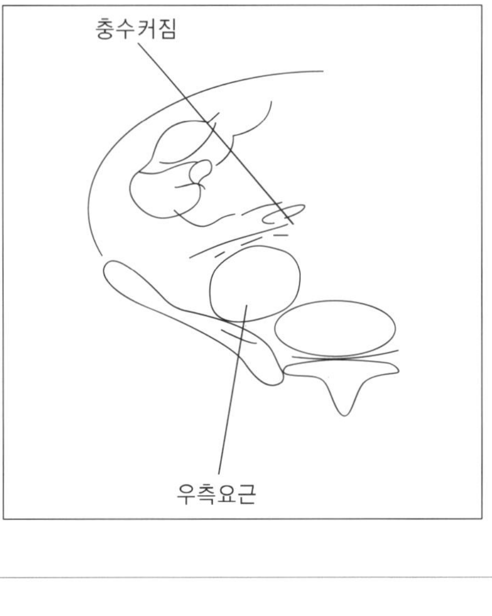

증례 9 충수커짐. 대한방사선의학회지 1998 : 39 : 1165-1170에서 인용

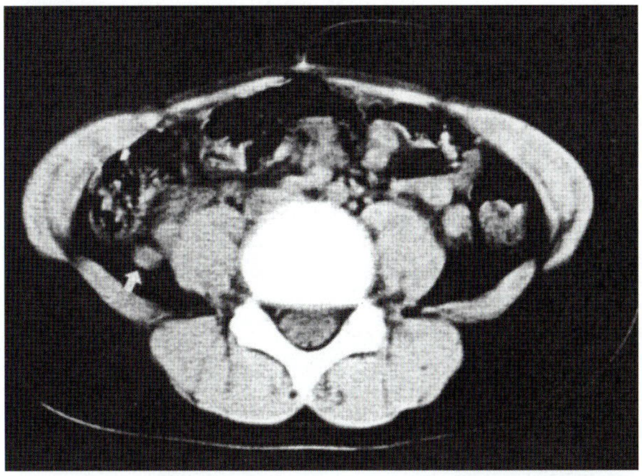

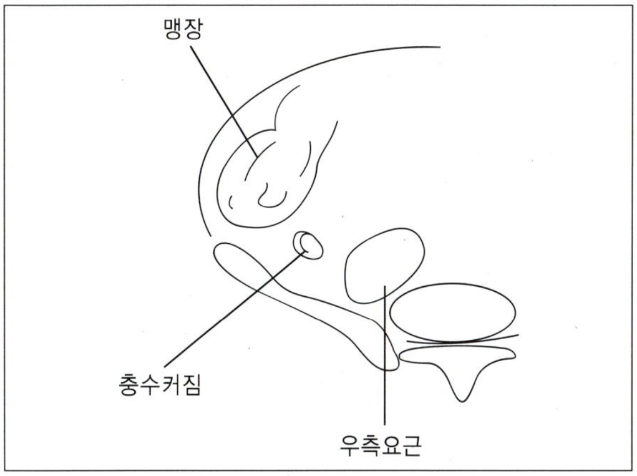

증례 10 충수커짐. 대한방사선의학회지 1998 : 39 : 1165-1170에서 인용

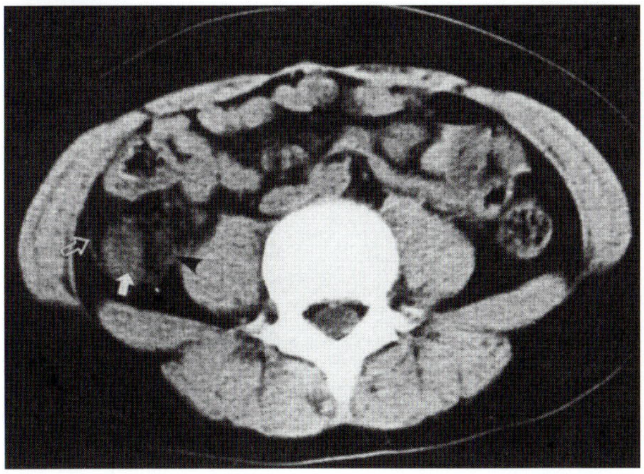

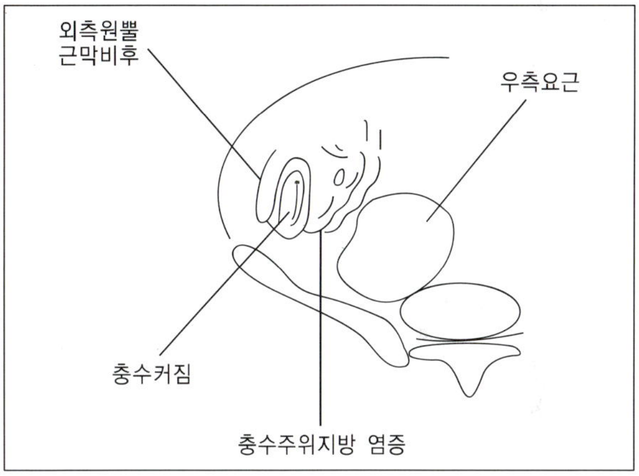

증례 11 충수커짐. 대한방사선의학회지 1998 : 39 : 1165-1170에서 인용. 충수벽 비대칭적 비후에 내강에 공기보인다.

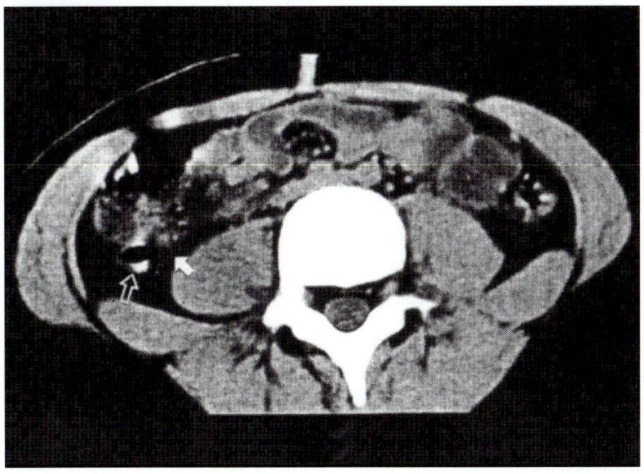

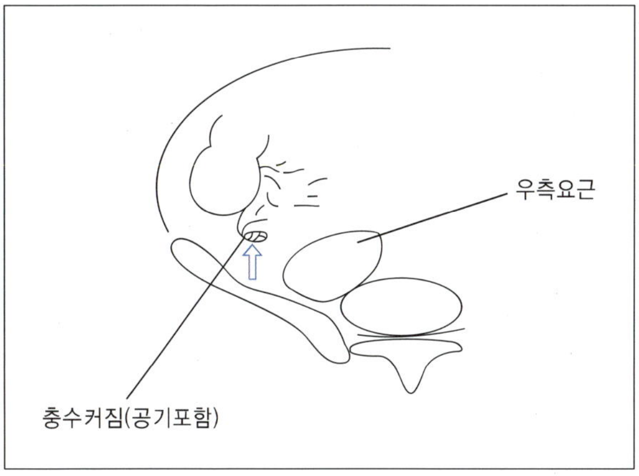

증례 12 충수커짐. 대한방사선의학회지. 1998 : 38 : 301-307에서 인용

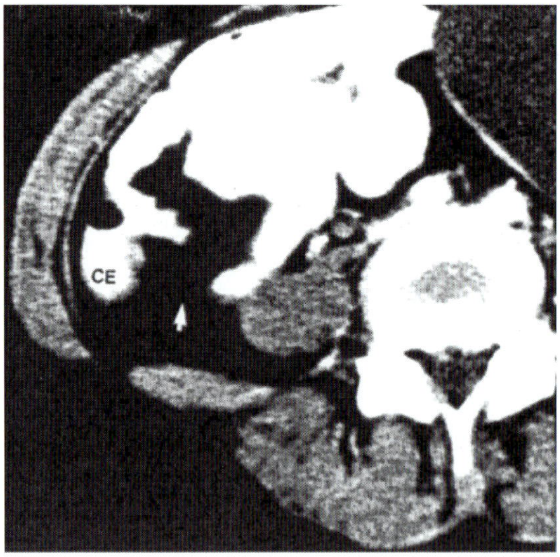

A

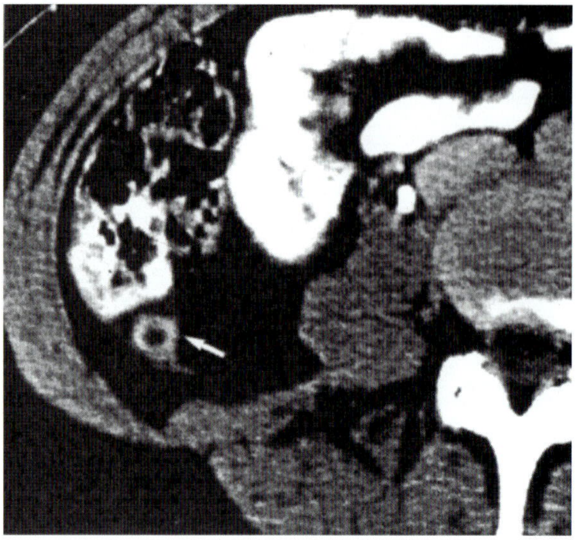

B

A : 정상충수, B : 급성충수염-조영증강 CT 필름상 충혈성벽을 가진 액체로 채워진 충수

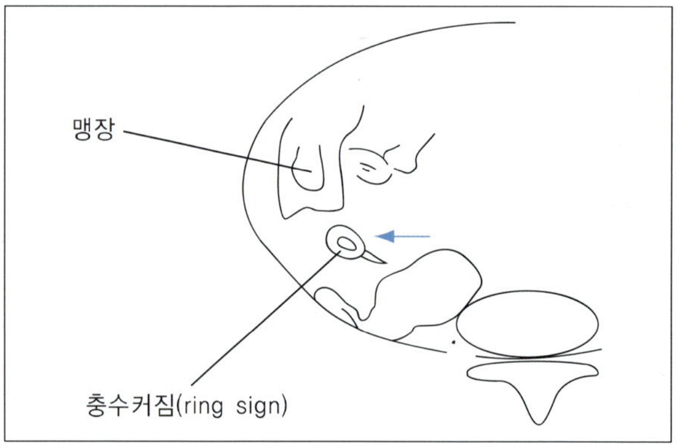

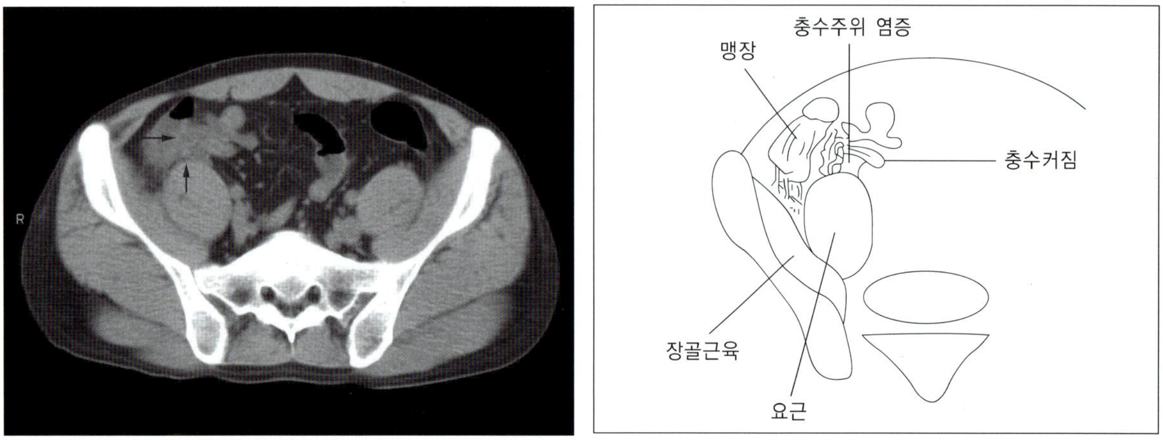

그림 4-3. 충수주위 염증 및 비후

증례 1 충수주위 염증 및 비후

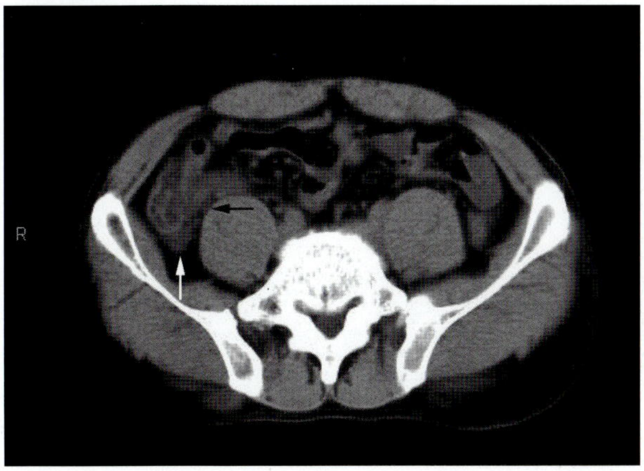

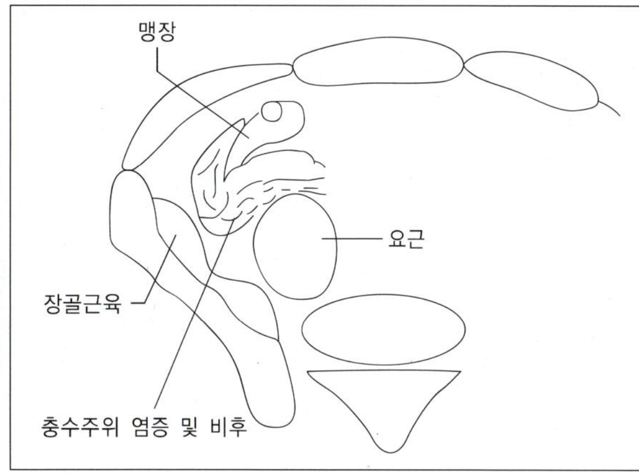

증례 2 충수주위 염증 및 비후

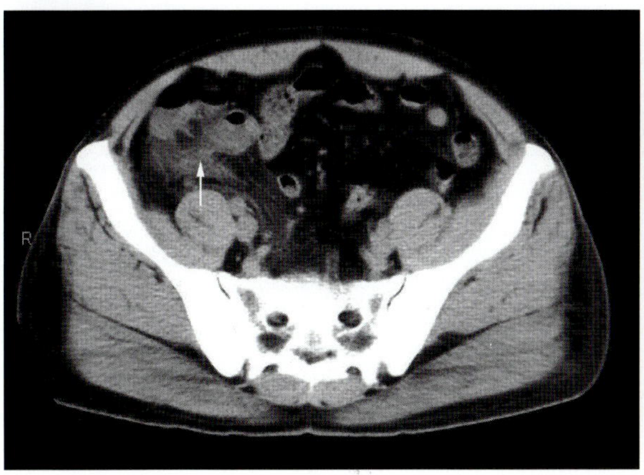

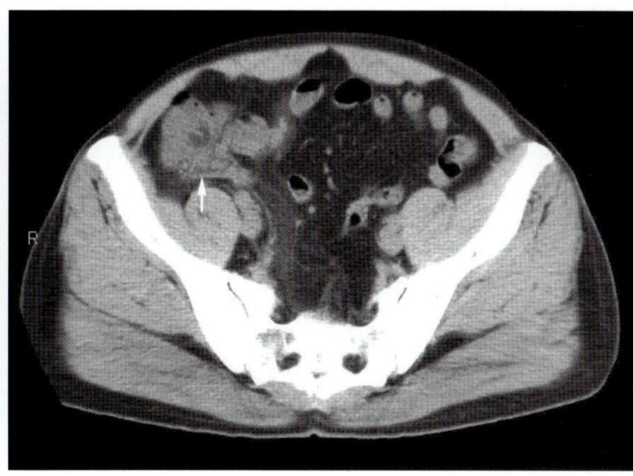

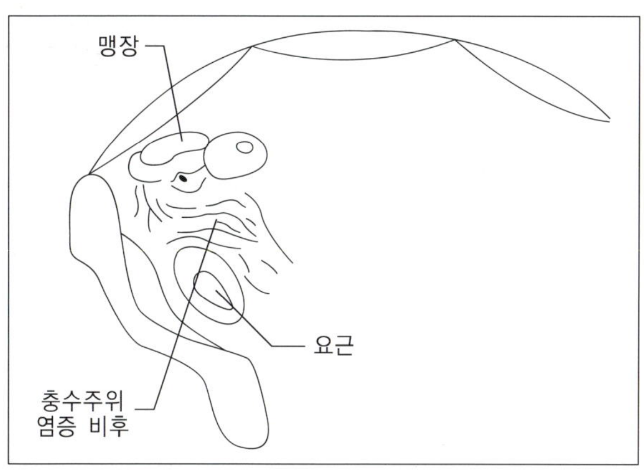

증례 3 충수주위 염증 및 비후

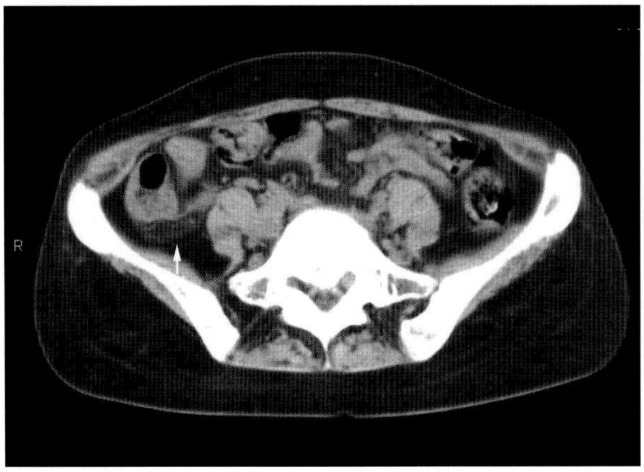

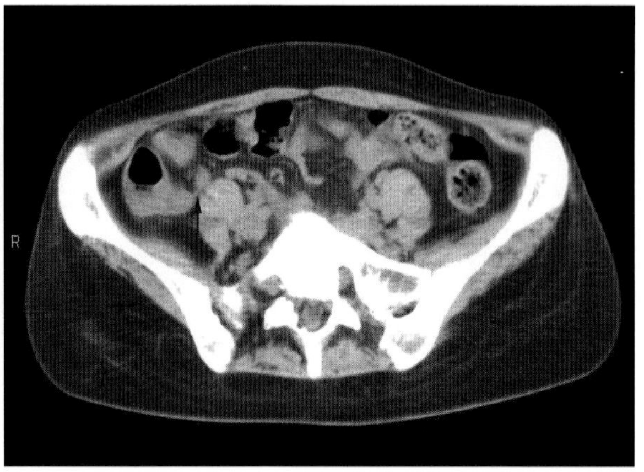

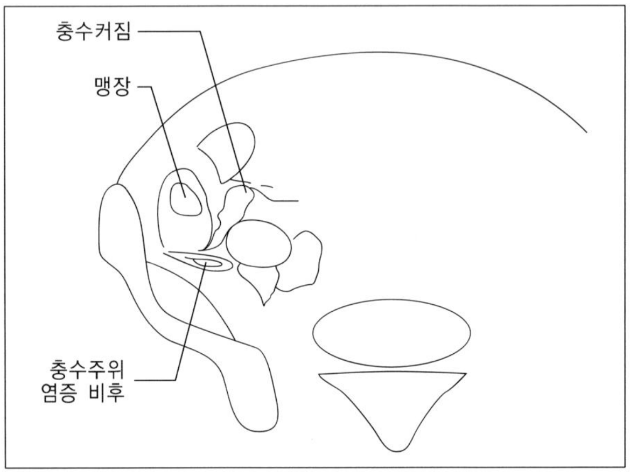

증례 4 충수주위 염증 및 비후

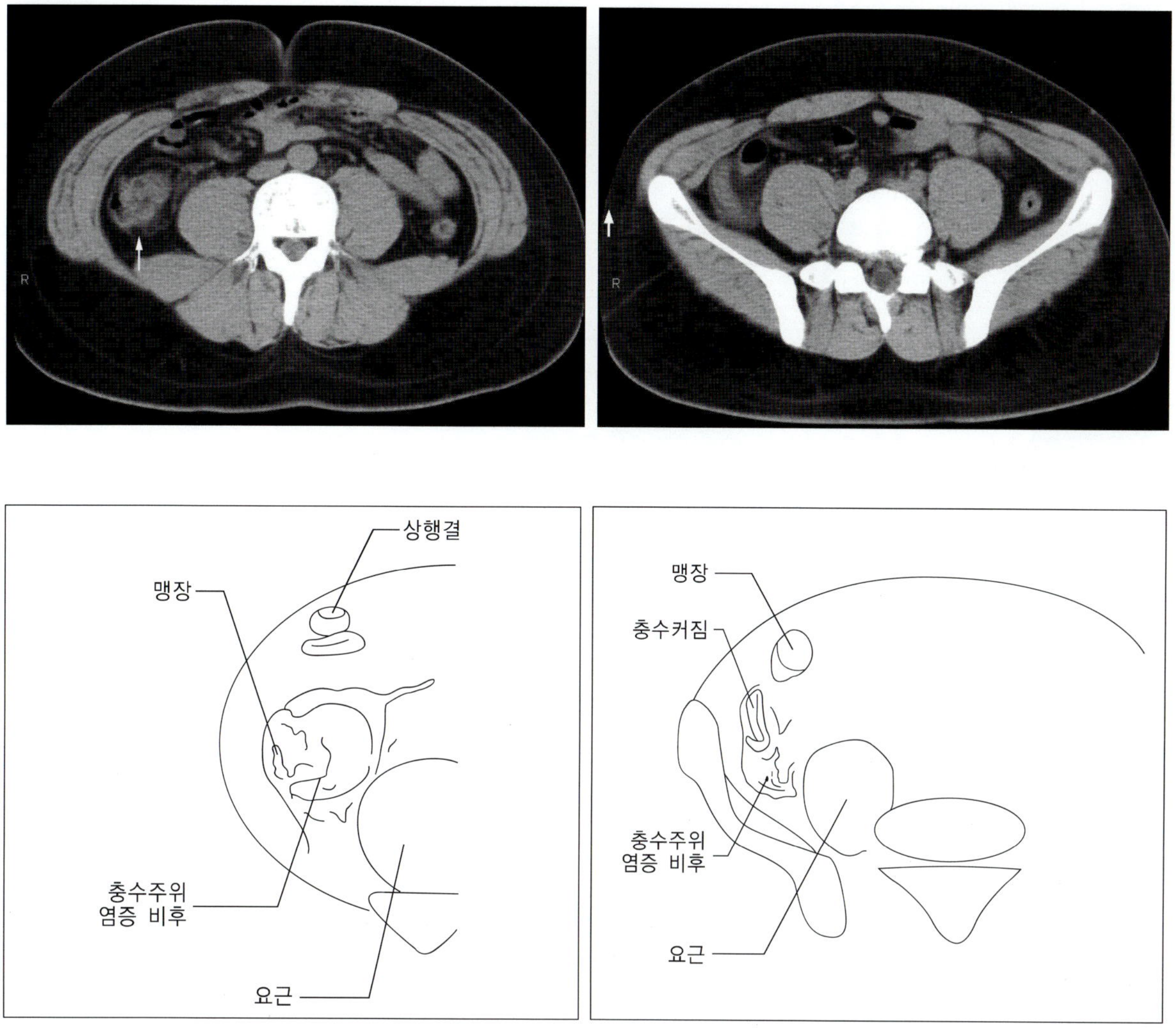

증례 5 충수주위 염증 및 비후(대한방사선의학회지 1998 : 39 : 1165-1170 인용). 염증성 충수안보이고 맹장 주위광범위한 염증 변화.

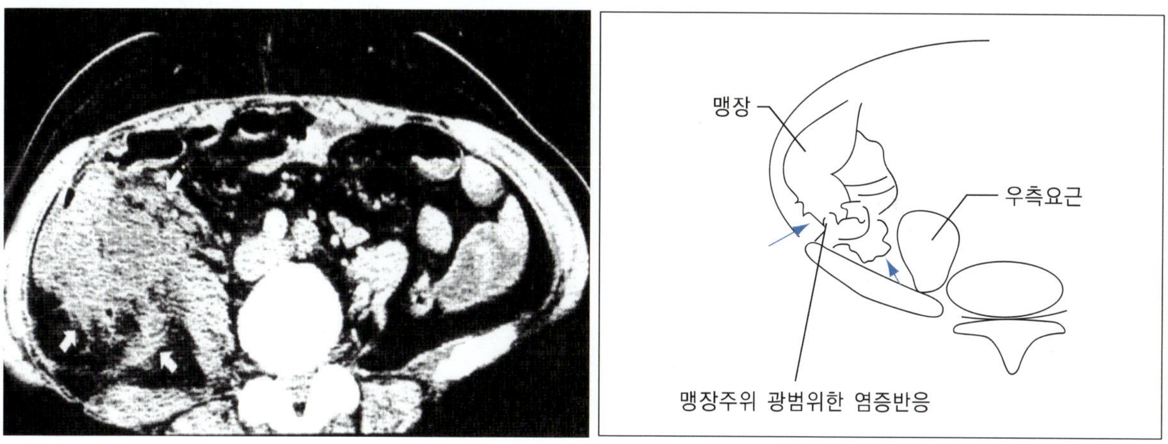

증례 6 충수주위염증 및 비후(대한방사선의학회지 1998 : 39 : 537-542에서 인용). 이질성으로 조영증강된 충수주위농양과 우하복부장간막 지방침윤

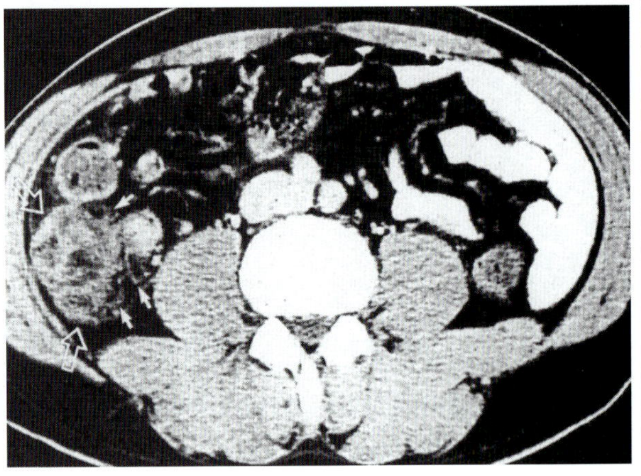

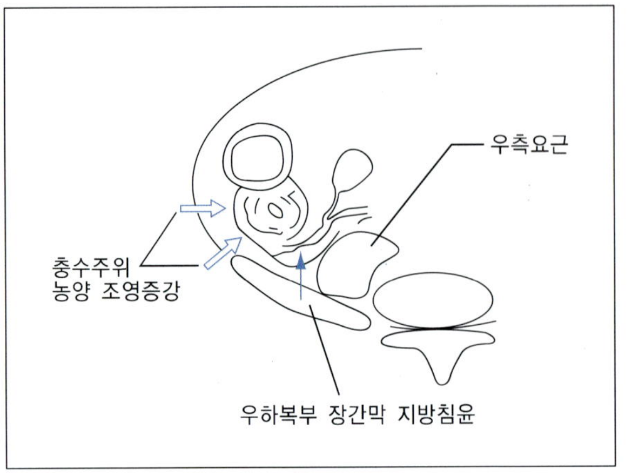

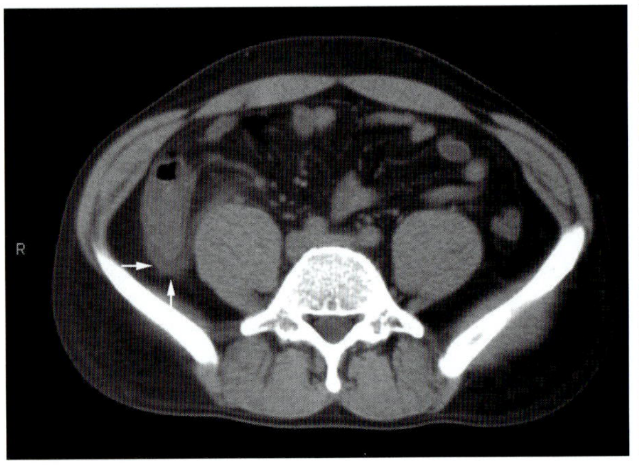

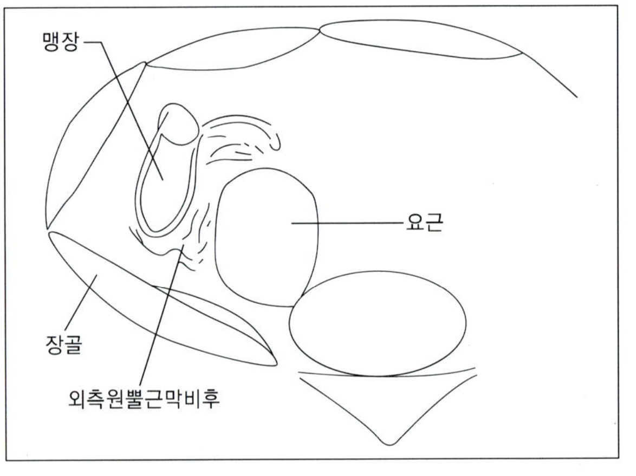

그림 4-4. 외측원뿔 근막 비후

증례 1 외측원뿔 근막 비후

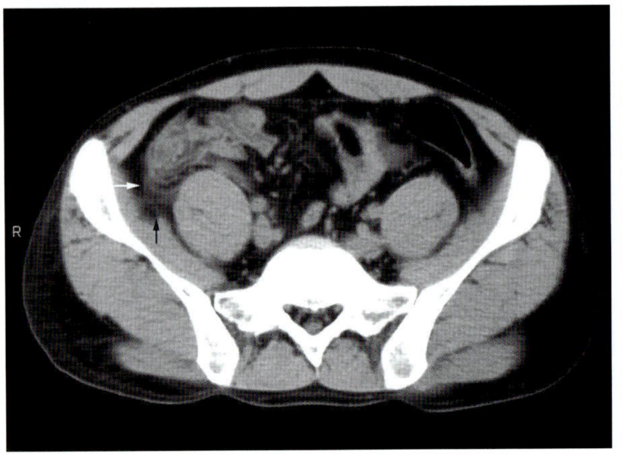

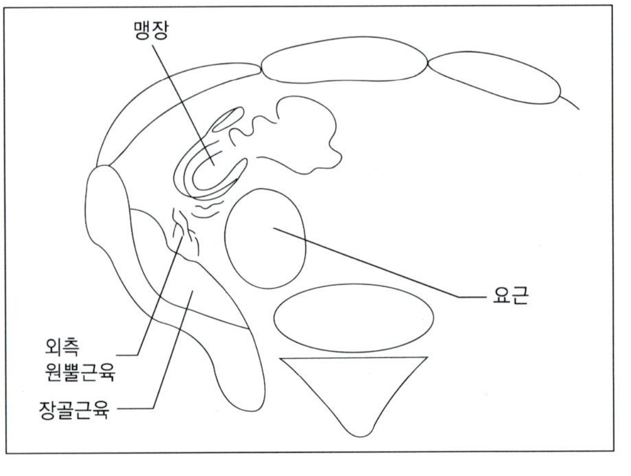

증례 2 외측원뿔 근막 비후

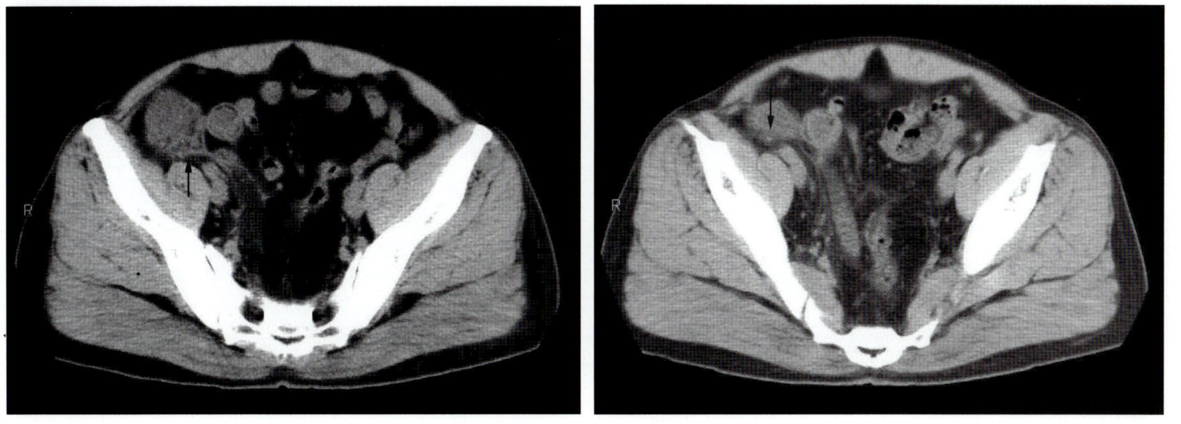

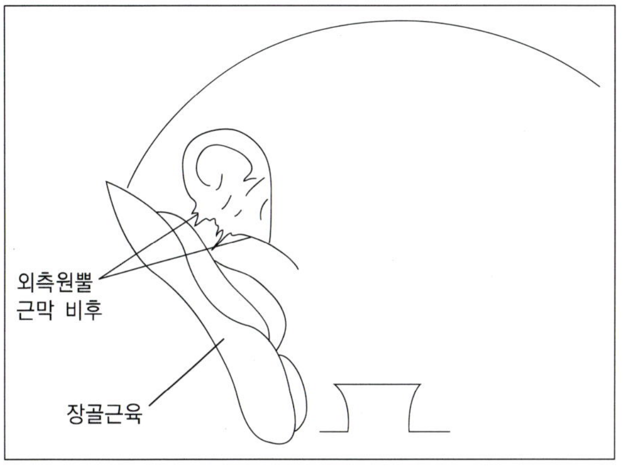

증례 3 충수주위 염증 및 비후

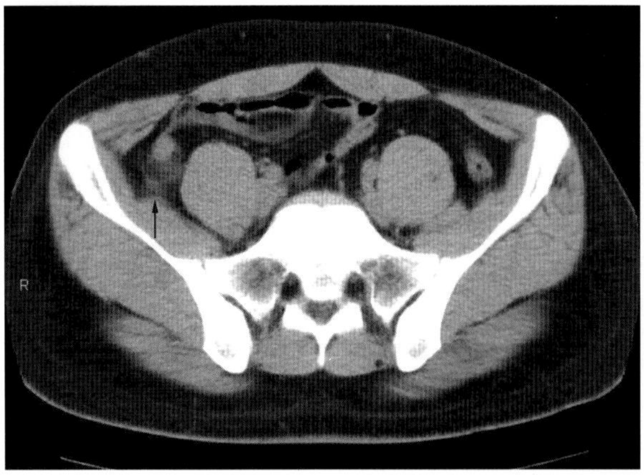

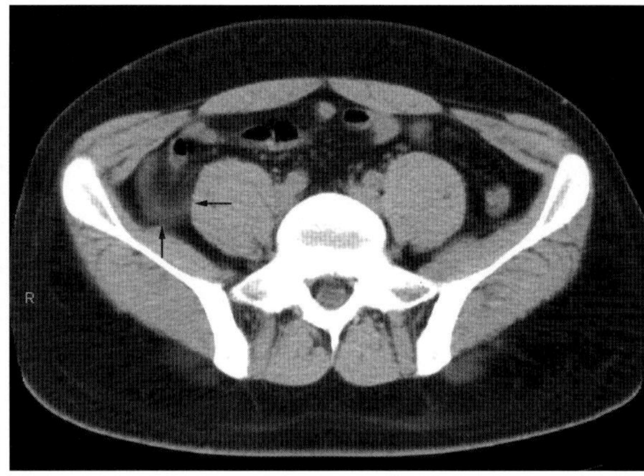

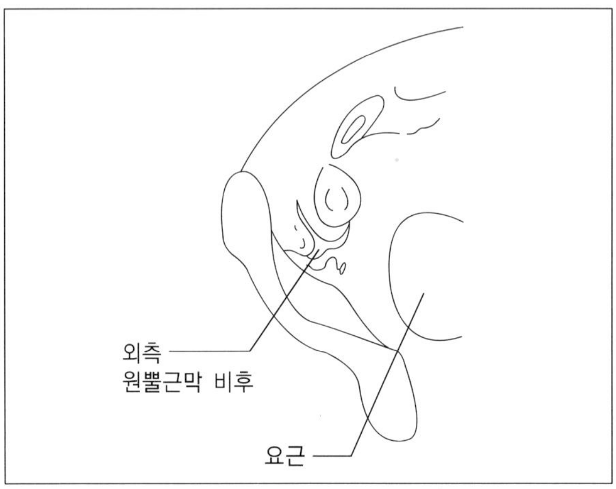

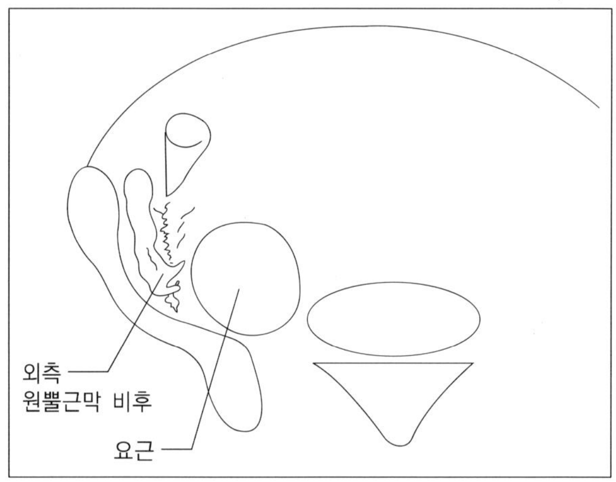

증례 4 외측원뿔 근막 비후(충수주위농양)
(대한방사선의학회지 1998 : 39 : 1165-1170 인용)

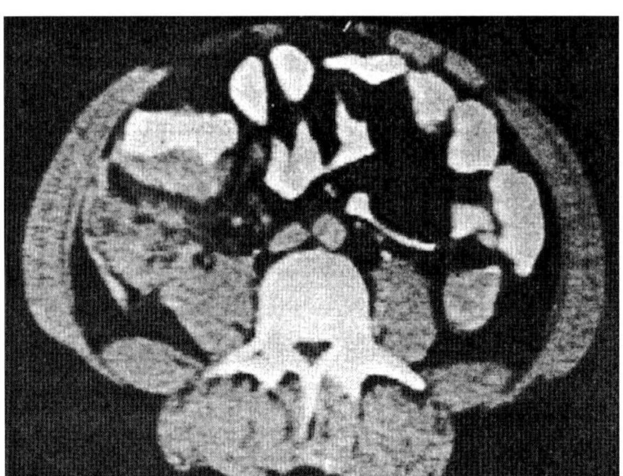

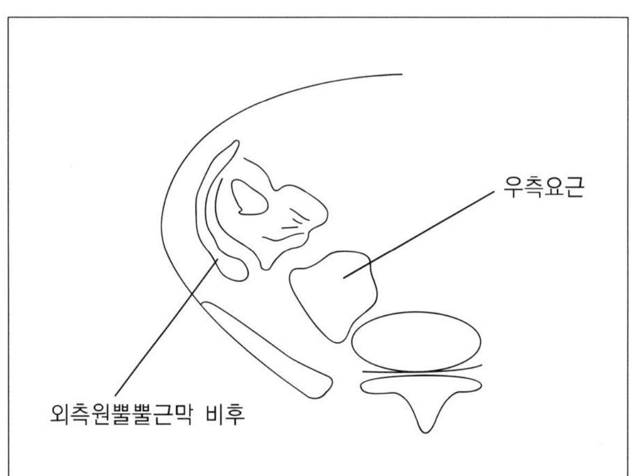

증례 5 외측원뿔 근막 비후
(대한방사선의학회지 1998 : 39 : 1165-1170 인용)

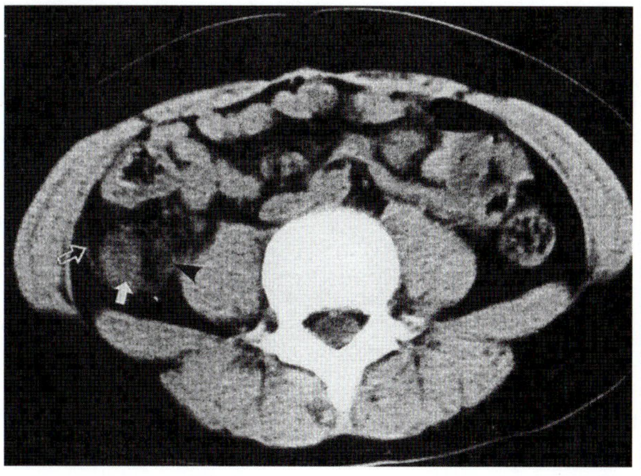

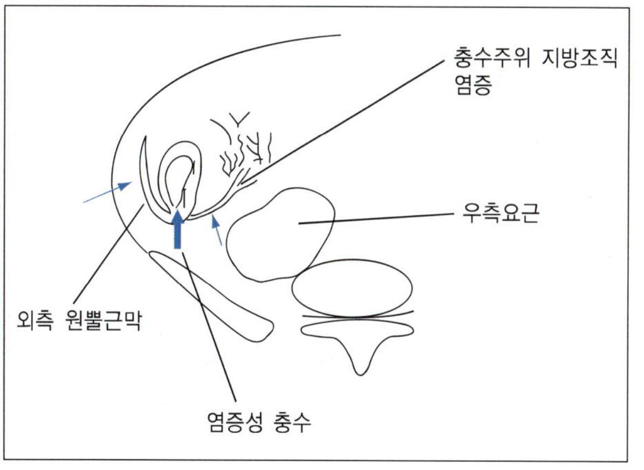

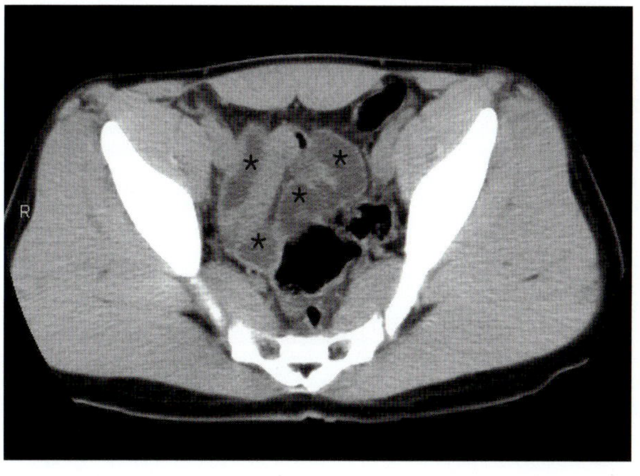

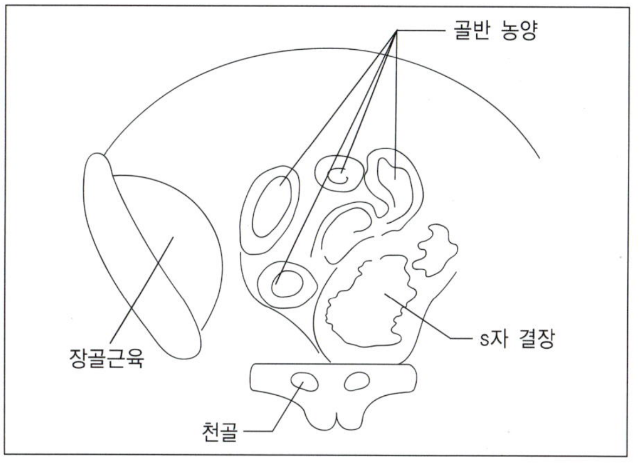

그림 4-5. 충수주위 농양

증례 1 충수주위 농양

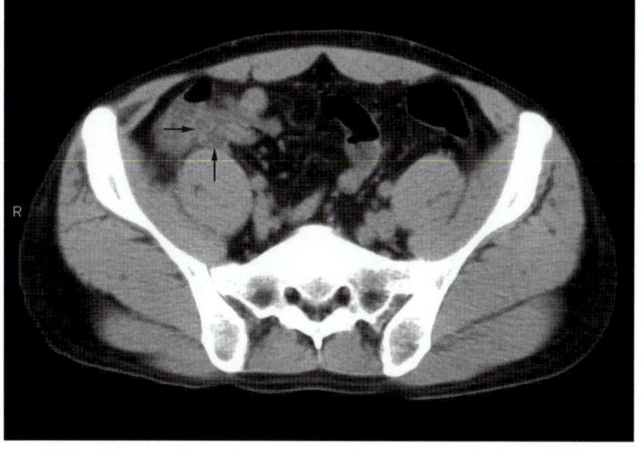

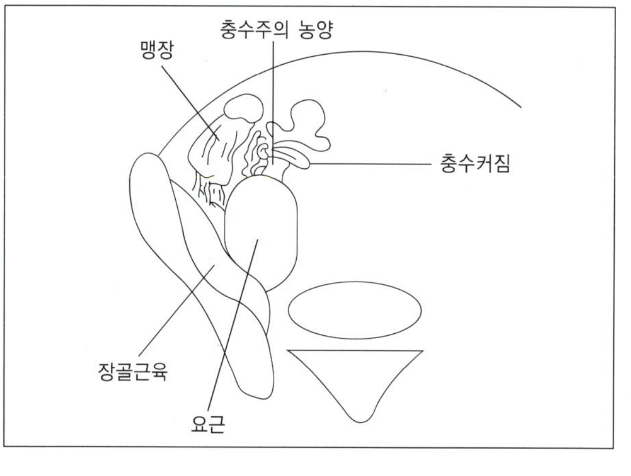

증례 2 충수주위 농양

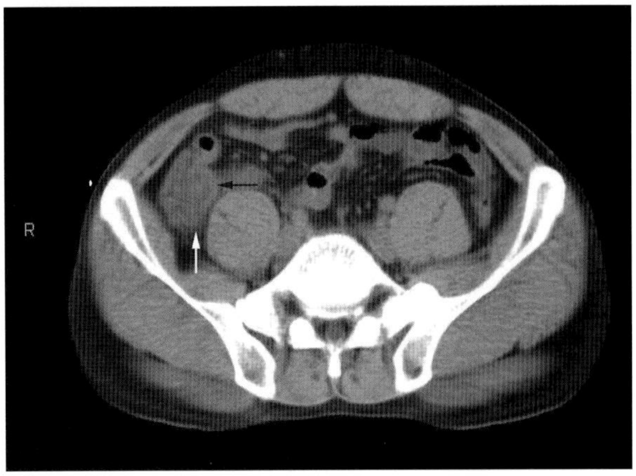

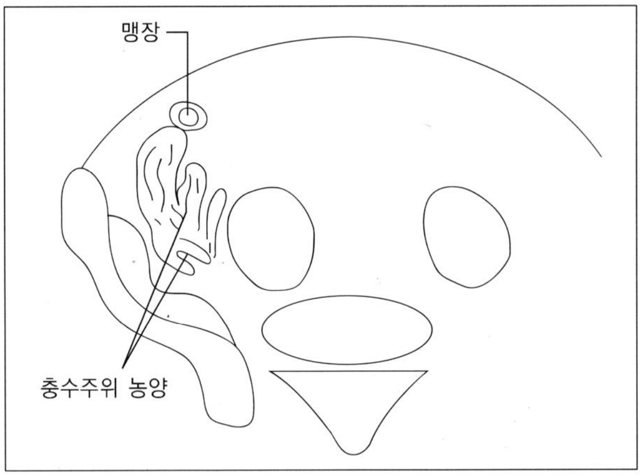

증례 3 충수주위농양

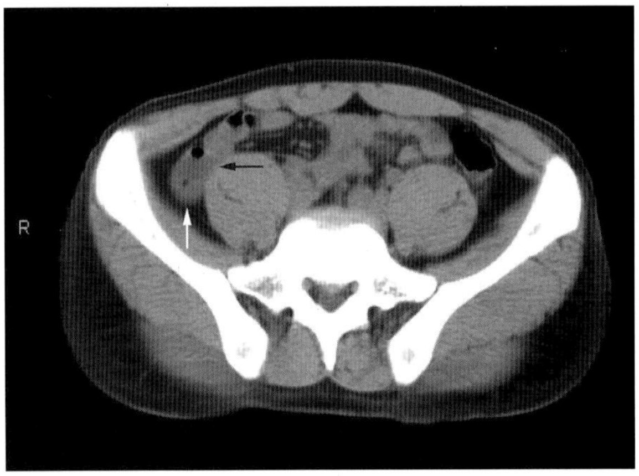

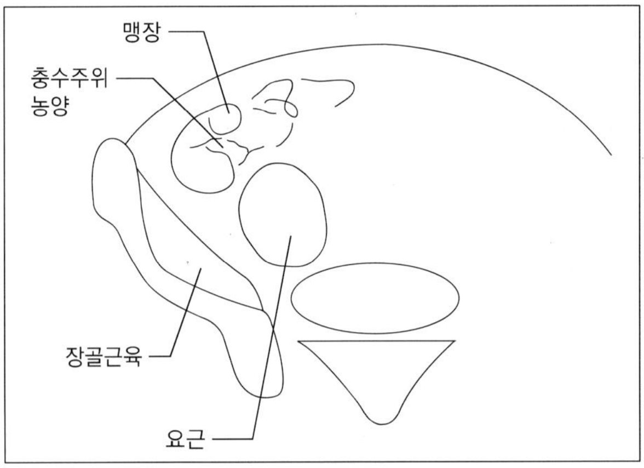

증례 4 충수주위농양

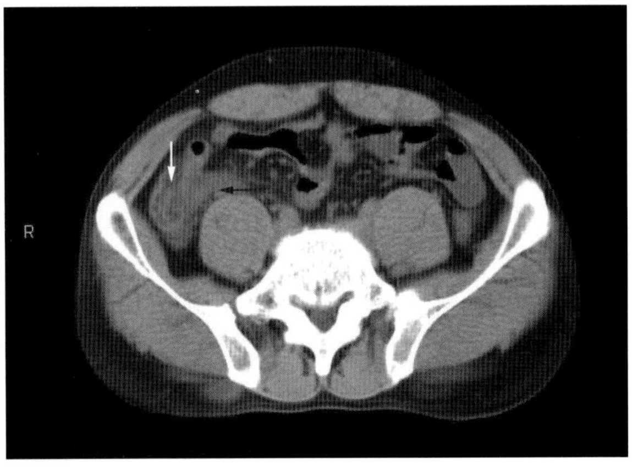

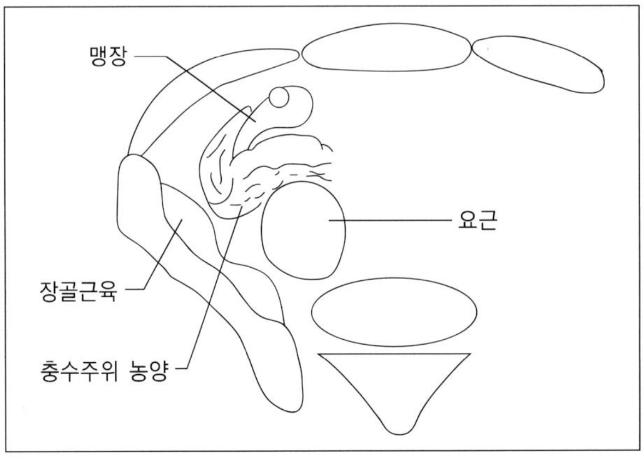

증례 5 충수주위농양

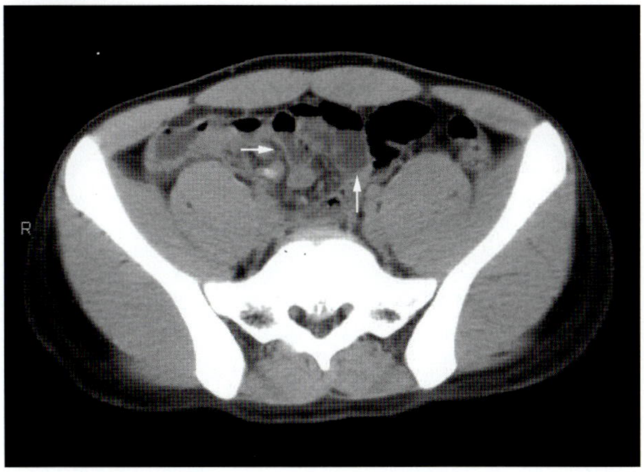

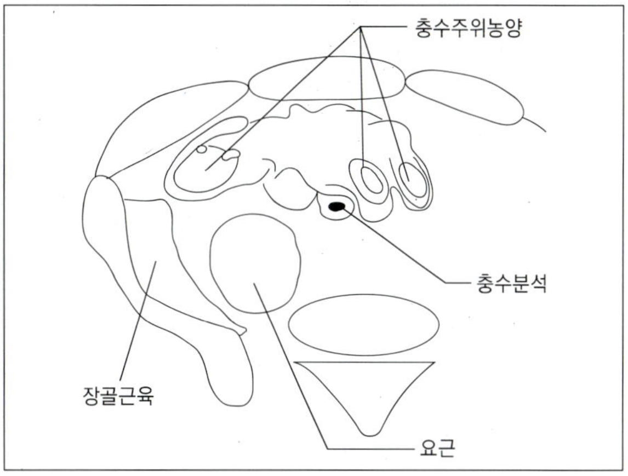

증례 6 충수주위농양

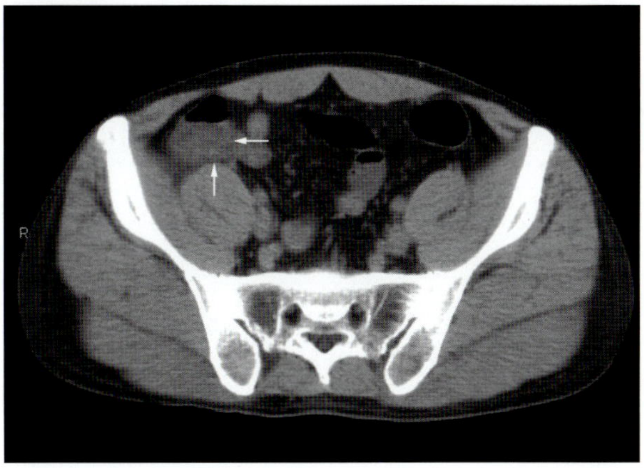

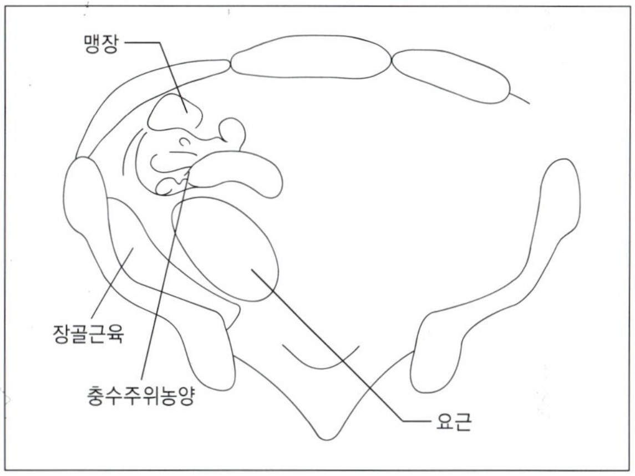

증례 7 충수주위농양

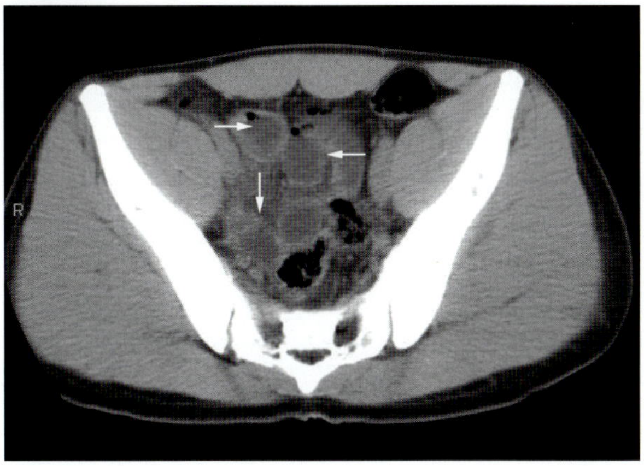

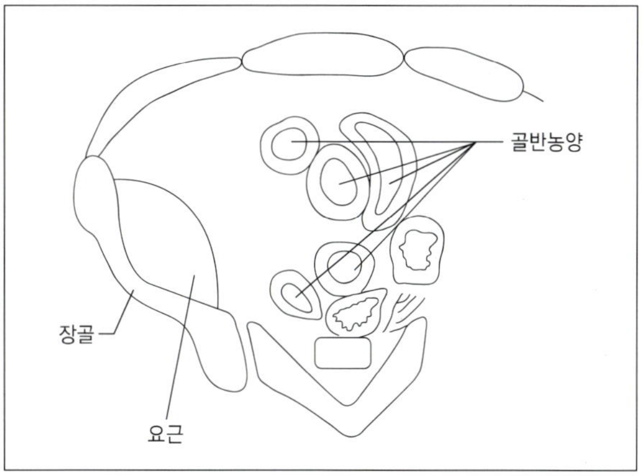

증례 8 충수주위농양

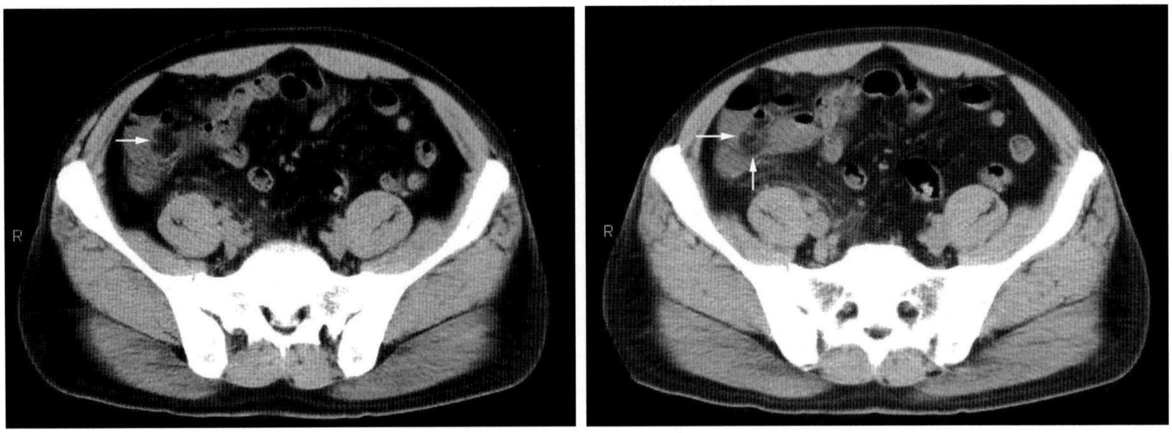

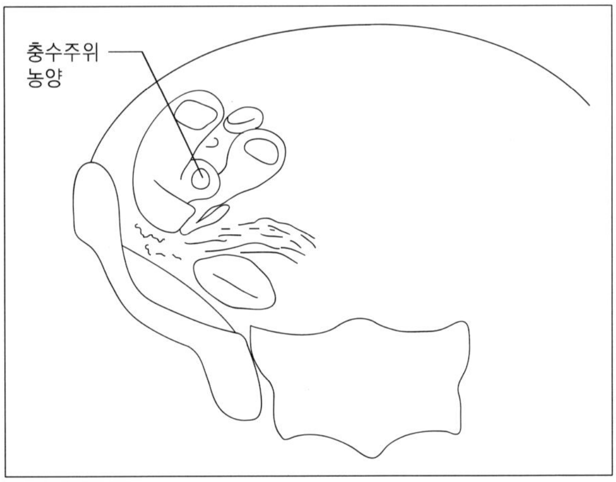

증례 9 충수주위농양

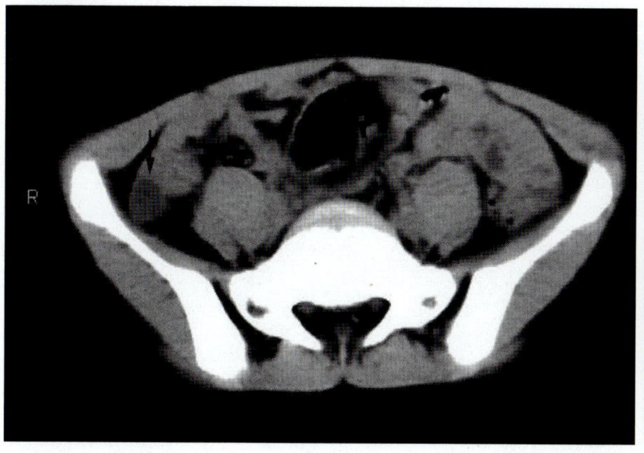

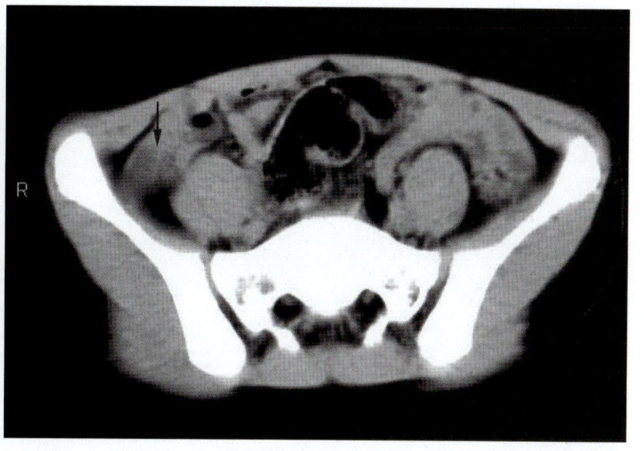

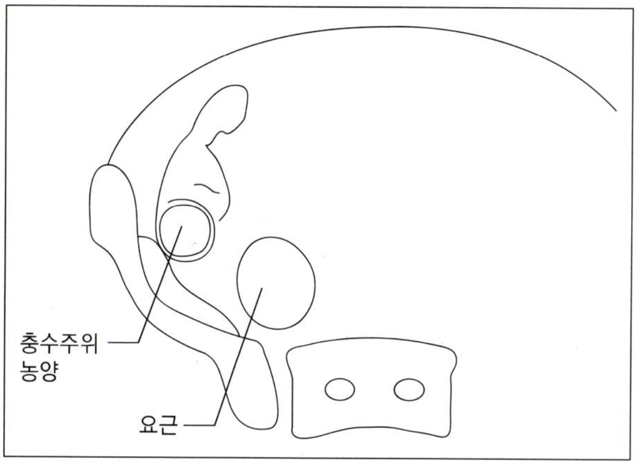

증례 10 충수주위 농양(대한방사선의학회지 1989 : 25(4) : 530-537에서 인용.
A : 충수주위농양, B : 농양이 골반으로 신전됨.

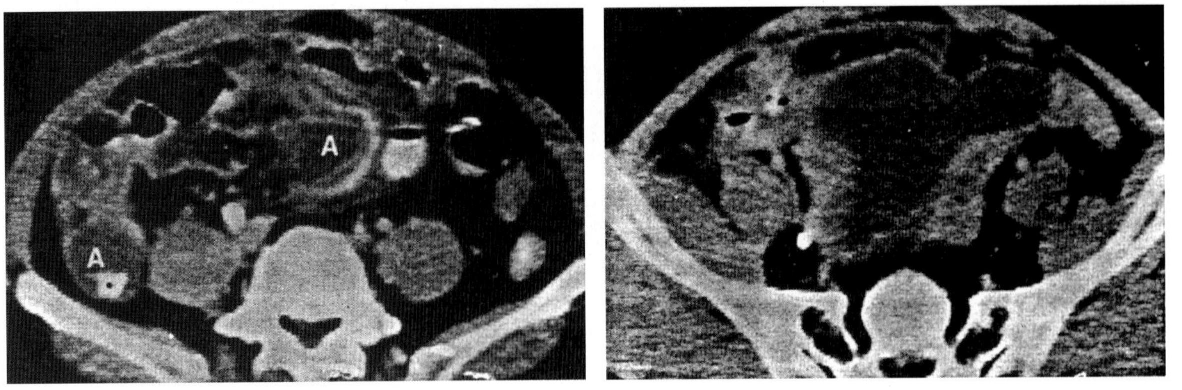

A B

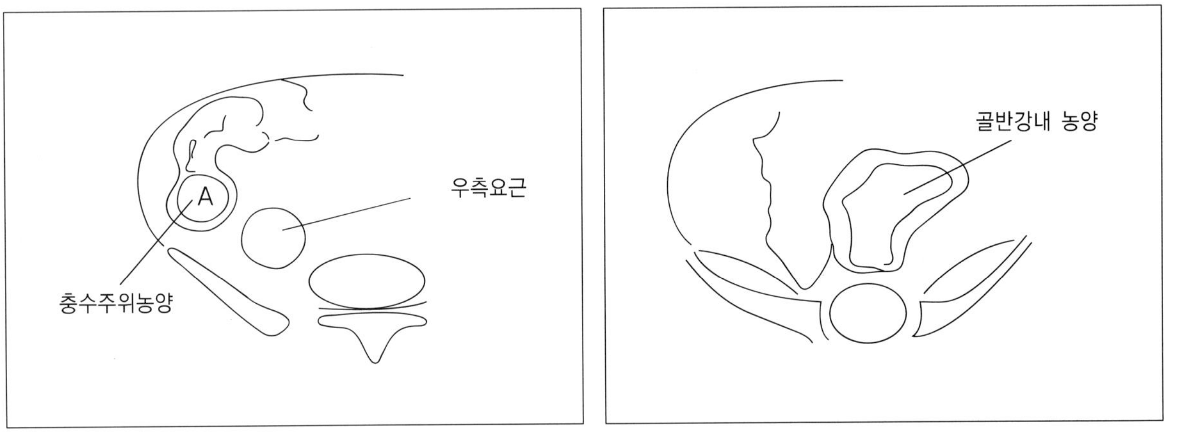

증례 11 충수주위 농양(대한방사선의학회지 1989 : 25(4) : 530-537에서 인용)

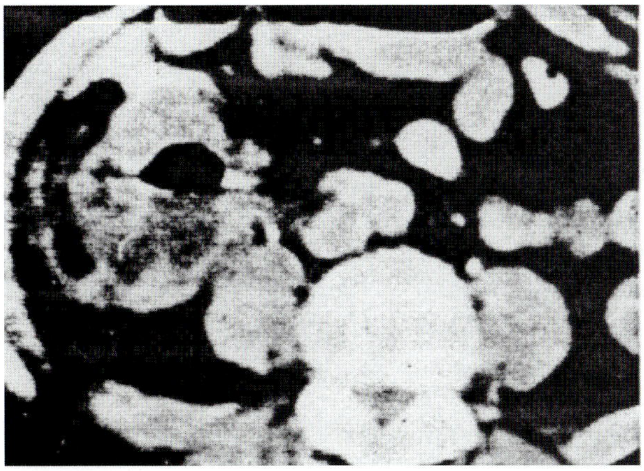

A

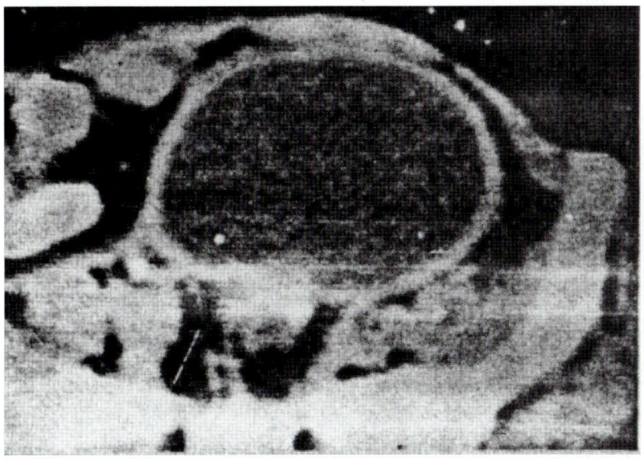

B

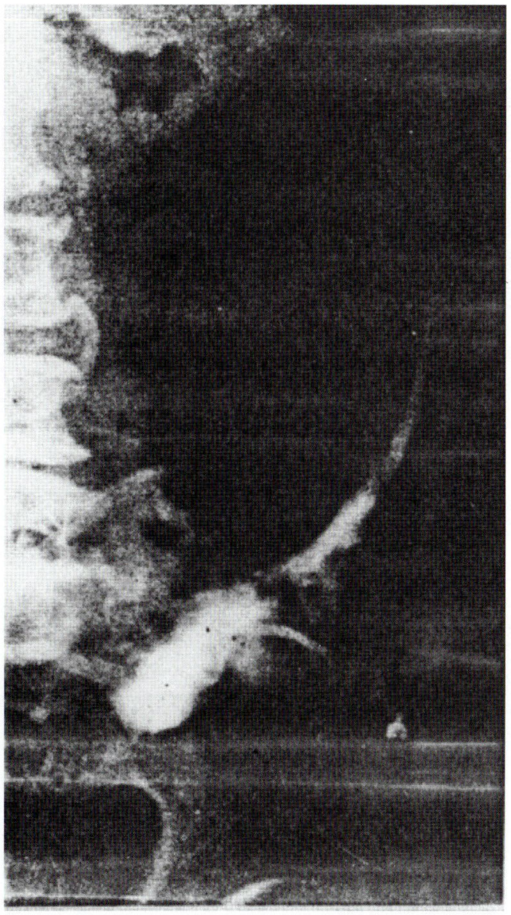

C

A : 큰낭성종괴, 공기액체층, 염증변화 후 복막으로 신전, B : 크고 두꺼운 벽을 가진 농양, C : 농양배액술 시행

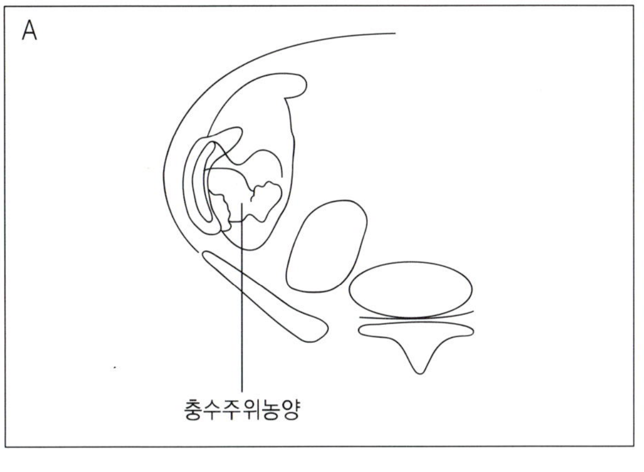

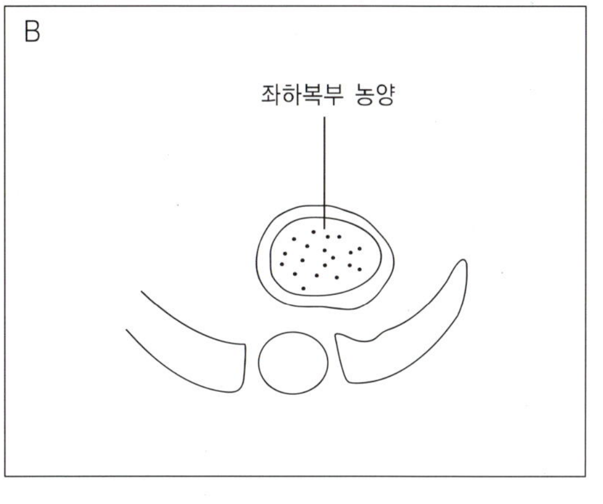

증례 12 충수주위농양. 가느다란 피막가진 둥근저음영 낭성종괴
대한방서선의학회지 1987 : 23(2) : 277-282에서 인용

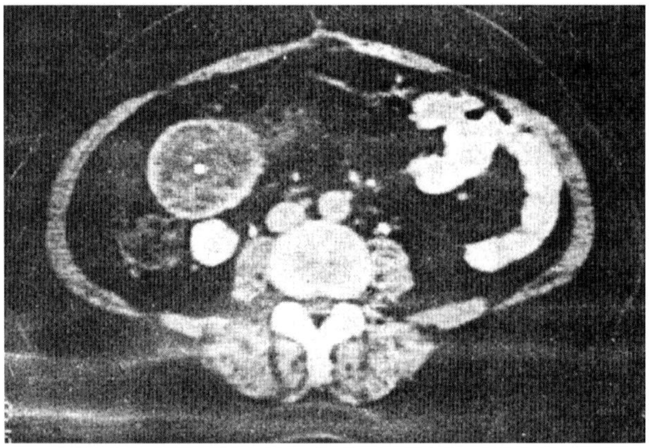

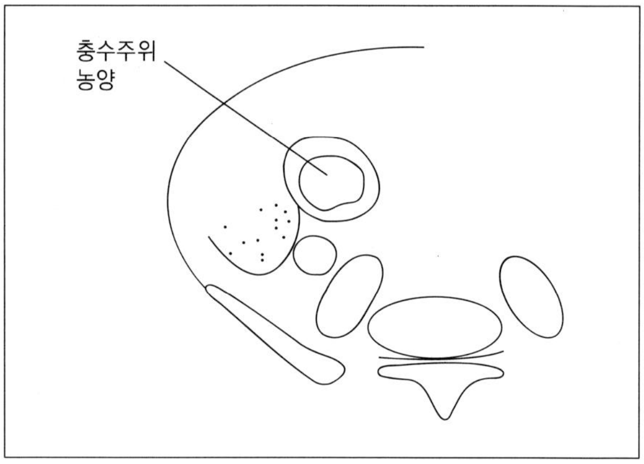

증례 13 충수주위농양. 불규칙한 혼합음영종괴, 우하복부
대한방서선의학회지 1987 : 23(2) : 277-282에서 인용

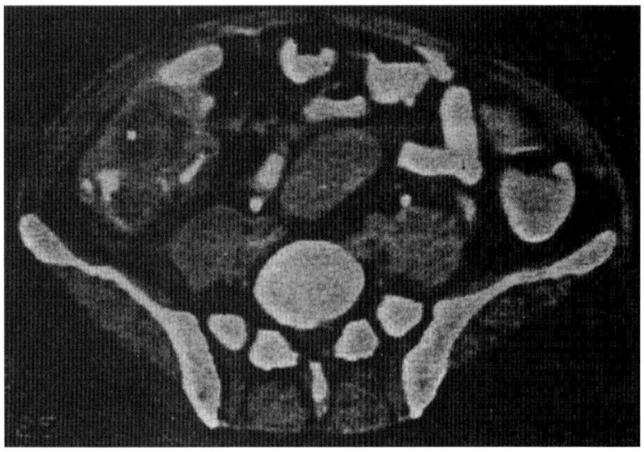

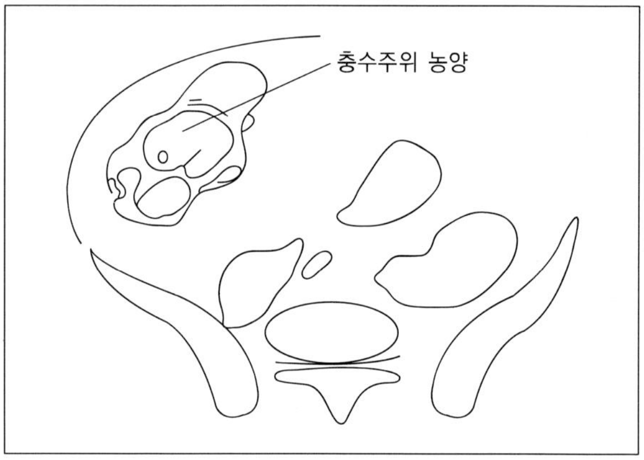

증례 14 충수주위농양. 맹장내측면 불분명, 소실
대한방서선의학회지 1987 : 23(2) : 277-282에서 인용

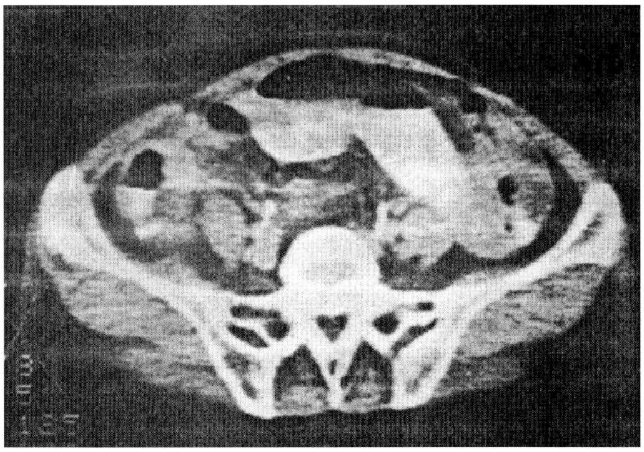

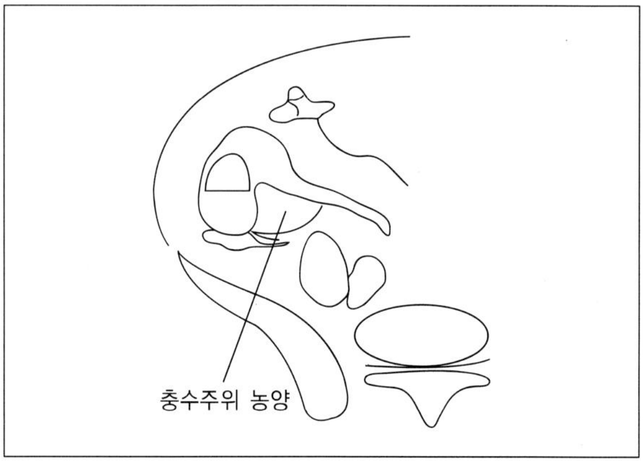

증례 15 충수주위농양. 맹장후방 혼합 음영종괴
대한방서선의학회지 1987 : 23(2) : 277-282에서 인용

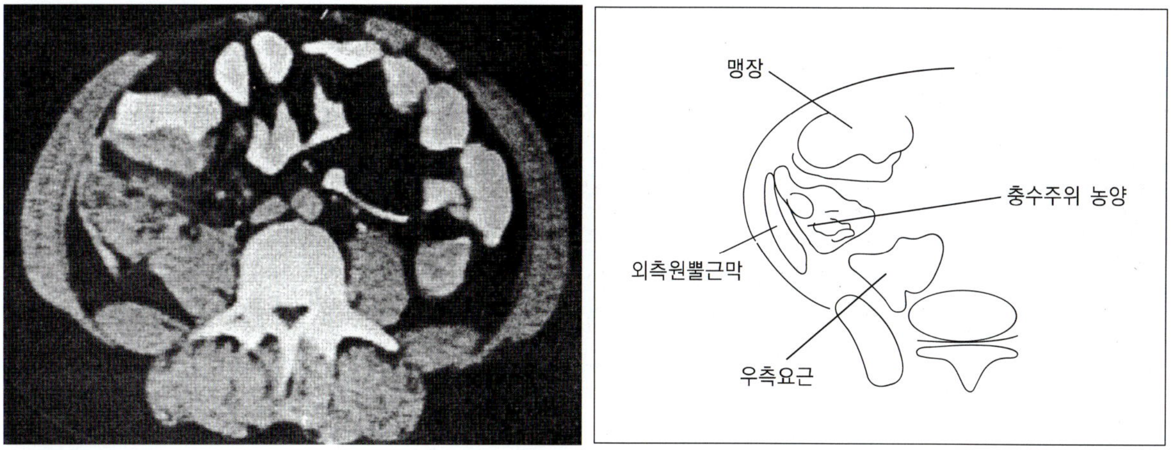

증례 16 충수주위농양. 후맹장 천공성 충수염.
대한방서선의학회지 1989 : 25(4) : 530-537에서 인용

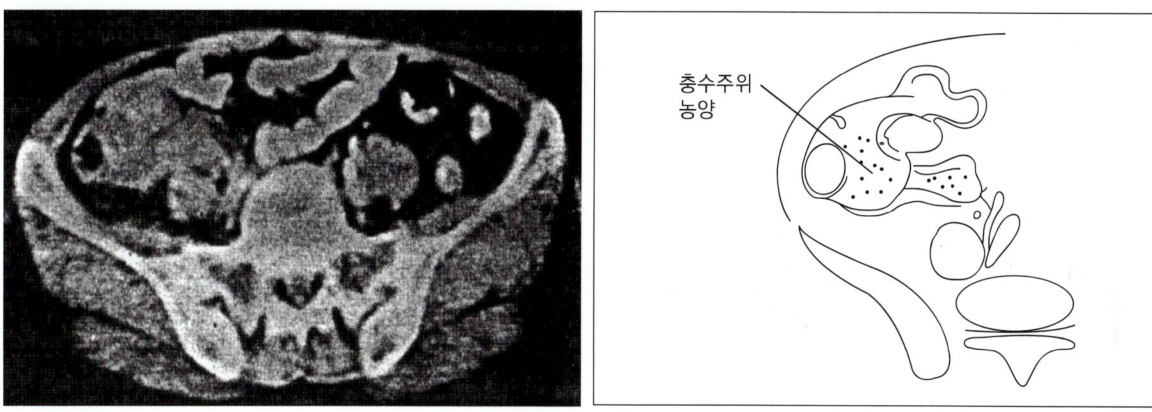

증례 17 충수주위농양. 근막비후심함
대한방사선의학회지 1998 : 39 : 537-542에서 인용

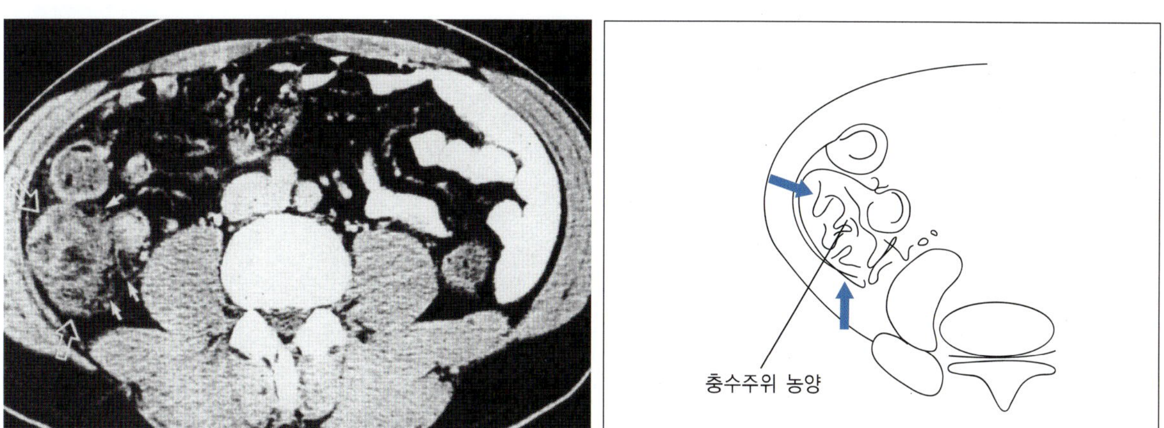

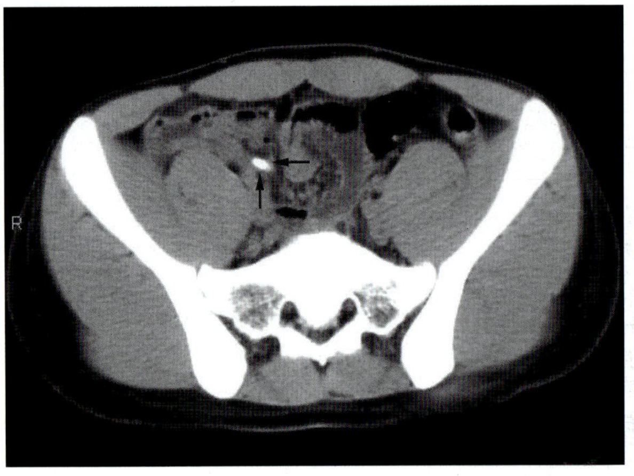

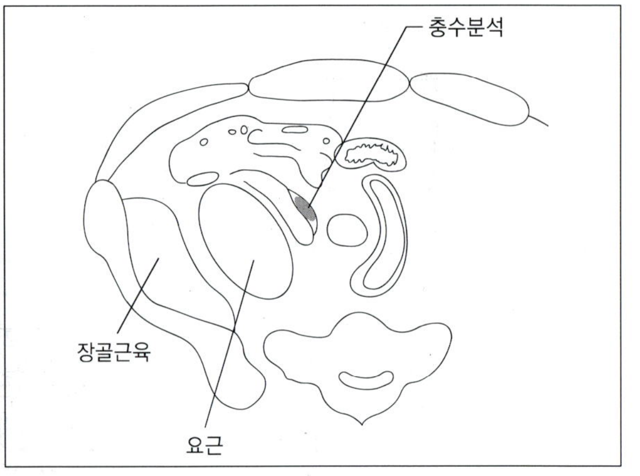

그림 4-6. 충수분석

증례 1 충수분석

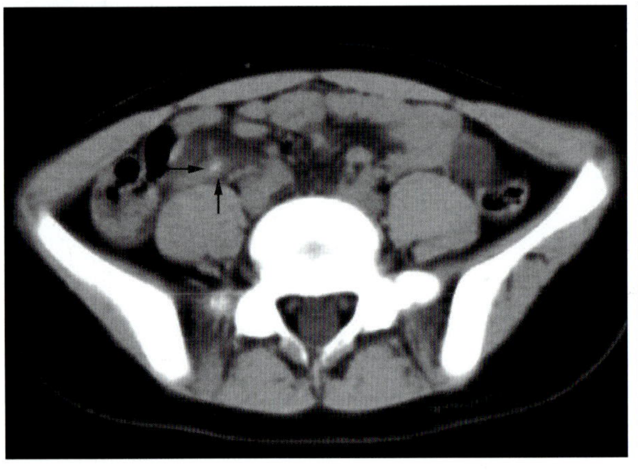

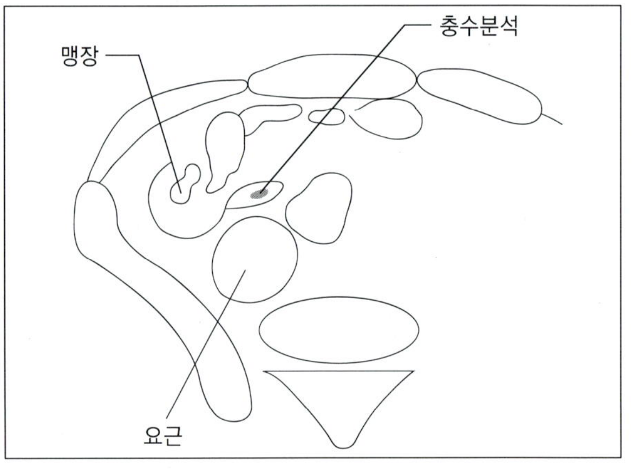

증례 2 충수분석

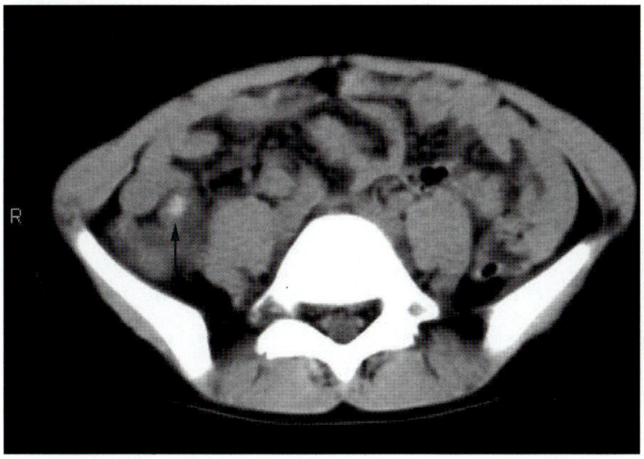

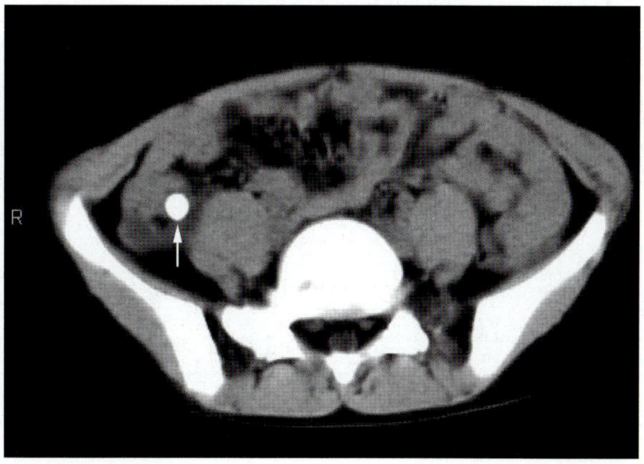

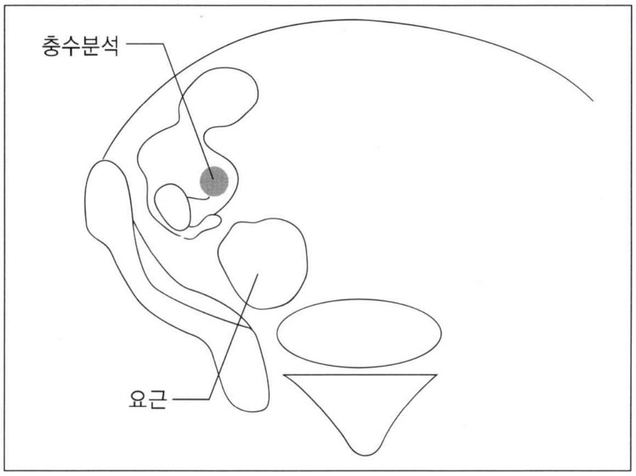

증례 3 충수분석. 낭성충수주위농양(→),
(대한방사선의학회지 1998 : 39 : 537-542에서 인용)

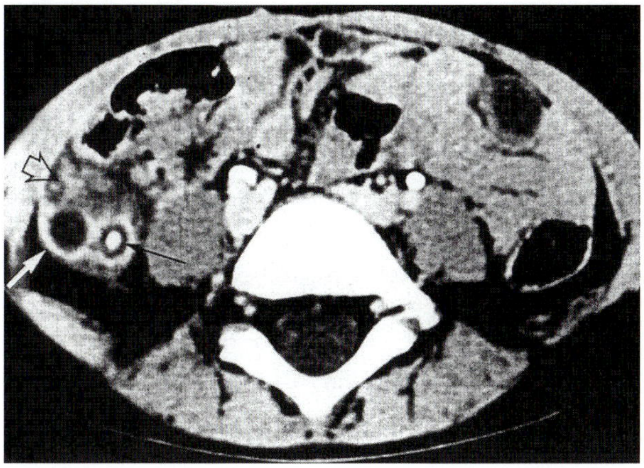

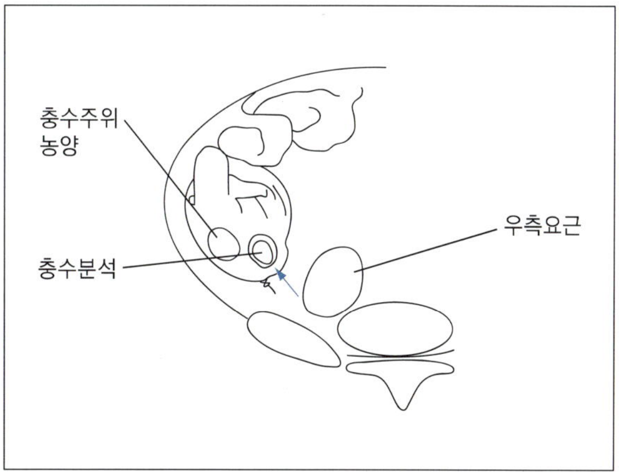

증례 4 충수분석, *: 맹장벽 비후
(대한방사선의학회지 1998 : 39 : 537-542에서 인용)

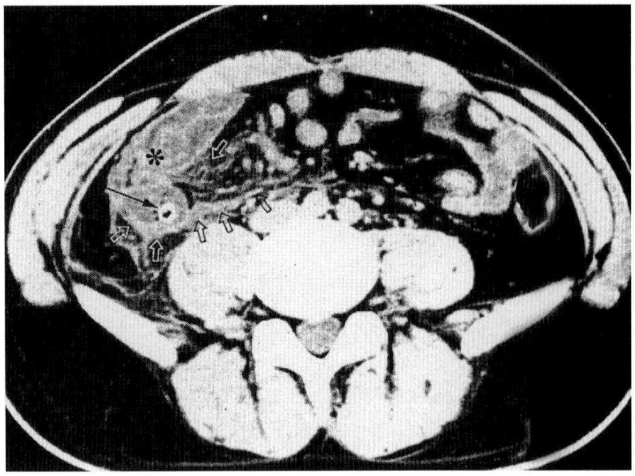

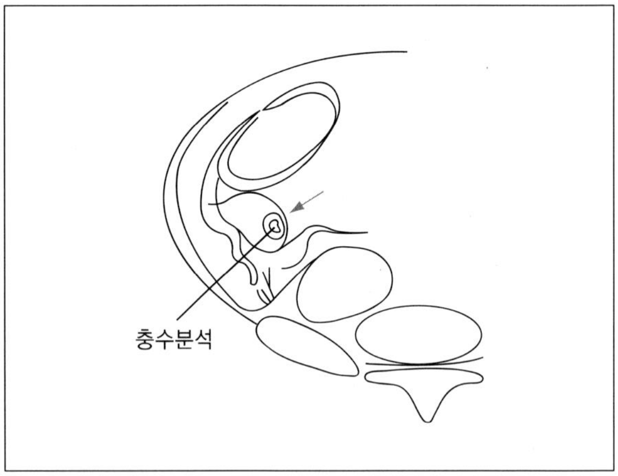

(1) 비조영 CT 진단

조영 CT 상 충수염의 가장 정확한 소견은 커진 충수가 있으면서 충수 주위 지방에 염증 반응(**그림 4-3**)이나 충수 결석(**그림 4-6**)을 동반 할 때이고 커진 충수 확인없이 맹장 주위 염증 반응이나 농양(**그림 4-5**)만 있으면 급성 충수염을 강력히 의심 할 수 있으나 특이적인 소견은 아니다라고 하였다(2,21). 그러나 Malone 등은 비조영 CT에서 비정상적인 충수가 관찰되지 않고 맹장 주위와 외측 원뿔근막(lateroconal fascia)에 염증성 침윤이 흔히 관찰된다고 하였다(26, **그림 4-4**). 비조영 CT의 맹점은 액체로 차있는 소장과의 감별이 어렵고 맹장이나 충수 주위 지방에 염증성 변화가 비조영 CT의 가장 중요한 소견이므로 후복막이나 장간막 지방이 적은 환자에서는 진단이 되지 않고 병의 진행 정도나 검사 시기에 따라 다양한 소견을 보일 수 있어 염증이 경미하거나 충수가 보이지 않으면 진단을 놓칠 수 있다는 것이다(2). 비조영 CT에서 염증 소견이 없어도 약 5%에서 초기 급성 충수염이 될 수 있으므로 임상적 관찰이 중요하다고 하였고(26) Jeffrey 등(25)은 정확한 이유는 알 수 없지만 급성 충수염 환자에서 벽괴사(mural necrosis)로 진행 하기 전에 염증이 저절로 호전 될 수 있어 진단은 반드시 임상 소견과 비교하여야 하며 급성 충수염 환자의 적은 빈도(0.06~12%)에서는 재발하거나 만성적 통증을 유발한다고 하였다.

최등(20)은 비 조영 나선식 CT의 진단적 가치의 논문에서 충수 외경은 2~10mm로 평균 4.6mm이고 충수염은 13mm(9~20mm)로 비후된 충수돌기를 보고하였고 Malone 등은 비조영 CT 진단율은 민감도 87%, 특이도 97%, 정확도 93%, 양성예측치 94%, 음성예측치 93%로 보고 하였다. 최등(20)은 충수염의 비조영 CT 소견에서 진단방법으로 1) 액체로 차 있는 6mm 이상 충수가 커져 있거나(**그림 4-2**), 2) 커진 충수가 보이면서 맹장이나 충수 주위 지방 조직에 염증 반응인 음영 증가가 있거나(**그림 4-3**), 3) 외측 원뿔 근막(lateroconal fascia)이 두꺼워져 있거나(**그림 4-4**), 4) 충수 결석 동반(**그림 4-6**), 5) 커진 충수가 잘 구분되지 않지만 맹장 주위 염증 소견과 외측 원뿔근막이 두꺼워져 있을 때, 6) 충수 내강이 공기로 차 있지만 충수벽이 비대칭적으로 두꺼워져 있는 소견 등을 들었다. 7) 이외에도 합병성 충수염에서 볼 수 있는 충수 주위 농양의 크기, 형태와 위치, 장간막의 지방 침윤과 림프절 비대, 맹장과 말단 회장의 비후, 복수 및 유리기체 유무 등의 분석이 필요하다고 하였다. CT 필름에서 충수염과 감별 할 것으로 소장, 회맹장 동맥(ileocecal artery), 신근막 등이 있다고 하였고(19), 최등(20)은 소장과의 감별은 장의 위 아래를 연결해 확인해 보고 혈관은 대부분 충수 돌기의 위치보다 높게 1~2시 방향으로 주행하며 맹장에서 멀어 질수록 두꺼워지고, 신근막은 원추 근막(laterocornal fascia)과 연결성이 있어 감별에 도움을 준다고 하였다(**그림 4-7**, 감별 1~4). 증례를 통해 비조영 CT상 정상과 충수염을 비교해보자(증례 1).

감별 1. ↑ : 소장에 바리움

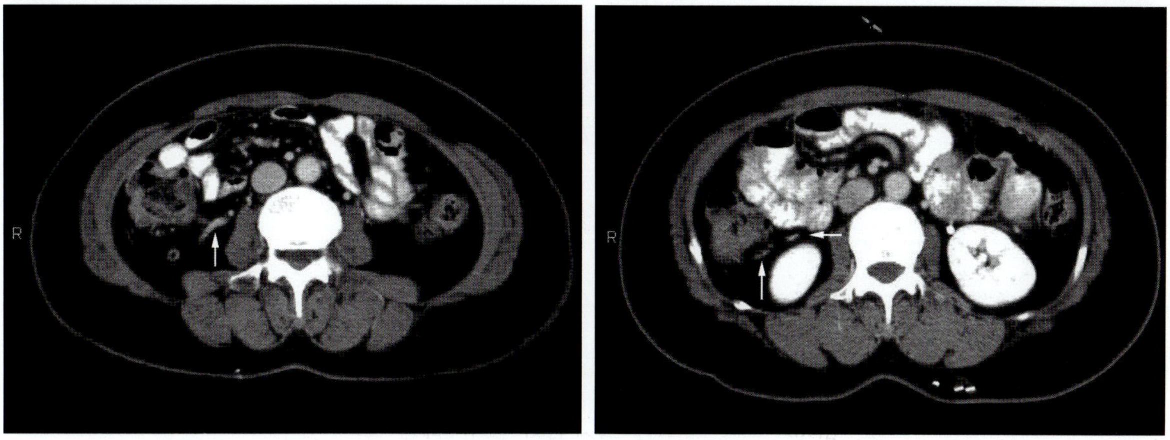

그림 4-7. 충수돌기와 감별점

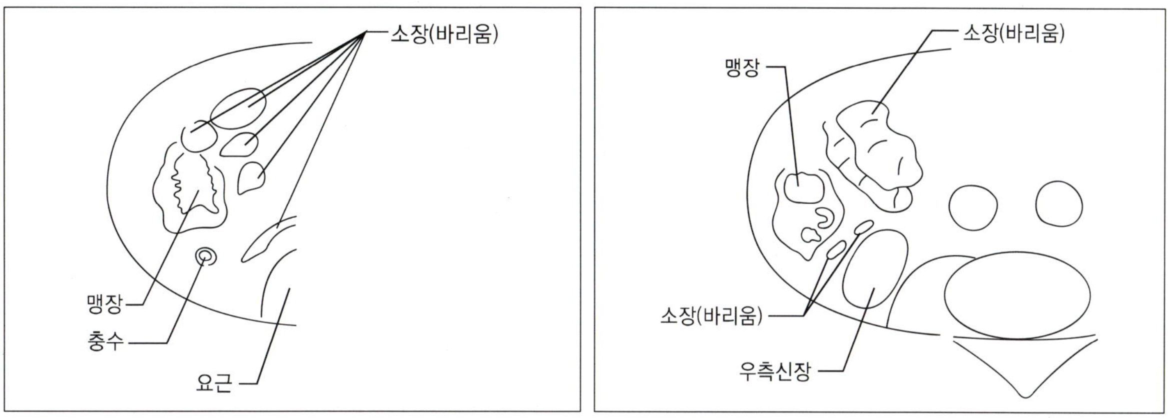

감별 2. ↑ : 혈관

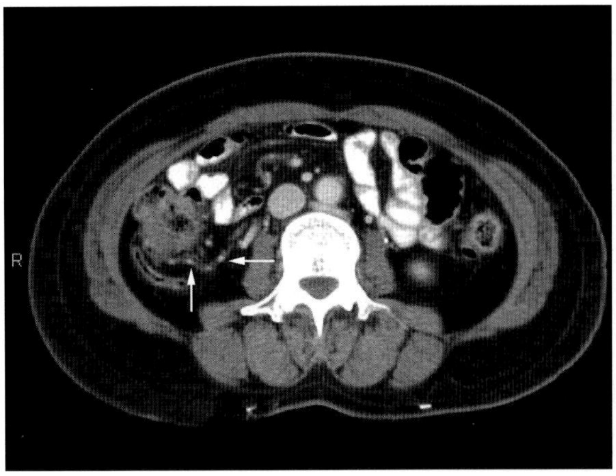

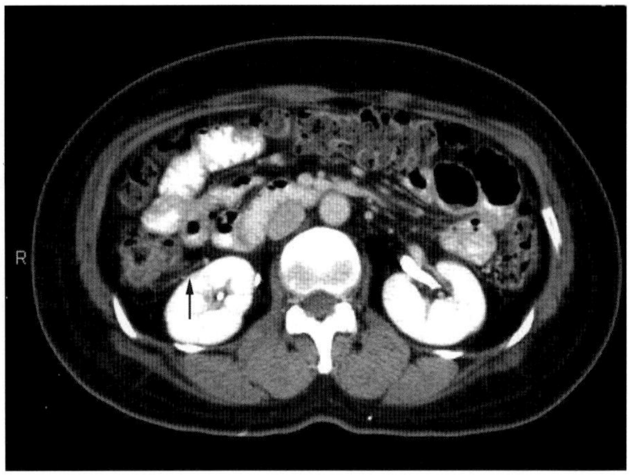

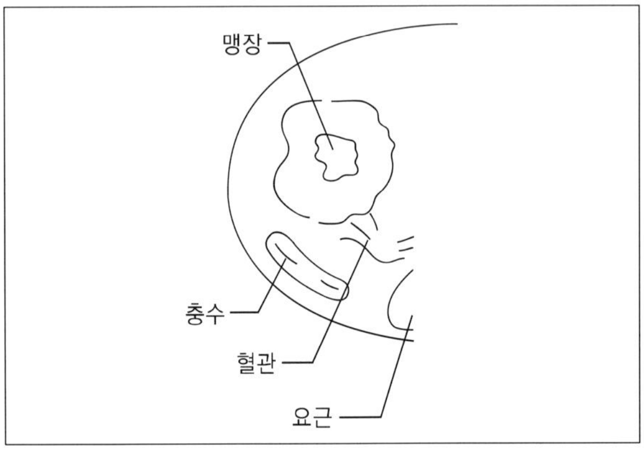

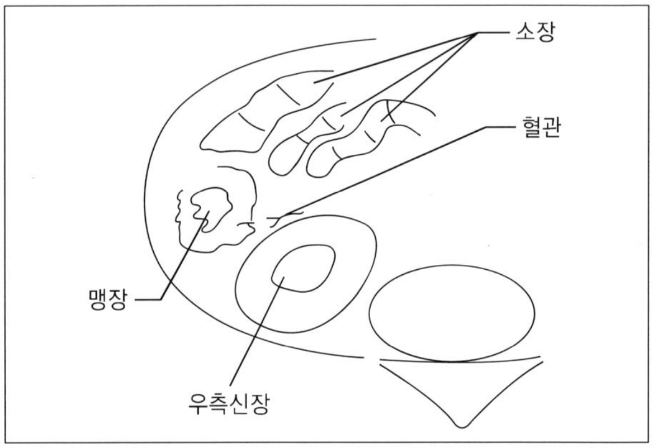

감별 3. ↑ : 혈관

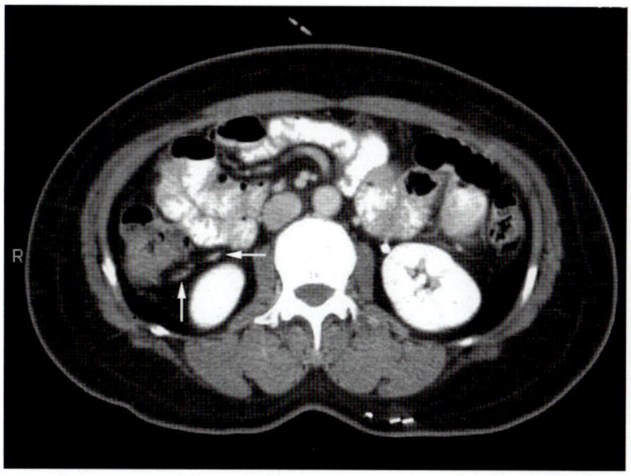

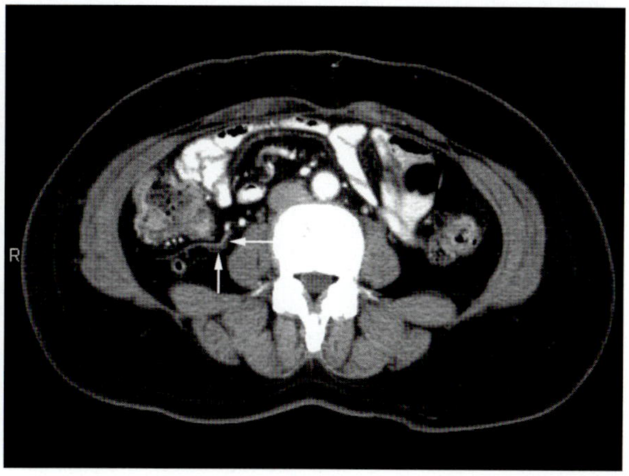

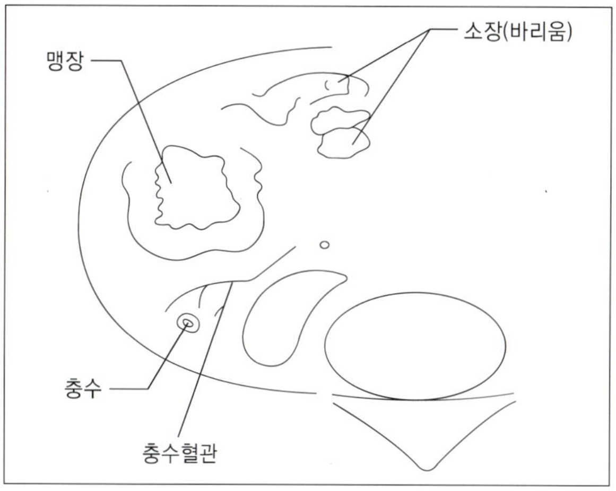

감별 4. 대한방사선의학회지 1994 : 31(1) : 91-98에서 인용

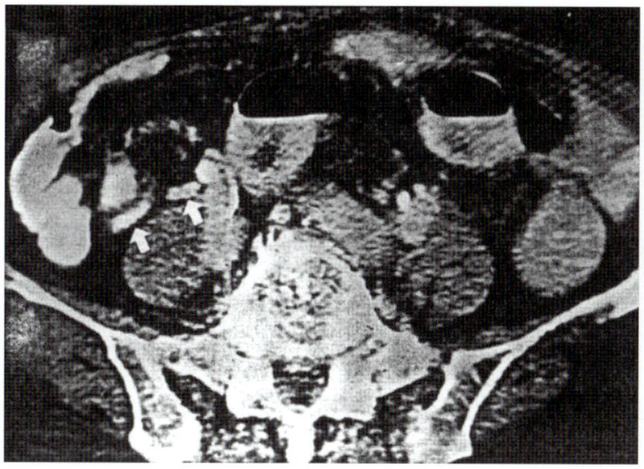

↑ : 소장

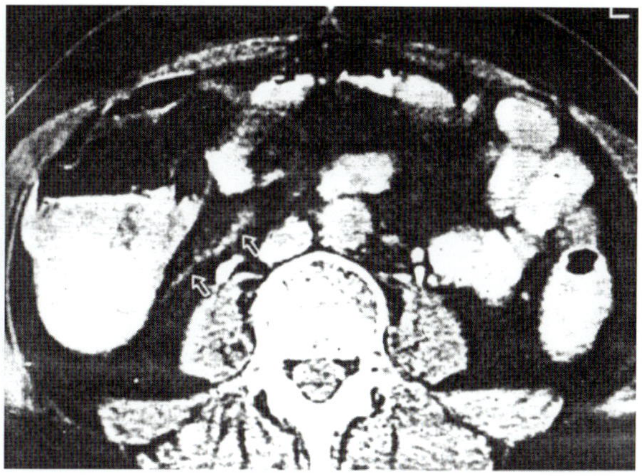

↑ : 혈관

04

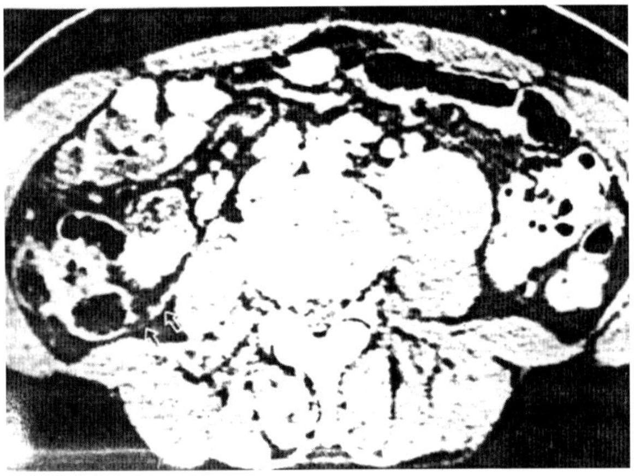

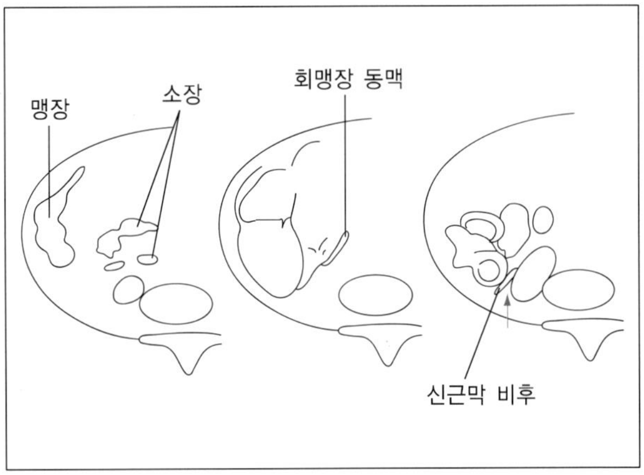

↑ : 신근막비후

증례 1. 비조영 CT상 정상과 충수염을 비교하자.

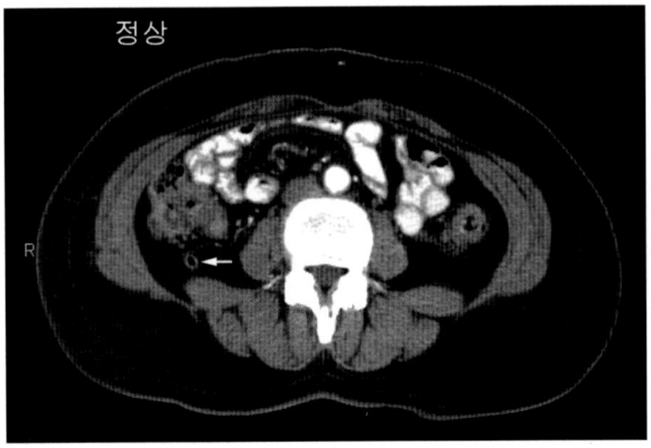

충수염

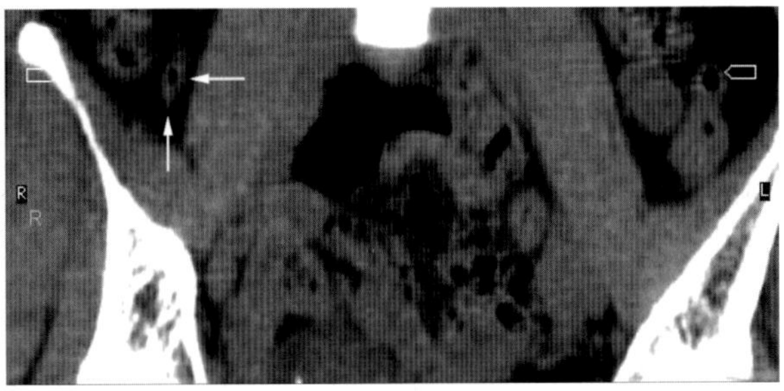

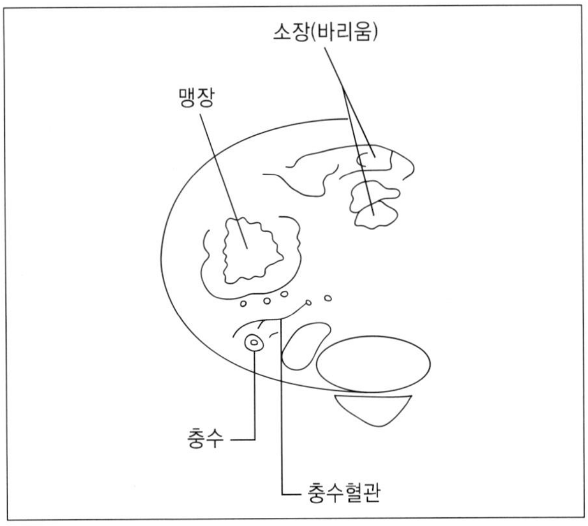

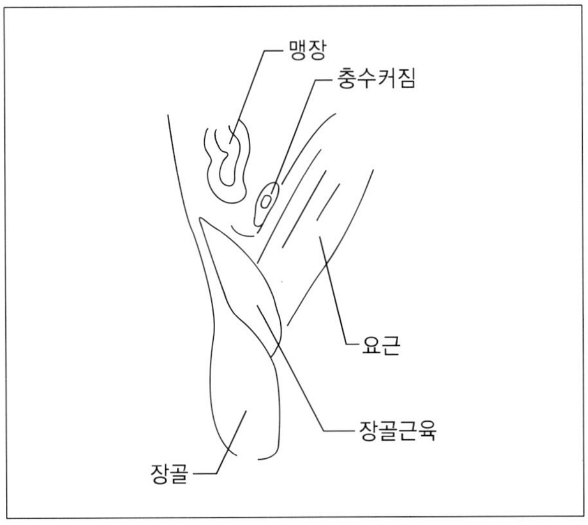

(2) 조영 CT 진단

일반적으로 충수돌기 염증의 조영 전산화 CT소견은 비후된 충수돌기 조영 증강, 충수 분석, 우 하복부 봉소염, 농양, 복수, 유리기체, 림프절염, 맹장 비후 및 인접 장관의 비후 소견으로 나타나며 이중 커진 충수돌기와 주변 지방침윤이 진단의 가치가 높은 것으로 보고되고 있다(36).

조영제를 사용한 CT에서 최등(29)에 의하면 급성 충수염의 진단 기준은 1) 충혈성 벽과 액체로 팽창된 내강에 의해 만들어진 반지 징후(ring sign : fluid filled distension lumen with hyperemic wall, **그림 4-8**), 2) 고에코의 점막 과 충혈된 근육(muscularis propria) 사이에 저에코의 점막하 부종에 의해 형성된 쌍가락지 징후{double ring sign(muscosa-inner hyperemic wall, muscularis propria-outer hyperemic wall seperated by lucent edematous submucosa, **그림 4-9**)소견을 기술하였으며, 3) 충수 결석(appendicorlith)의 소견 등이 중요 하다고 하였다.

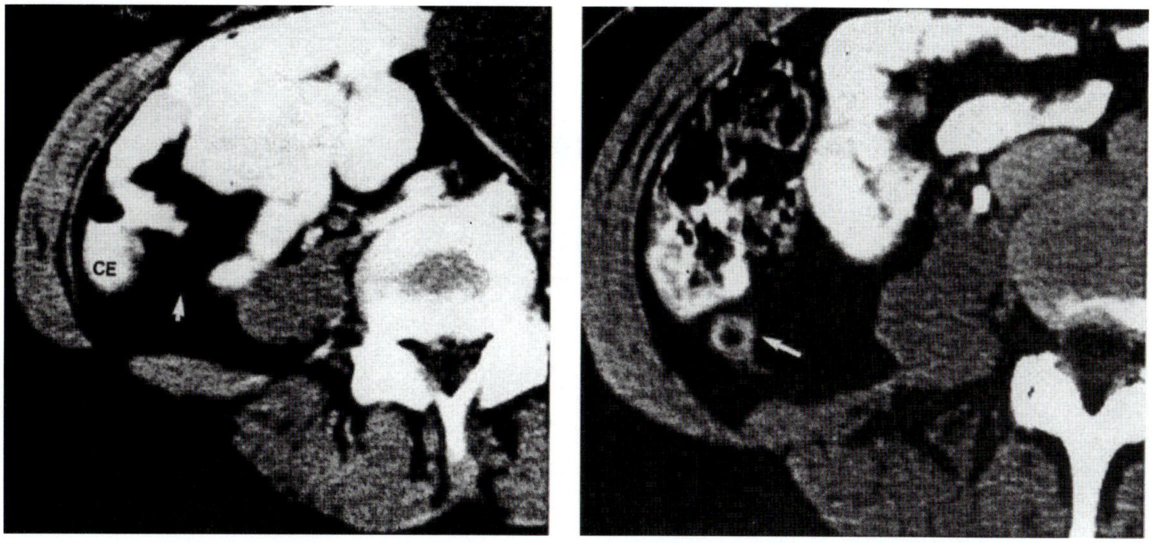

그림 4-8. 충수염, 반지징후(ring sign, 대한방사선의학회지 1998 : 38 : 301-307 인용)

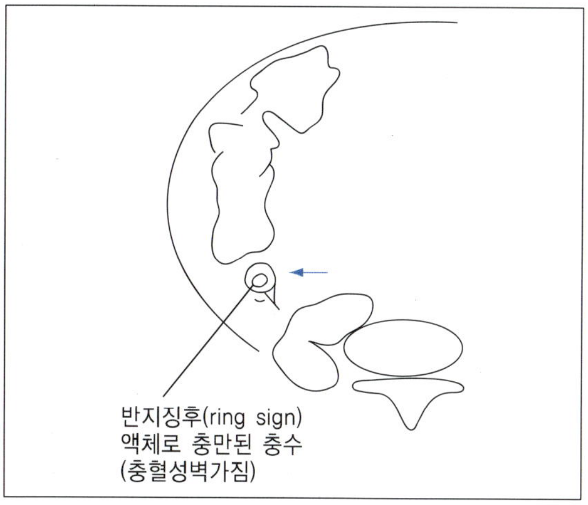

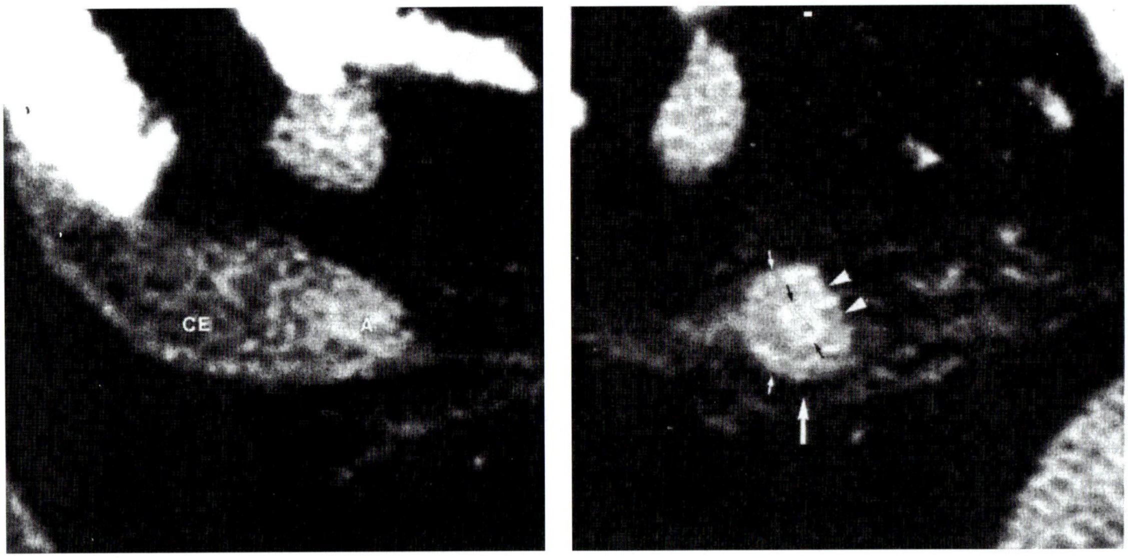

그림 4-9. 충수염, 쌍가락지 징후(double ring sign, 대한방사선의학회지 1998 : 38 : 301-307 인용)
↑(large white arrow) : 충수주위부종가진 충수쌍가락지 징후
↑(small black arrow) : 내측 충혈된 벽(점막층)
↑(small white arrow) : 외측 충혈된 벽(점막근육층)

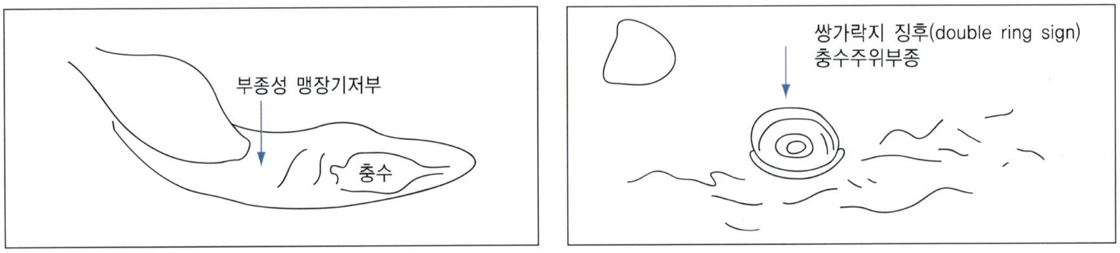

최(29)는 괴사성 충수염 조영 CT 소견으로 1) 조영 증강된 충혈성 벽이 국소적으로 없어짐(focal loss of wall enhancement(hyperemia wall, **그림 4-10**) 2) 충수벽 연결성이 국소적으로 없어지거나 충수벽이 국소적으로 가늘어 진다는(focal loss of wall continuity or focal thinning of wall, **그림 4-11**) 소견을 기술 하였으며 천공성 충수염의 CT 기준은 충수 주위 농양을 가진 강외 공기가 보이고 맹장과 말단 회장의 심한 부종 변화(extraluminal air with or without periappendiceal abscess with cecum and terminal ileum marked edematous change, **그림 4-12**) 소견 등을 보인다고 하였다.

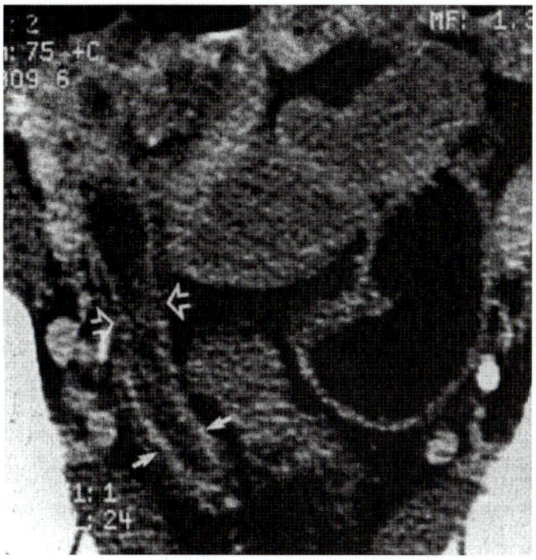

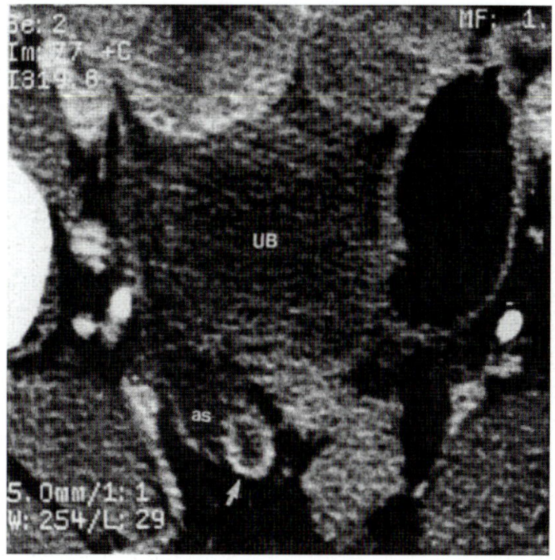

그림 4-10,11 급성 괴사성 충수염(대한방사선의학회지 1998 : 38 : 301-307 인용)
조영증강필름. ↑(white arrow) : 충혈성벽가진 액체로 채워진 커진 충수
⇑(open white arrow) : 괴사된 부분

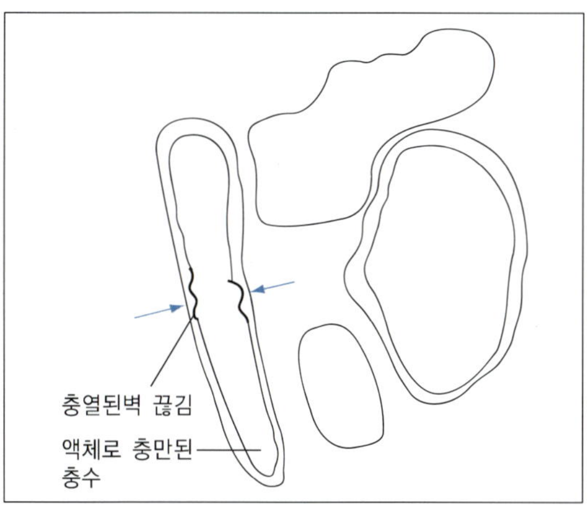

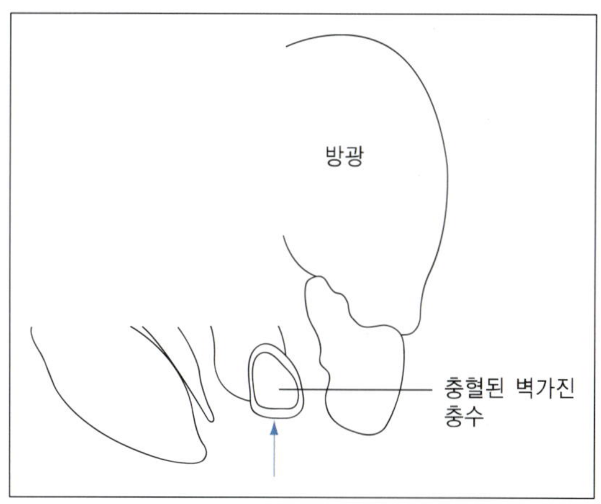

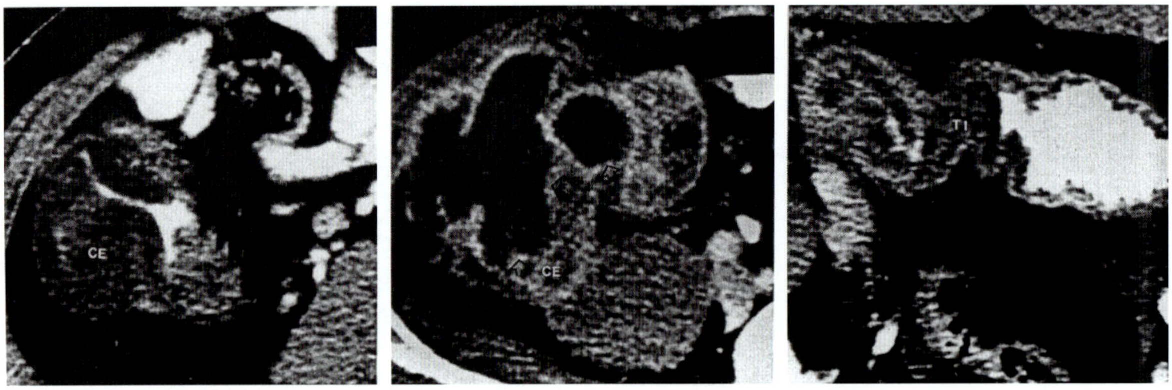

그림 4-12. 급성 천공성 충수염(대한방사선의학회지. 1998 : 38 : 301-307 인용). 충수농양
CE : 부종성 맹장 ⇑(open Black arrow) : 충혈성벽
T1 : 말단회장
수술소견 : 충수안보이고 농양은 충수있는 자리에 고임

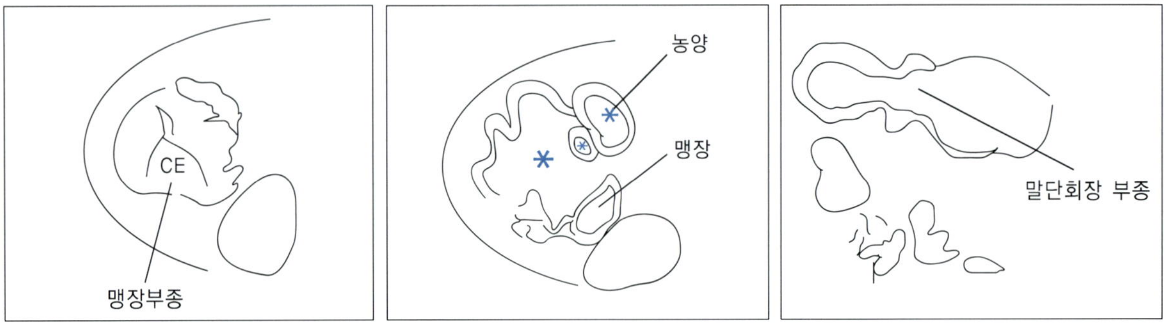

4) 합병성 충수염 중 충수주위 농양(증례 1~6)

충수 주위 농양은 급성 충수염의 합병증의 하나로써 충수돌기의 국소적 천공으로 인하여 형성되는 농양을 말한다(1). 초기에는 봉와직염(phlegmon)의 상태로 있다가 점차 주위의 장간막, 대망(omentum) 또는 소장들에 둘러싸여 종괴를 형성하게 되고 여기에 농이 고이게 되면 충수 주위 농양으로 발전하게 된다(2).

급성 충수염은 청장년층에 많은데 비해 충수 주위 농양은 소아나 40세 이후에 많으며 소아의 7%에서 봉소염이나 충수주위 농양이 생긴다고 한다(3,32). 소아에서 충수염의 합병증이 잘 동반된 이유는 충수의 위치가 고정되어 있지 않고 골반강이나 후맹장에 위치하여 비특이적인 임상 증상을 나타내 진단이 지연 되기 때문이며(33) 충수 주위 농양이 연령이 많거나 충수돌기가 변위되어 있는 경우에 증상 자체가 비전형적일 수 있기 때문에 진단이 쉽지 않은 경우가 많다(3,4,5,6,7,8,9). 증상이 긴 환자에서 천공된 충수 돌기염의 빈도가 높은 것으로 알려져 있다(31,32). 즉 증상의 발현 시간과 비례하는 것으로 알려져 있다. 특히 소아에서는 대망 발달이 불완전하고 크기도 작아서 염증 병소를 덮는 과정이 효과적이지 못해 미만성 복막염이나 농양의 원격 파급의 빈도가 높다고 한다(34,35). 소아의 경우 병의 진행이 빨라 3시간 이내에 염증이 생겨 괴사나 파열이 일어난다(32). 학동 전기의 소아에서는 50% 이상으로 높은데 이는 이 시기에 배탈의 빈도가 높아 쉽게 간과 될 수 있기 때문이다(34). 충수 결석은 소아에 더 많고 천공과 연관이 많으며 CT상

성인 급성 충수염의 28%에서, 수술시 파열된 괴사성 충수염의 90%에서 발견 되며(32,34) CT 상 비후된 충수 돌기를 발견 못 할 경우 충수 결석이 진단에 도움을 줄 수 있다(37). 충수 주위 농양의 위치는 맹장 주위와 대장 주위 구(paracolonic gutter)에 주로 위치하는데 이는 중력과 환자 체위에 따른 농의 흐름 때문이다(32,34,40). 농양내 공기는 가스 형성 세균이나 장관 누관으로 인해 생길 수 있으며 CT 상 약 15%에서 진단되었음이 보고되었다(38). 증례 1~6까지의 합병성 충수염과 충수주위농양 CT영상을 공부해보자.

증례 1 급성 괴사성 충수염

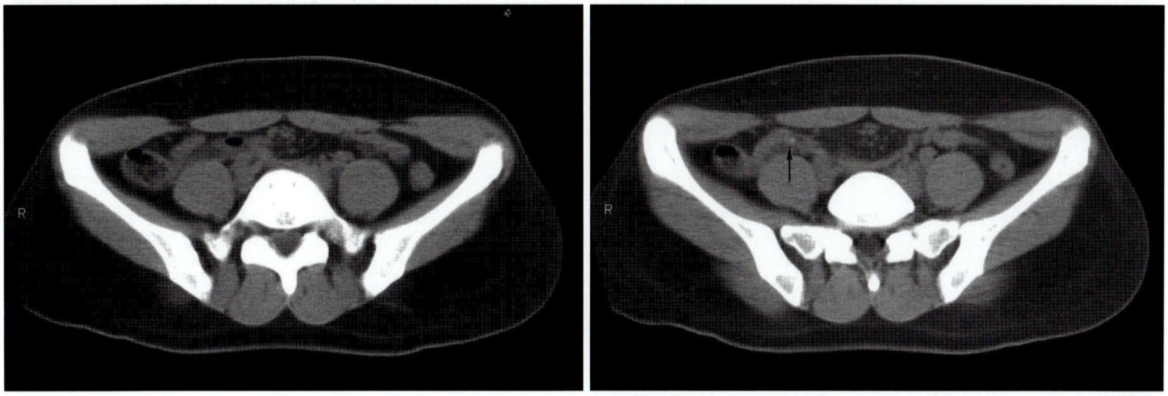

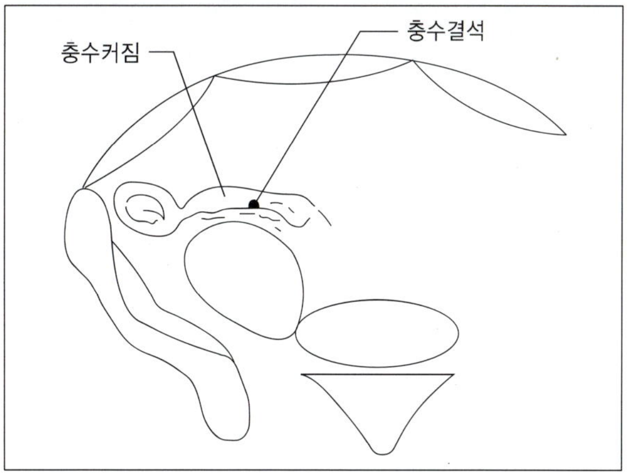

증례 2 급성괴사성 충수염

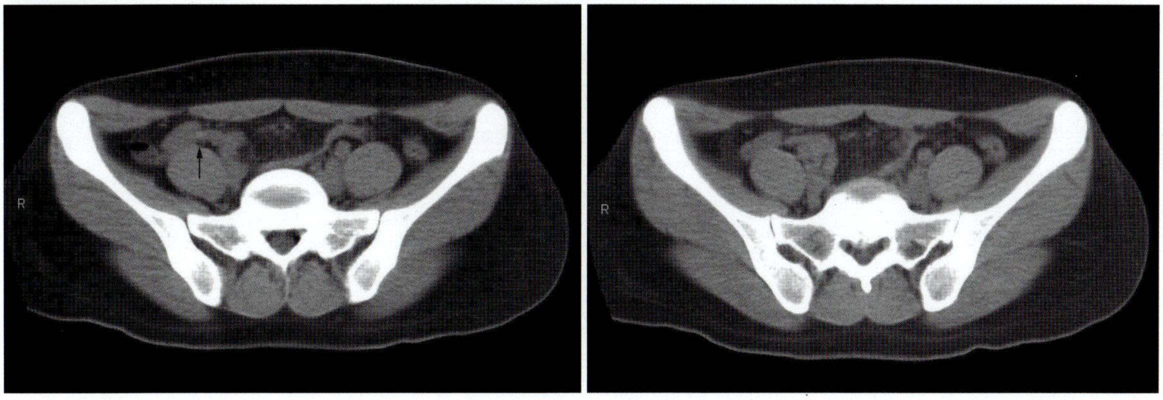

증례 3 급성괴사성 충수염. 대한방사선의학회지 1994 : 31(1) : 91-98에서 인용

↑(closed white arrow) : 두꺼워진 충수, ⇑(open arrow) : 신근막비후, ↑(black arrow) : 충수주위에 농형성

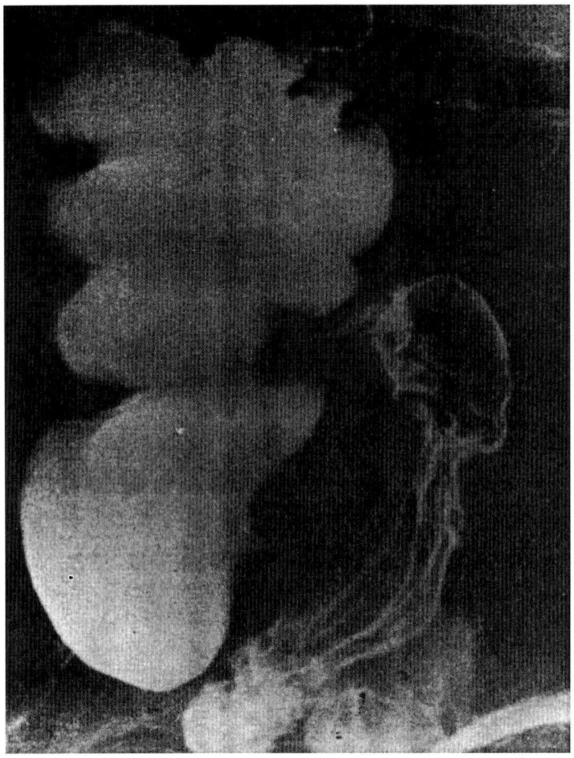

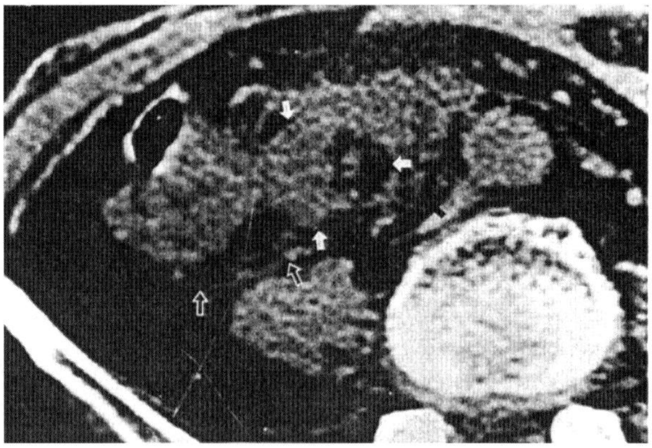

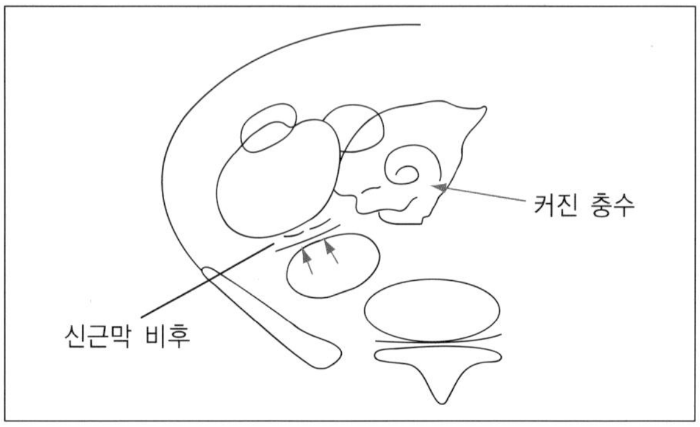

증례 4 급성 천공성 충수염

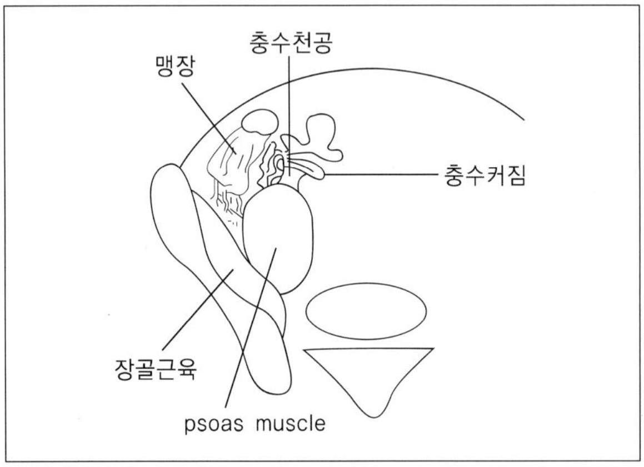

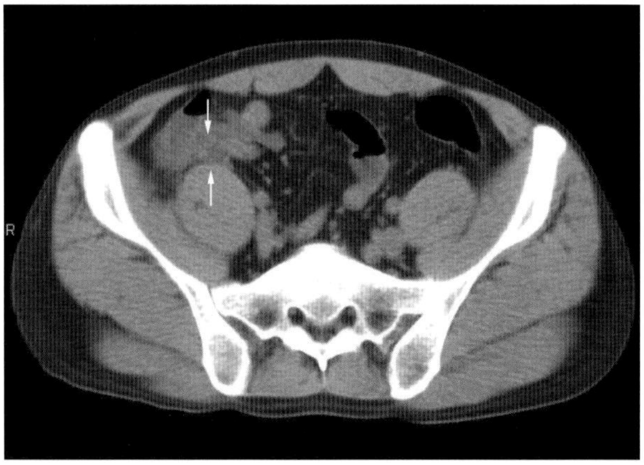

증례 5 급성천공성 충수염

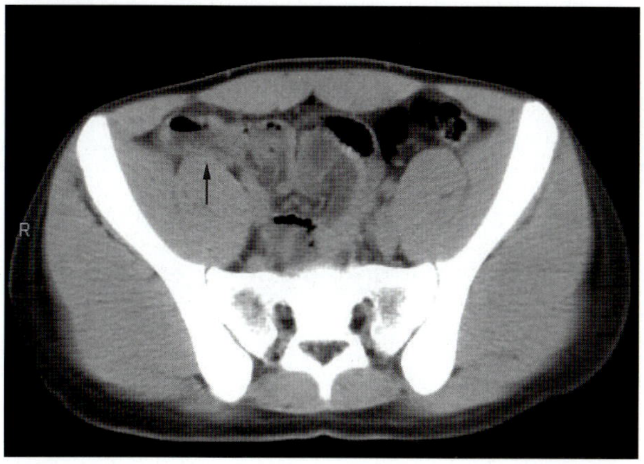

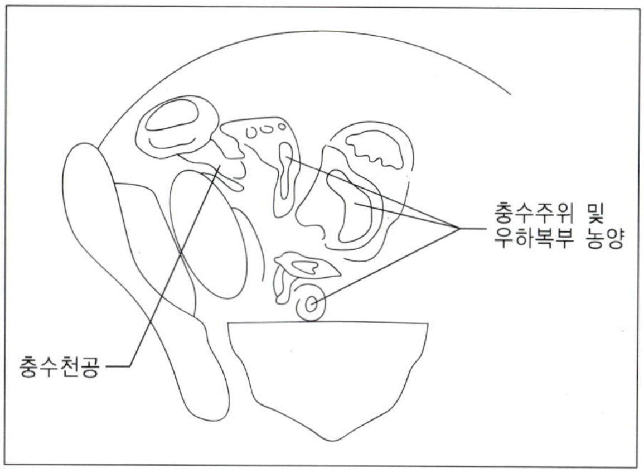

증례 6 급성천공성 충수염. 대한방사선의학회지 1989:25:4:530-537 인용

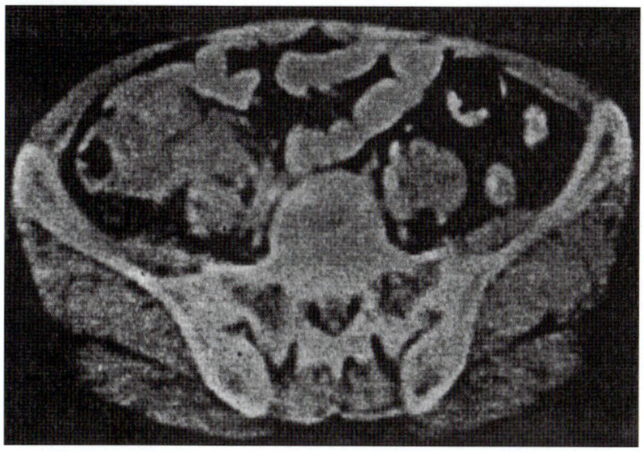

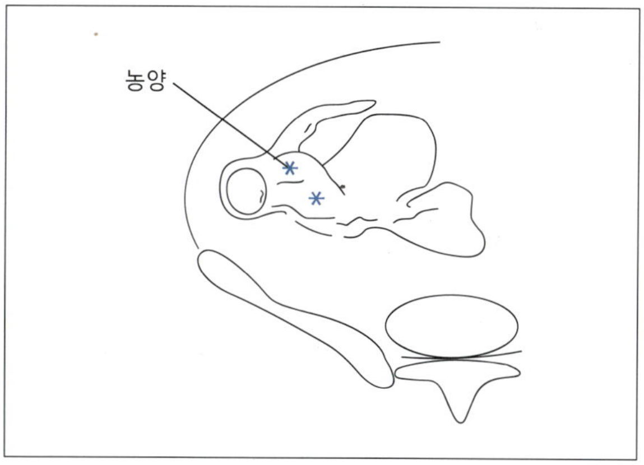

일반적으로 농양은 CT 상(**그림 4-5**)

(1) 경계가 분명하고 규칙적인 벽을 갖는 낭포성 종괴로 보여 충수 주위 농양도 이 원칙이 되지만 농양의 형성 과정에서 경계가 불분명 할 수 있으며 CT 상 낭포성 종괴가 아닌 연부 조직 종괴로 보일 수 있다는 점이다(2,10) 농양 형성전 상태인 봉와직염인 경우 CT 상 연부조직 종괴로 오인 될 수 있는데 Jerome 등은 연부 조직 종괴 소견을 보이면서 경계가 불분명한 경우에는 봉와직염 상태를 의미하며 20HU 이하의 CT 수치를 갖는 경계가 분명한 저밀도 음영의 종괴가 있고 조영제 주입시 병소벽의 조영 증강 소견이 있으면 충수 주위 농양을 의미한다고 하였다(2,11). 실제로 봉와직염의 경우 항생제를 투여하고 후에 농양이 형성되면 수술 하는 것이 치료의 원칙이기 때문에 양자의 감별이 중요하다 하였다. 충수 주위 농양을 조기에 수술하면 실제 배출 시킬만한 농이 많지 않고 주로 봉와직염의 소견을 보인 경우가 45%나 되고 술 후 높은 빈도의 합병증을 보인다고 하며(4,5) 이런 경우 논란이 많으나 항생제 투여 후 4~6주간 간격을 두고 충수 절제술을 시행하는 경향이 많아지고 있다

(6,11). Barakos 등(2)은 잘 성숙된 충수주위 농양의 경우 CT 유도 하에 천자나 경피 배농술 만으로 91%에서 성공적인 치료가 가능해서 개복술에 의한 배농 대신 경피 배농술 대상의 선택이나 충수 절제술 후 합병증으로 오는 농양의 진단과 경피 배농술에도 CT가 매우 유용하다고 하였다.

(2) 충수의 염증으로 인해 인접한 맹장의 벽에 부종이 생길 수 있으며 이로 인해 맹장벽 비후가 CT 상 보여 대장암과의 감별도 필요하다(12,13,14). 따라서 대장을 조영제로 충만 시키는 것이 중요하다. 간혹 예외는 있지만 일반적으로 악성 장관벽 비후가 다른 원인에 의한 것 보다 두꺼워 져 있다고 알려져 있고 Keeney 등은 1.0cm 이상이었다고 보고하고 있다(27). 이등은 맹장을 침범한 악성 종양과 염증성 병소의 CT 상 감별점에서 악성 종양의 장관 벽 비후가 두껍고(18mm) 동심성(concentrical)이며 염증성 병변은 비후가 덜 심하고 편측성인 장관 비후를 보인다고 하였다(28).

(3) 충수 주위 지방 음영 소실과 장간막, 대망, 혹은 주위 근막 비후를 들 수 있다. Emil 등은 충수 주위 농양의 CT 소견으로 저밀도 음영의 액체 저류를 포함 하는 혼합형 연부 조직 음영과 함께 주위 지방 음영 소실과 주위 (신)근막 비후가 중요하다고 하였다(10). 이 외에 후복강 지방 침윤 이나 장요근 침범 등도 볼 수 있다. 이등(28)은 맹장 주변 지방 조직이 선상 침윤으로 편측성인 경우는 악성 암에 많고 맹장 주변 조직 지방 조직과 후복벽 지방조직(posterior pararenal fascia)에 선상 침윤으로 환상인 경우는 염증성 병변에서 많았다고 보고하였고 악성 병소의 경우 편측성 특히 장간막 쪽으로 지방 조직의 침윤을 보인 경우가 많은 것은 임파선 배액의 경로가 주로 맹장 내측에서 시작해 장간막 쪽으로 이루어지기 때문으로 생각된다고 하였다(27,28). 지방 조직의 침윤의 원인은 조직의 부종에 의한 것으로 추측하고 있다(23). 맹장 병소 주변에 이상 액체 저류는 악성에서는 드물지만 천공을 일으키면 이상 액체 저류가 강외공기(extraluminal air)와 함께 발견된 경우 천공의 가능성을 염두에 두어야 한다.

(4) 병소내에 공기 음영이 관찰되면 충수 주위 농양을 쉽게 진단할 수 있지만 흔히 관찰되는 소견이 아니다(12).

(5) 이외에 충수 결석도 진단에 간접 소견이 될 수 있는데(15) 보일 경우 충수 천공이나 괴사의 가능성 크며 충수 주위 농양 환자의 80%에서 보인다는 보고도 있다(16).

중요한 것은 충수주위 농양의 CT 진단에 있어서 생각해야 하는 것은 과연 충수염에 의한 농양인지, 대장 게실염(**그림 4-13**), 자궁내막염, 장염, 장결핵, 대장암 천공 등으로 인해 형성된 농양인지를 감별하는 것이 필요하고 특히 충수 천공이 심해져서 농양의 범위가 큰 경우이거나 충수 위치가 변위되어 있는 경우 감별이 더욱 어렵다고 하였다(12).

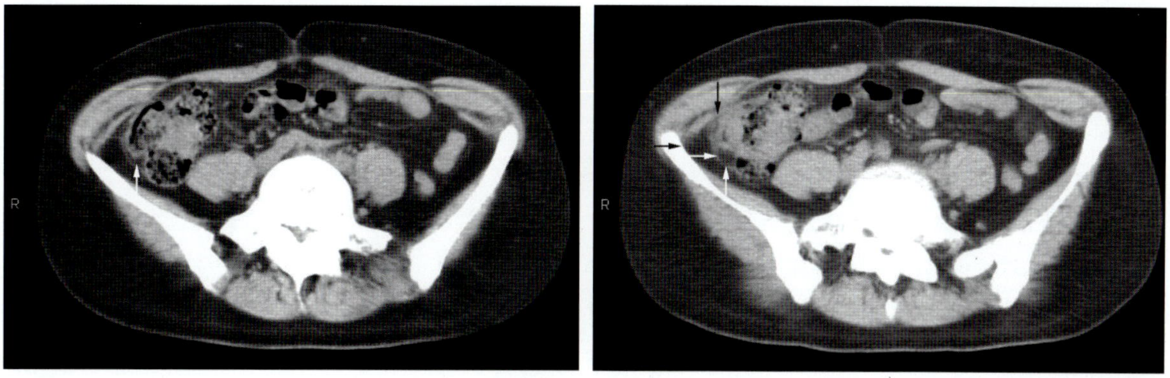
R
R

그림 4-13. 게실염

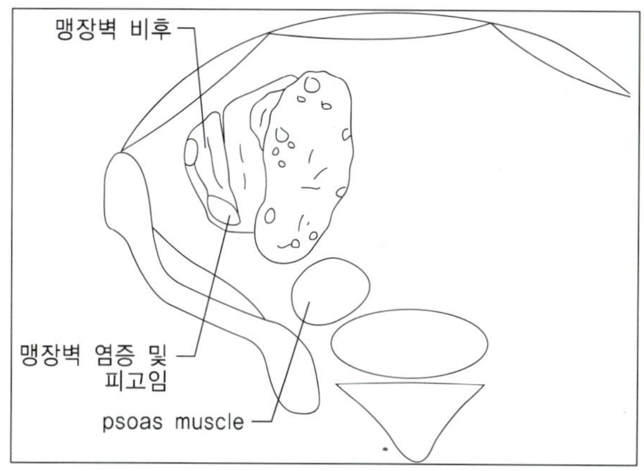
맹장벽 비후
맹장벽 염증 및
피고임
psoas muscle

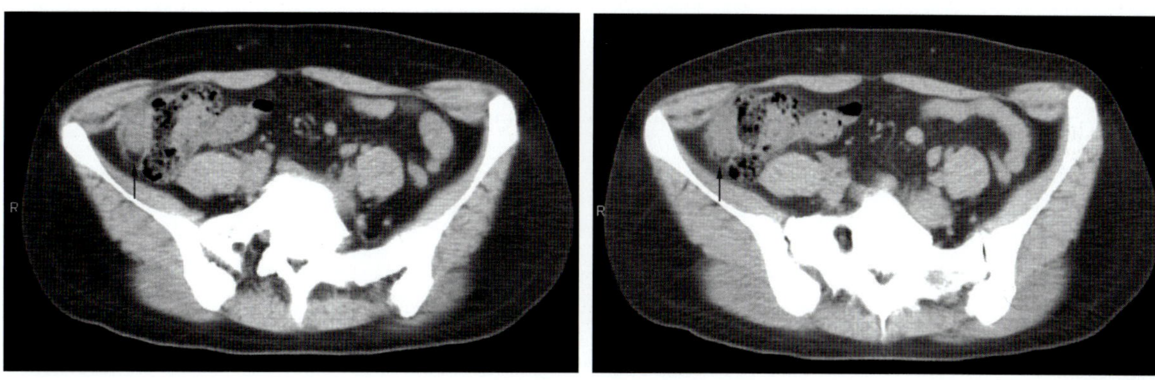
R
R

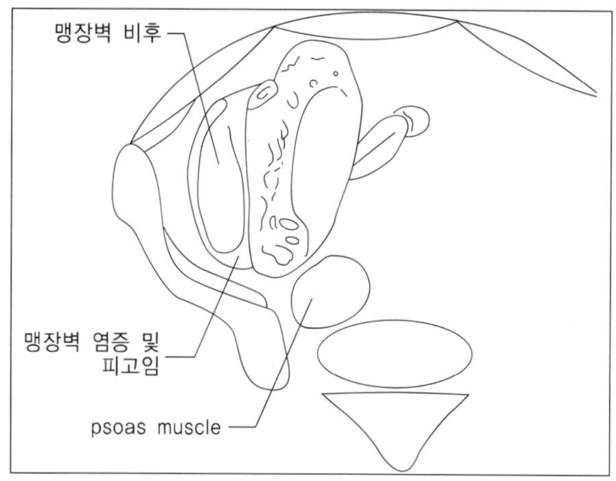
맹장벽 비후
맹장벽 염증 및
피고임
psoas muscle

이외에 감별은 분변으로 충만된 정상 맹장, 크론씨 병, 임파종 및 골반내 모든 염증성 질환 등 우하복부와 골반내 거의 모든 질환을 감별해야 한다(7,10,11). 김등은 액체로 충만된 맹장의 경우, 액체로 충만된 충수염과 상행 결장 주위 대망의 비특이성 염증성 육아종을 감별하기가 어렵다고 하였다(16). 최등(29)은 급성 충수염의 합병증으로 오는 간농양이 급성 충수염의 처음 증상 및 징후로 나타나기도 하고 급성 신우신염의 초기 증상과도 비슷이 보일 수 있다고 하였다. 최등(29)은 크론씨 병의 충수염은 드물지만 육아종성 회맹장염으로 수술한 환자의 20%에서 충수염이 원인이라고 하였다. 따라서 충수염 CT 상 충수염 진단에서 맹장, 말단회장과 S자 결장의 부종과 벽 비후, 장간막 림프선염, 부분적인 소장 폐색, 우측 수신증, 복수, 무력 마비(adynamic ileus) 등의 부수적인 소견 등도 살펴 보아야 한다고 하였다.

5) 결론

급서 충수염의 CT진단은 a) 액체로 채워진 팽만된 충수, b) 맹장과 충수주위 지방조직의 염증성 변화, c) 외측원뿔근막의 비후, a) 충수결석 등이 동반되면 진단 내려진다.

CT는 충수주위 농양의 진단 뿐 아니라 농양의 크기, 주위 조직으로의 병변의 파급 효과, 즉 복막강 과 골반강, 후복막강으로 파급 유무와 정도를 정확히 보여주고, 봉와직염 및 농양 감별과 치료 방법 즉 항생제 투여 후 간격 충수 절제술의 실행여부, 경피 배농술을 시행 할 것인지 등 을 알 수 있어 의의가 있다고 할 수 있고(2,9,11), 우 하복부나 골반내 다른 염증성 질환 혹은 종양을 감별하는데도 매우 유용하다고 보고 하였다(2,7,8,9).

2. 점액류종의 CT 소견(CT finding of Mucocele)

점액류종은 1842년 Rokitansky에 의해 처음 알려진 질환으로 병리학적 원인에 관계 없이 충수돌기 내강의 폐쇄에 의해 충수돌기가 점액으로 충만되어 확장된 상태를 말하며 원인은 근위부 폐쇄로 인해 말단 점막이 과다하게 점액을 분비하여 생긴다는 폐쇄설(obstructive theory)과 내강이 폐쇄된 충수돌기 점막의 종양성 변화(neoplastic change)로 생긴다는 학설이 있다(55). 내강 폐쇄의 원인은 염증성 협착, 유암종, 암종, 융모성 선종(villous adenoma), 충수돌기 결석, 점막성 막양구조(web), 자궁 내막증 및 외부 압박 등이 있다. 점액류종의 23~50%는 수술시 우연히 발견 되고(56) 절제된 충수돌기 병리 표본의 0.25%에서 발견 되는데(57,58) Higa(59) 등은 조직학적으로 국소성 혹은 미만성 과형성(focal or diffuse hyperplasia), 점액 낭선종(mucinous cystadenoma) 및 점액 낭종암(mucinous cystadenocarcinoma)로 구분하였다.

CT 소견상 저음영의 낭성 종괴가 맹장과 인접하여 나타나거나 또는 맹장을 외측으로 압박하는 모양(**그림 4-14a,b,c**)을 보이며 낭종의 벽은 얇고 때로는 낭종벽 석회화(59)나 종괴내에 격막을 보일 수 있다(60). 종괴내 CT의 감쇠치(HU, haunsfield unit, attenuation value)는 점액 혹은 찌꺼기(mucin or debri) 양에 따라 물 음영에서 부터 연부 조직 음영까지 다양하다. 충수돌기가 파열된 경우를 제외하고는 종괴 주위 염증 소견이 관찰되지 않아 충수 주위 농양과 감별에 도움을 준다. 감별 질환으로는 복막강내 난소 종양과 중복성 낭종(duplication cyst), 장간막 낭과 대망 낭(mesenteric cyst and omental cyst), 장간막 혈종이나 종양, 복막강 농양, 후복막 농양, 혈종 등을 감별해야 한다(59).

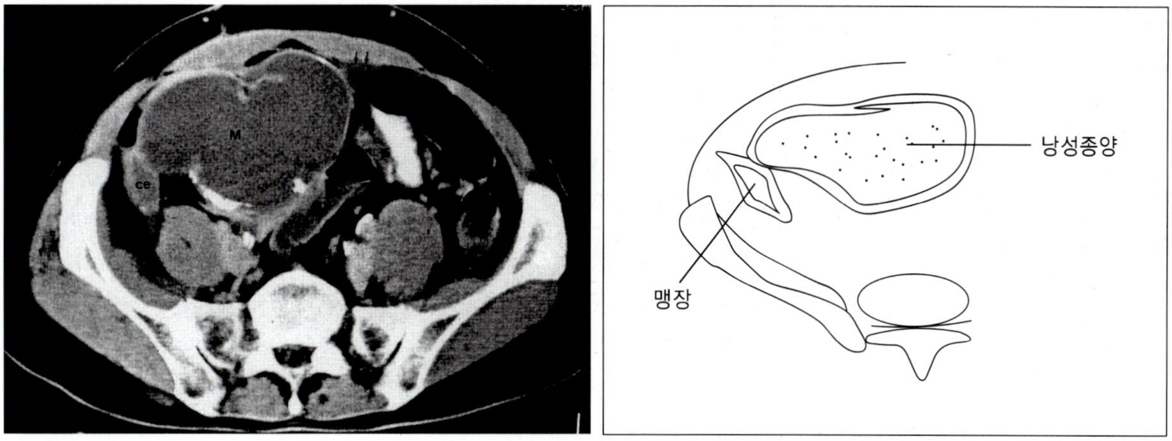

그림 4-14a. 점액류종(대한방사선의학회지 1998 : 38 : 301-307에서 인용) : 분엽상 낭성종괴로 중격과 곡선벽에 석회화 보인다.

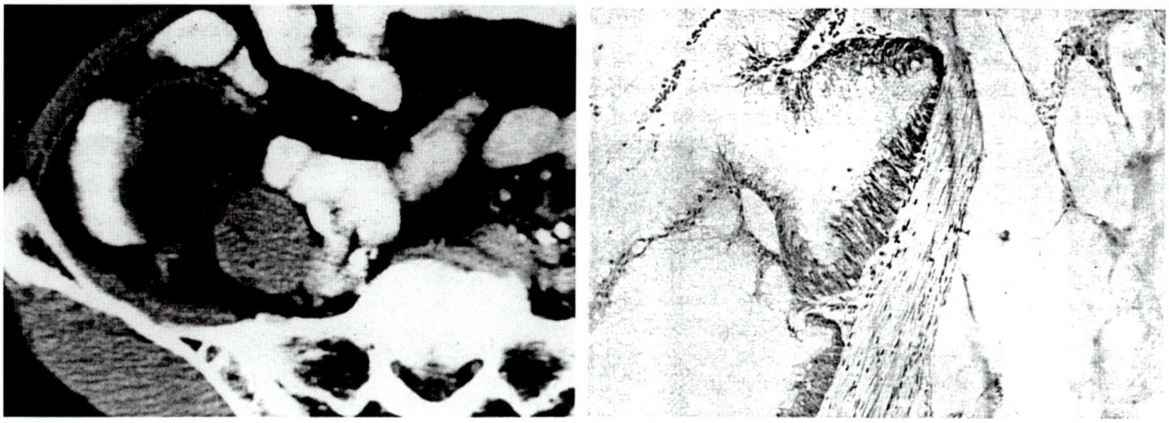

그림 4-14b. 점액류종. 대한방사선의학회지 1995 : 33(5) : 757-761 인용 : 분엽상 저음영 종괴로 벽이 가늘고 부드럽다.

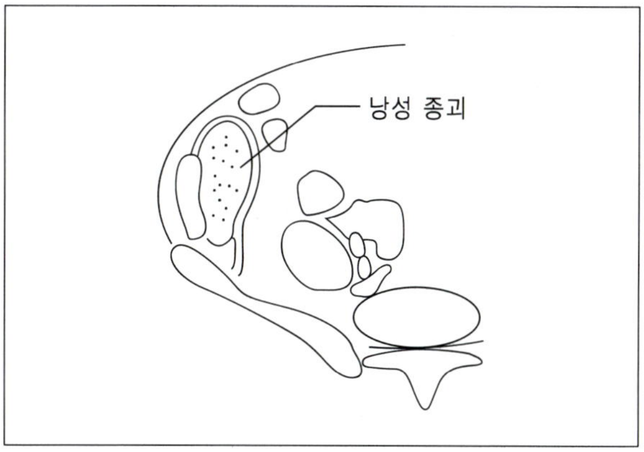

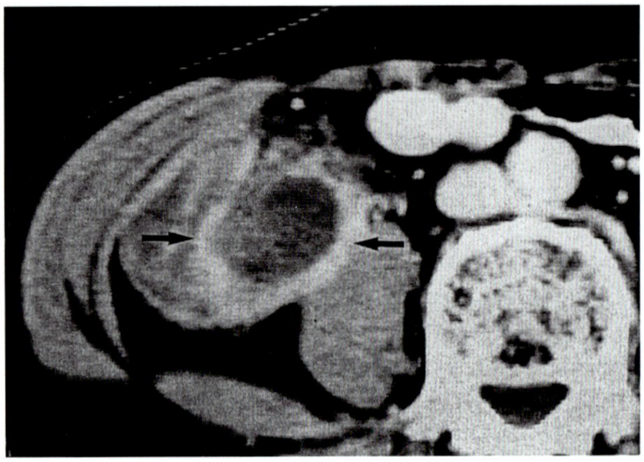

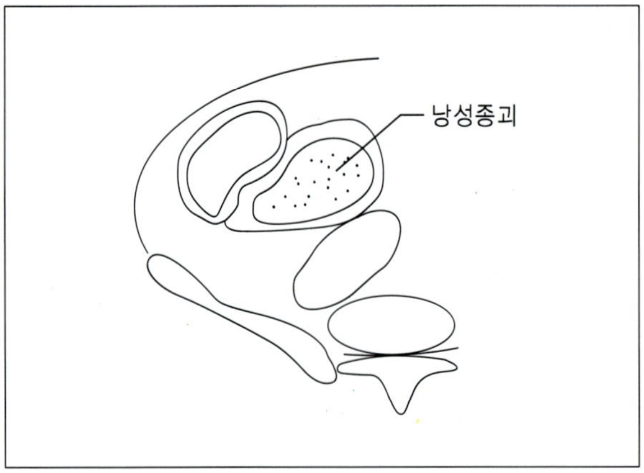

그림 4-14c. 천공된 점액류종. 대한방사선의학회지 1995 : 33(5) : 757-761 인용 : 두꺼운 벽을 가진 난형의 저음영 종괴로 주위 복막 비후를 보인다.

3. 충수 낭선종암종(mucinous cystadenocarcinoma)

충수 낭선종암종은 아주 드물다. 절제된 충수 50,000명 중 41명(0.08%)에서 발견 된다. 조직학적으로 장관의 다른 선암과 비슷 하지만 인환세포(signet ring cell)의 점액 분화 혹은 소선(microglandular)이 흔하게 보인다. 충수 모든 선암의 1/4를 차지하지만 수술 전 진단이 어렵다. 충수 종양은 85%가 유암종(carcinoid tumor) 이고 8%가 점액성 선암종(mucinous adenocarcinoma), 4%가 결장형 선암(colonic type adenocarcinoma), 2%가 선유암종형(adenocarcinoid type)이다. 충수 점액성 선암종(mucinous adenocarcinoma)은 평균 년령은 56세이고 성별은 2 : 1로 남자에 많다. 증상은 우하복부 동통, 종괴, 복수를 보이고 수술전 진단이 어렵다. 충수 낭선종암종은 잘 분화된(well-differentiated) 느리게 진행된 암으로 Nitecki 등(61)에 의하면 림프경결, 간, 폐에 전이 된다. 따라서 수술시에 복막 가성 점액종(psedomyxoma peritonei)이나 악성 복수 등이 나타나지 않는 한 진단이 어렵다고 했고 Niteck 등(61)에 의하면 수술 시야에서 94명중 30명(32%)에서만 진단을 내릴 수 있다 하였다. 방사선학적 소견은 기술이 거의 없고 점액류종과 같은 낭종 종괴로 보인다고 하였고 종괴 벽이 결절상을 보이면 악성 점액류종의 가능성이 있다고 하였다.

CT 상 충수 벽 결절 면의 조영증강을 보였고 종괴벽이 비후되어 있고 내부 격막을 보였다(AJR 1991 : 173(4) : 1072-107을 참조하시고 공부하십시요). 벽의 석회화는 악성과 양성 점액류종 감별에 도움이 안 된다고 한다. 충수 장중첩증이 올 수 있고 파열 되어 농양을 만들기도 한다. Nitecki 등(61)에 의하면 충수 파열은 충수 점액성 낭선종암종(mucinous cystadenocarcinoma) 환자 52명중 24명(46%)에서 온다고 하였다.

결론적으로 충수 낭선종암종(mucinous cystadenocarcinoma)의 CT 소견은 조영 증강된 결절상의 벽을 가진 낭성 종괴를 보인다.

4. 원발성 림프종(primary lymphoma)

충수의 원발성 림프종은 매우 드문 질환으로 임상적으로 충수염으로 발현하는 경우가 흔하다(62~64). 수술전 방사선학적 검사로 진단되는 경우는 거의 없고 보통은 수술후 병리조직학적 검사로 진단된다. 림프종은 결절외 침범의 가장흔한 장소가 위장관중 위, 소장과 회맹구역이다(65)

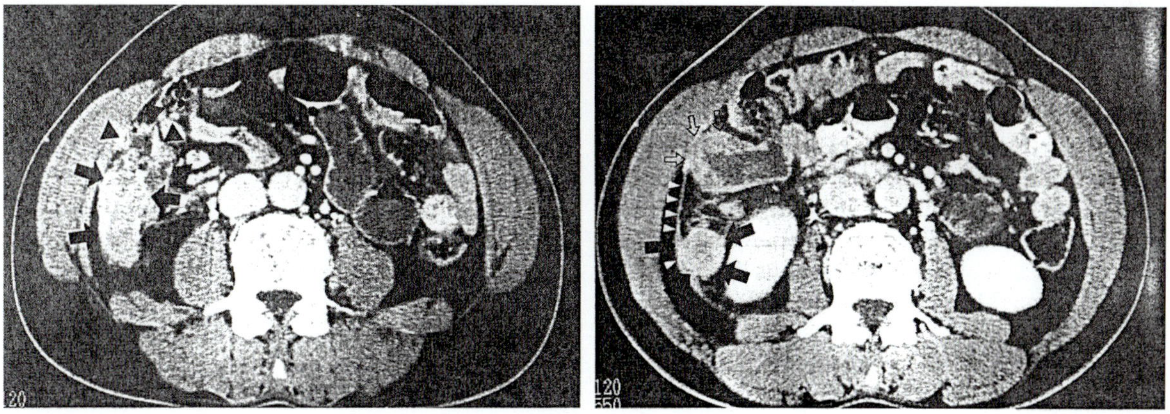

A B

그림 4-15. 조영증강 CT 스캔(대한방사선의학회지; 1999 : 40 : 103-106에서 인용).
A. 맹장으로 돌출된 근위부에 심하게 커진 충수를 볼 수 있고(arrow) 맹장벽은 불규칙하게 비후되어있다(arrow head).
B. 심하게 커진 충수에 바깥층이 중심부보다 고음영 감쇄를 보이고 내강은 폐쇄되어 보이지 않는다(arrow). 충수주의 지방조직, 양측외측원뿔근막 비후와 상행결장벽이 경미하게 비후됨을 보인다(white arrow, open arrow)

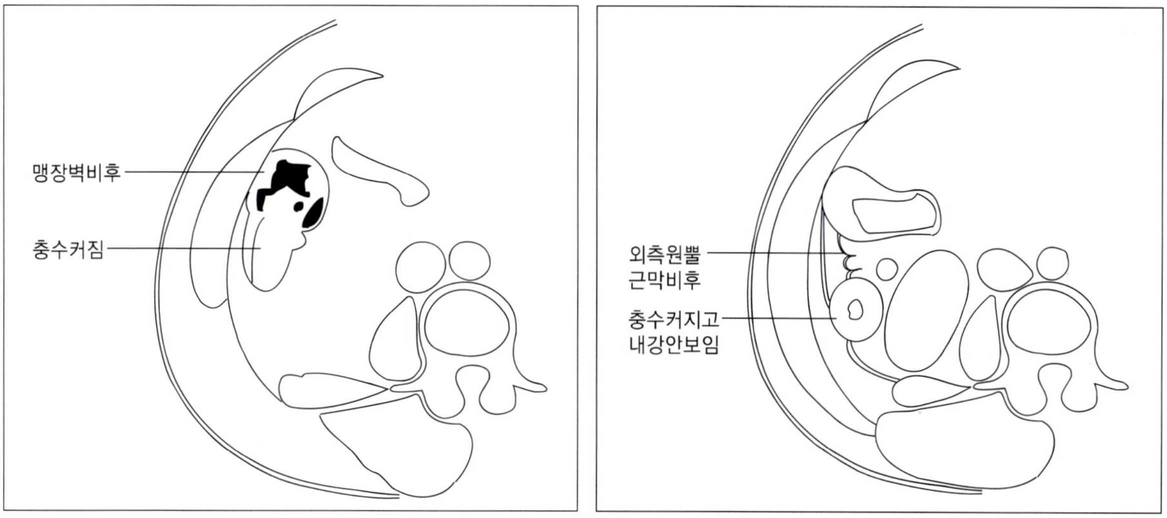

원발성 충수림프종은 전체 위장관 림프종중 1~3%를 차지한다(64,65). Schmutzer 등(66)은 8699명의 충수절제술중에서 101명에서 충수암을 보고하였는데 이중에서 3명이 림프종을 나타냈다고 하였다. 충수림프종은 다른 위장관 림프종과 달리 질병초기에 충수염의 증상을 보여 초기에 진단을 내릴 수 있다(61,64). 가장 흔한 임상증상은 충수염처럼 우하복부 동통이지만 Muller 등(62)의 보고에 의하면 충수림프종의 증상은 20%만이 충수염 증상을 보이고 그 외에 흔치 않지만 촉지된 종괴, 장중첩, 충수천공과 우하복부 출혈에 의한 복막염등의 임상소견을 보인다고 한다.

방사선학적 소견으로는 광범위한 충수내강 폐색을 동반한 충수 벽내비후(intramural thickening of appendix with luminal obliteration)로 기술된다(63~65). Krepel 등(67)은 충수내강폐색을 빈내강징후(empty lumen sign)으로 기술하였다.

조영증강 CT에서 내강폐색을 동반한 충수가 심히 커지는 것을 볼수 있는데(그림 4-15)바깥층이 중심부보다 좀더 높은 감쇄(high attenuation)을 보이는 것은 중심부가 아마도 림프종 그자체로 판단되며 바깥층은 충수염에 의한 염증성 충혈을 나타낸 것으로 판단된다. 충수림프종은 점막하 림프구양 층의 병적인 비후와 전충수를 둘러싼 광범위한 침윤으로 충수내강의 폐색을 가져와 충수염의 국소적 벽비후(3mm를 넘지 않은다)와는 구별이 되지 않을까 생각해본다(68). 또한 충수 임파종과 병발한 급성충수염을 시사하는 소견으로 충수주위 지방조직에 다수의 선상음영과 함께 인접한 대장벽 및 외측원뿔근막의 비후소견이 보인다(68).

참고문헌

1. Seymour IS : Principle of Surgery, 4th Ed Vol 2 : 1246 McGrow-Hill, New York. 1984
2. Barakos JA, Jeffrey RB JR. Federle MP et al : CT in the management of periappendiceal abcess. AJR 146 : 1161-1164, 1986
3. 정경희, 장재천, 황미수 : 충수주위 농양의 방사선학적 소견. 대한방사선의학회지 22 : 975-984, 1985
4. Smith DE, Kirchmer NA, Stewar DR : 7Use of the barium enema in the diagnosis of acute appendicitis and its complication. AJS 138 : 829-834, 1979
5. Lewis FR, Holcroft JW, Boey J et al : Appendicitis : A clinical review of diagnosis and treatment in 1000 cases. Arch Surg 110 : 677-684, 1975
6. Shimkin PM : Radiology of acute appendicitis. AJR 130 : 1001-10004, 1978
7. Jones B, Fishman EK, Siegleman SS : Computed tomography and appendiceal abscess : Special applicability in the elderly, J Comput Assist Tomogr 7 : 434-438, 1983
8. Feldberg MAM, Hendriks MJ, Paul FGM van Waes : Computed tomography in complicated acute appendicitis. Gastrointest Radiol 10 : 289-295, 1985
9. 강현일, 강경숙, 서명옥 등 : 충수주위 농양의 전산화 단층 촬영소견. 대한방사선의학회지 23 : 277-283, 1987
10. Balthazar EJ, Megibow AJ, Hulnick D, et al : CT of appendicitis. AJR 147 : 705-710, 1986
11. Gale ME : CT appearance of appendicitis and its local complication, Journal of computer Assisted tomography 9 : 34-37, 1985
12. Brooks DW, Killen DA : Roentgenographic finding in acute appendicitis. Surg 57 : 377-384, 1965
13. Frimann DJ : Roentgen examination in acute abdominal disease. Spring field, 3rd Ed Vol 3 : 368-383, 1974
14. Sakover RP, Fava RL Del : Frequency of visualization of the normal appendix with the barium enema examination. AJR 121 : 312-317, 1974
15. Berg RM, Berg HM : Coprolith. Radiology 68 : 839-848, 1957
16. 김 홍, 김정식, 김옥배, 우성귀, 서수지 : 고령환자의 충수주위 농양진단시 전산화단층촬영의 의의. 대한방사선의학회지 25(4) : 530-537, 1989
17. Fish B, Smulewicz JJ, Barek L : Role of computed tomography in diagnosis of appendix disorder. NY state of Journal Medicine 1981 : 906-914
18. Scatarige JC, Disantis DJ, Allen HA et al. CT demonstration of the appendix in asymptomatic adults. Gastrointest. Radiology 14 : 271-273, 1989
19. Grosskreutz S, Groffll WB, Balsara Z, et al. CT of the normal appendix. J comput Assit Tomogr 15(4) : 575-577
20. 최성희, 함성희, 강진희, 문정화 : 급성충수돌기염의 진단에 CT가 효과적인가 : 바륨대장 검사와 비조영 CT의 비교를 중심으로. 대한방사선의학회지 31(1) : 91-98, 1994
21. Bathazar EJ, Megibow AS, Siegal SE, et al. Appendicitis : prospective evaluation with high resolution CT. Radiology 180 : 21-24, 1991
22. Balthazar EJ, Gordon RB. CT of appendicitis. Semin Ultrasound CT MR 10 : 326-340 1989
23. Balthazar EJ, Megibow AS, Gordon RB, et al. Computed tomography of the abdominal appendix. J comput Assis Tomogr. 12 : 595-601, 1988
24. Shapiro MP, Gale ME, Gerzof SG. CT of appendicitis : diagnosis and treatment. Radiol Clin North Am. 27

: 735-762, 1989

25. Jeffrey RB, Federle MP, Tolentino CS. Periappendiceal inflammatory mass : CT directed management and clinical outcome in 70 patients. Radiology 167 : 13-16, 1988
26. Malone AJ, Wolf CR, Malmed AS et al. Diagnosis of acute appendicitis: value of unenhanced CT. AJR 160 : 763-766, 1993
27. Keeney GK, Jafri ZH, Mezwa DG. Computed tomographic evaluation and staging of cecal carcinoma. Gastrointest. Radiology 14 : 65-69, 1989
28. 이덕희, 조경식, 조영국, 김태연, 구현우, 오용호. 맹장을 침범 한 악성종양과 염증성 병소의 CT 상의 구별점. 대한방사선 의학회지 31(4) : 703-707, 1994
29. 최영희 : CT appearance of appendiceal disease. J korean Radiological Soc. 38 : 301-307, 1998
30. Duran JC, Beidle TR, Perret R, Higgins J, Pfister R, et al : CT imaging of acute right lower quadrant disease. AJR. 168 : 411-416, 2997
31. Quillin SP, Siegal MJ. Diagnosis of appendiceal in children with acute appendicitis : value of color doppler sonography. AJR 164 : 1251-1254, 1995
32. Gore RM, Levine MS, Laufer I. Textbook of gastrointestinal radiology. philadelphia : Saunders, 1994 : 1312-1331
33. Brandley E, Isaacs J. Appendiceal abscess revisited. Arch Surg 113 : 130-132, 1978
34. Schwartz SL, Shires GT, Spencer FC. Principle of surgery. 6th ed. New York : McGraHill, 1994 : 1308-1317
35. 배준기, 이영석, 정윤호, 김지혜, 이운기, 이태훈. 소아 급성 비천공성과 천공성 충수염의 초음파 소견. 대한방사선의학 회지. 34 : 671-675, 1996
36. Patriquin HB, Garcier JM, Lafortune M, et al. Appendicitis in children and young adults : Doppler sonographic pathologic correlation AJR 166 : 629-633, 1996
37. Rao PM, Rhea JT, Novelline RA. Sensitivity and specificity of the individual CT sign of appendicitis: experience with 200 helical appendiceal CT examination. J comput Assit Tomogr 21 : 686-692, 1997
39. 구진희, 김미영, 최영우, 주지선, 김원홍, 서창해, 조영업 : 천공된 충수돌기염의 CT 소견, 소아와 성인 환자의 비교. 대한방사선의학회지 39 : 537-532, 1998
40. Sabiston DC, Jr. Textbook of Surgery : the biological basis of modern surgical pratice. 15th ed. Phildelphia : Saunders, 964-969, 1259-1260, 1997
41. Wood AJ. Inflammatory bowel disease. NEJM 28 : 841-848, 1996
42. 이승수, 하현권, 김아영, 김태경, 김표년, 이문규. 크론씨병의 질 병활성도 평가에 있어서 CT의 유용성. 대한방사선의학회지 45 : 373-379, 2001
43. Meyers MA, McGuire PV. Spiral CT demonstration of hypervascularity in Crohn disease. Vascular jejunization of the ileum or the comb sign. Abdom Imaging 20 : 327-332, 1995
44. Pounder RE. The pathogenesis of Crohns disease. J Gatrol 29 : 11-15, 12994
45. Wakefield AJ, Sankey EA, Dhillon AP, et al. Granulomatous vasculitis in crohns disease. Gastroenterology 100 : 1279-1287, 1991
46. Reubi JC, Mazzucchelli L, Laissue JA, Intestinal vessel express a high density of somatostatin receptors in human inflammatory bowel disease. Gastroenterology 106 : 951-959, 1994
47. Bousvaros A, Zurakowski D, Fishman SJ, et al. Serum basic fibroblast growth factors in pediatric Crohns

diease : implications for wound healing. Dig Dis Sci 42 : 378-386, 1997
48. Nanakawa S, Tajahashi M, Takagi K, Takano M. The role of computed tomography in management of patient with Crohns disease.Clin Imaging 17 : 193-198, 1993
49. Willis JS, Lobis IF, Denstman FJ. Crohn disease : State of art Radiology 202 : 597-610, 1997
50. Gore RM, Balthazar EJ, Ghahremani GG, Miller FH. CT feature of ulcerative colitis and Crohns disease. AJR Am J Roentgenol 167 : 3-15, 1996
51. Shoenut JP, Semelka RC, Magro CM, Silverman R, Yaffe CS, Micflikier AB. Comparison of magnatic resonance imaging and endoscopy in distinguishing the type and severity of inflammatory bowel disease. J Clin Gastroenterol 19 : 31-35, 1994
52. Maccioni F, Viscido A, Broglia L, et al. Evaluation of Crohns disease activity with magnetic resonance imaging. Abdom Imaging 25 : 219-228, 2000
53. 최필엽, 이상욱, 권재수, 성영순, 노명호, 장정아 : 급성충수염이 의심되는 환자에서 비조영 나선식 CT의 진단적 의의. 대한 방사선의학회지 39 : 1165-1170, 1998
54. 김세종, 박철원, 유선경, 박석희, 김춘열, 박용휘, 주상용. 초음파 촬영술을 이용한 급성충수염의 진단. 대한방사선의 학회지 23(4) : 608-613, 1987
55. Li YP, Morin ME, Tan A. Ultrsound findings in mucocele of the appendix. JCU 9 : 406-408, 1981
56. Aho AJ, Heinonen R, Lauren P. Benign and maliganant mucocele of the appendix, 139 : 392-400, 1973
57. Woodruff R, McDonald JR. Benign and malignant cystic tumor of the appendix. Surg Gynecol Obstet 71 : 750-755, 1940
58. Kann M, Friedmann IH. Mucocele of the appendix : Diagnosis and surgical management. Dis Colon Rectum 22 : 267-269, 1979
59. Horgan JG, Chow PP, Richter JO, Rosenfield AT, Taylor KJ. CT and sonography in the recognition of mucocele of the appendix. AJR 143 : 859-962, 1984
60. Euphrat EJ. Roentgen feature of mucocele of the appendix. Radiology 48 : 113-117, 1947
61. Nitecki SS, Wolff BG, Schlinkert R, Sarr MG. The natural history of surgically treated primary adenocarcinoma of the appendix. Ann. Surg 219 : 51-57, 1994
62. Muller G, Dargent JL, Duwel V, et al. Leukemia and lymphoma of the appendix presenting as acute appendicits or acute abdomen. J Cancer Res Clin Oncol 123 : 560-564, 1997
63. Lim HK, Kim, SH, Kim KA et al. Malignant tumors of the appendix : Imaging findings. J Korean Radiol Soc 38 : 889-895, 1998
64. Carpenter BW. Lymphoma of the appendix. Gastrointest Radiol 16 : 256-258, 1991
65. Lewin KJ, Ranchod M, Dorfman RF. Lymphoma of the gastrointestinal tract. Cancer 42 : 693-707, 1978
66. Schmutzer KJ, Bayar M, Zaki AE, Regan JF, Poletti JB. Tumors of the appendix. Dis Colon Rectum 18 : 324-331, 1975
67. Krapel VM, van Erp WFM, Vlasveld LT. Lymphoma of the appendix : sonographic findings(letter). AJR 167 : 286, 1996
68. Kang Hoon Lee, M.D., Kyung Sup Song, M.D., Hyeon Sook Kim, M.D., Sang Sup Yun, M.D., Ji-Youn Han, M.D. Primary Appendiceal Lymphoma Presenting as Acute Appendicitis : A Case Report. J Korean Radiol Soc. 40 : 103-106, 1999

초음파 05

1. 충수염

1) 역사

1981년 Deutsch와 Leopold(16)가 초음파 검사로 급성 백혈병 환자에서 염증에 의해 팽대된 충수를 발견한 이래, 급성 충수염의 진단에 초음파가 이용되어 왔으나 초기에는 진단율이 낮아(17,18) 충수 주위 농양 등 합병증 환자에서만 진단적 가치가 있다고 인정하였다(16,19). 그러나 1986년 Puylert(20)가 우 하복부에서 통증이 가장 심한 부위를 손가락으로 지적하게 한 다음 그 부위에 탐촉자를 대고 복벽에 점진적 압박을 가하는 방법으로 초음파 검사를 하면 탐촉자와 병변 부위와의 거리가 가까워지고 또한 장관내 가스를 밀어 올려 공기에 대한 장애를 극복해 선명히 볼 수 있다고 한 이후로 초음파 검사가 유용한 것으로 알려져 왔다(3,6).

2) 충수돌기를 찾는 방법

(1) 탐촉자를 McBurney 지점에 횡축 종축으로 대고(**그림 5-2,3**) 복막과 맹장, 말단회장 및 요근 전면 사이 삼각형 구간을 해부학적인 지표로 삼아 우 장골부, 우 하복부 방향으로 지긋이 누르면서 위로 밀어 올리면 회맹부판 바로 밑에 맹장 첨단 부위에서 저 에코성의 결장뉴(Taenia-coli)에서 나온 맹장과 연결되고 한쪽 끝이 막힌 가느다란 실지렁이 모양의 관상 혹은 원형의 구조물(충수)이 요근 전면을 따라 보이는데 자세히 관찰하면 회장과 달리 크기가 작고 연동 운동이 심하지 않고 기저부는 맹장에 고정되어 있으면서 복부에 압박을 가해도 내강의 모양 변화가 뚜렷치 않으면서 지속적으로 보인 관상 구조물을 찾아 충수돌기로 판정하면 된다.

(2) 충수돌기가 맹장 후부(retrocecal)에 위치해 있을 때에는 장골능(iliac creast)에 탐촉자를 축상(axial) 방향 아래쪽으로 대고 장골능(iliac creast)을 기준점으로 삼아 맹장을 찾은 다음 탐촉자를 위 아래 방향으로 돌려보면 한쪽 끝이 막힌 위장관의 세층(내강-저에코, 점막, 점막하층-고에코, 근육층 - 저에코)를 가진 충수돌기를 찾을 수 있다(**그림 5-1**).

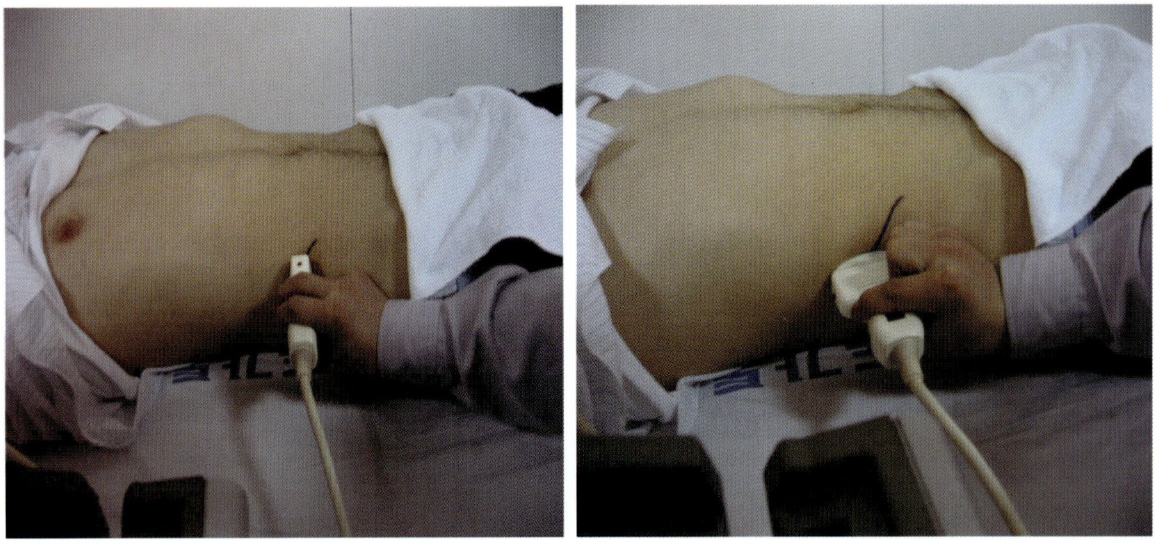

그림 5-1. 정상 충수 찾은 요령. 후맹장충수(retrocecal appendix)는 이 스캔에서 잘 보인다. 장골능(iliac creast)에 탐촉자를 대고 스캔한다.

3) 급성 충수염을 진단하는 방법

(1) 먼저 McBurney에 탐촉자를 횡축(**그림 5-2, 방법** 1)으로 대고 지긋이 압박하여 보면 복막과 장관 사이 혹은 장관과 장관 사이에 비정상적으로 증가된 에코성의 음영을 보게 되는데 특히 이 에코성 음영으로 인해 복막과 장관 사이에 간격이 넓어짐을 흔히 볼 수 있는데(정상 에서는 복막 과 장관 사이 간격이 떨어지지 않고 붙어 있다고 보면 된다), 이 에코 음영이 대망(omentum)이거나 충수간막(mesoappendix)의 비후 및 부종성 염증이다. 이 소견이 굉장히 중요한데 이 음영이 보이면 바로 이곳을 기준점으로 삼아 좀 더 부드럽게 지긋이 압박하면 그 안에 세층을 가진 장관을 찾을 수 있는데 이것이 염증성 충수 돌기이다(증례 1). 탐촉자로 압박을 하여도 모양의 변화가 없고 움직임이 없으면서 끝이 막혀 있는 장관고리를 탐촉자를 종, 횡축으로 돌려가면서 확인하고 맹장 첨단 부위와 연결되어 있음을 확인하면 된다.

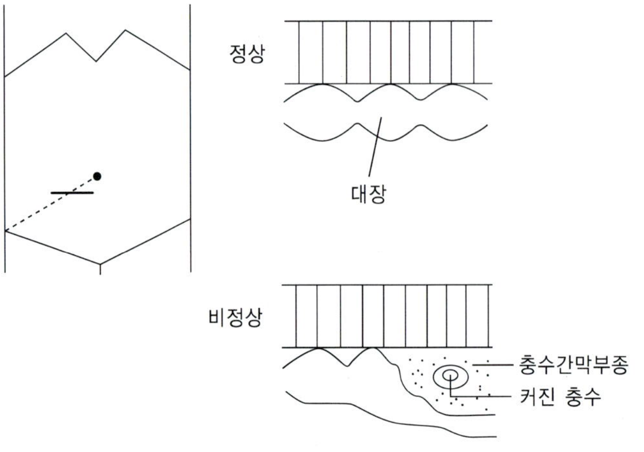

그림 5-2. 방법 1

증례 1

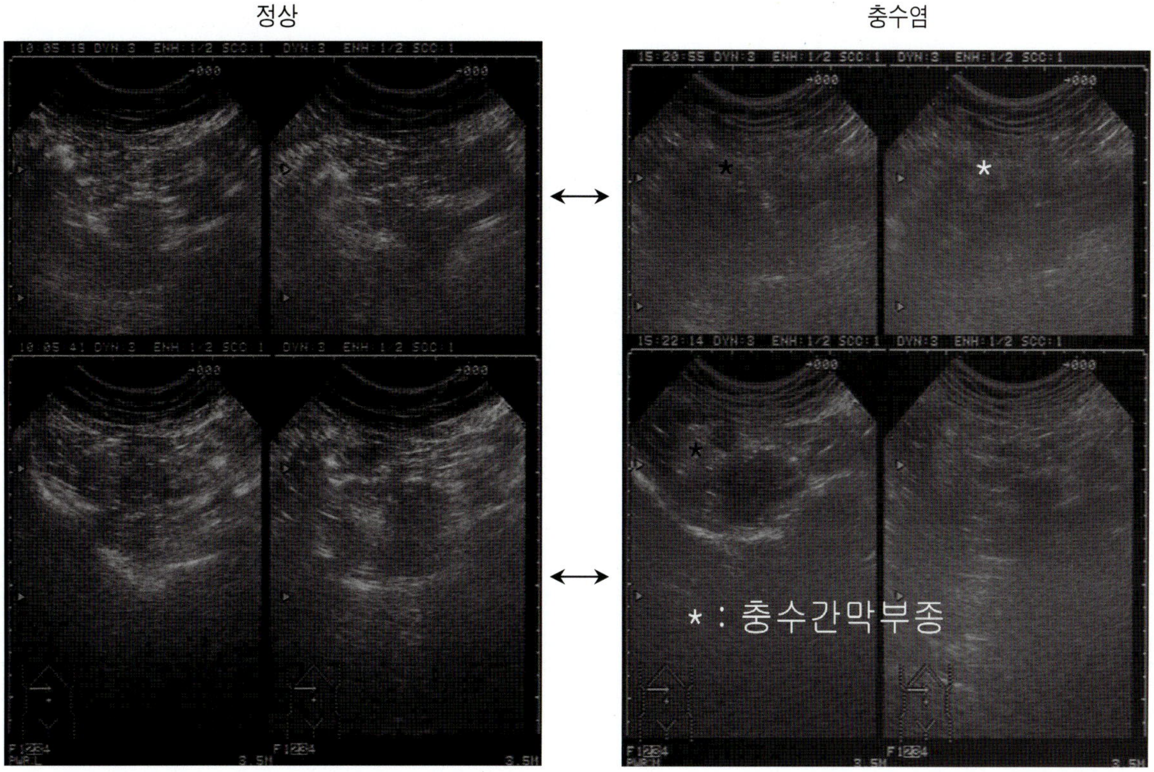

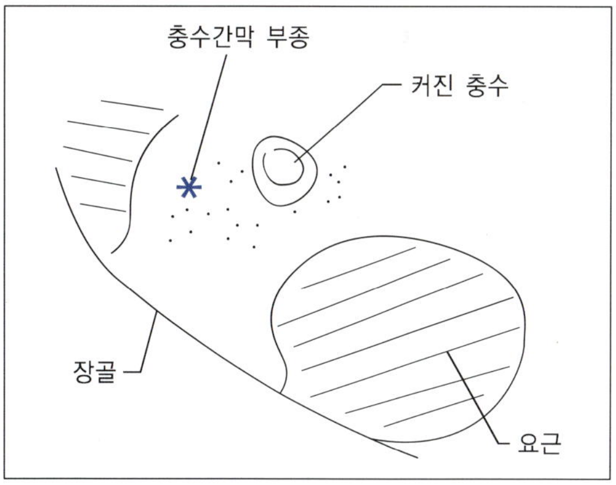

(2) 둘째 방법은 탐촉자를 장골(iliac bone) 바로 옆 측면에 종축으로 대고(**그림 5-3, 방법 2**) 장골과 요근을 모니터에서 확인 한 후 탐촉자를 복부 내측 중앙 부위로 지긋이 압박하면서 돌려보면 맹장과 요근을 확인 할 수 있고 요근 위에 에코성 점막이 비교적 두껍고 움직임이 적고 움푹 들어간 결장의 팽기면(haustral margin)을 가진 맹장을 찾은 다음, 맹장과 말단 회장 및 복막으로 이루어진 삼각형 구간이 보이는데 맹장과 요근 사이에 간격을 잘 살펴 보면 정상적으로는 간격이 넓지 않은데 충수염에서는 비정상적으로 증가된 에코성 음영이 보이면서 그로 인해 맹장 과 요근 사이가 넓어져 보이는데

이 증가된 에코성 음영이 충수 간막(mesoappendix)의 비후 및 부종성 염증이기 때문에 이를 기준점으로 삼아 탐촉자를 지긋이 압박하면 에코성 음영 안에 세층을 가진 움직임이 적은 염증성 충수를 발견 할 수 있다(증례 2,3). 이때에도 반드시 탐촉자를 돌려가면서 맹장과 연결됨을 찾고 충수 끝이 막혀 있는 것을 확인함으로써 확진 내릴 수 있다.

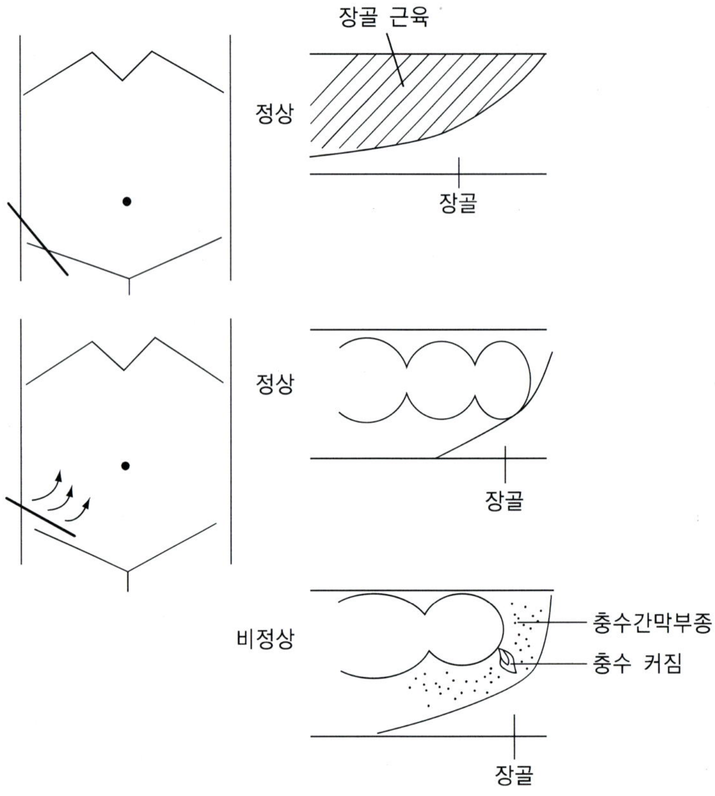

그림 5-3. 방법 2

증례 2

정상

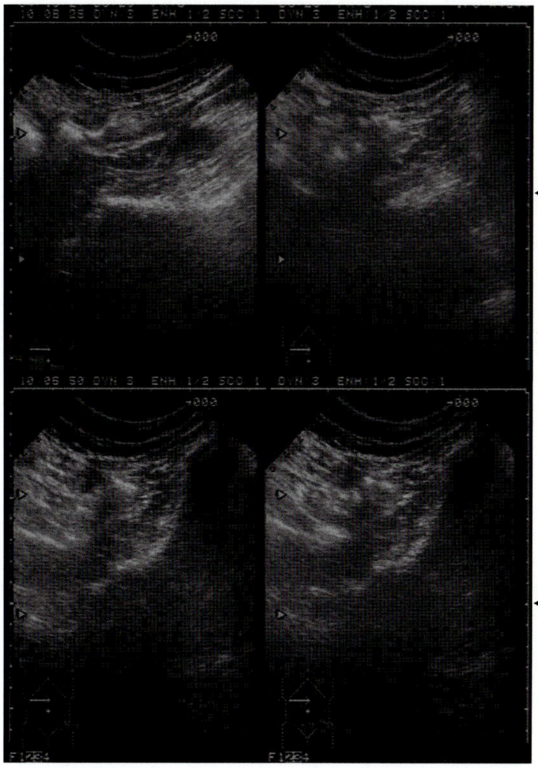

충수염

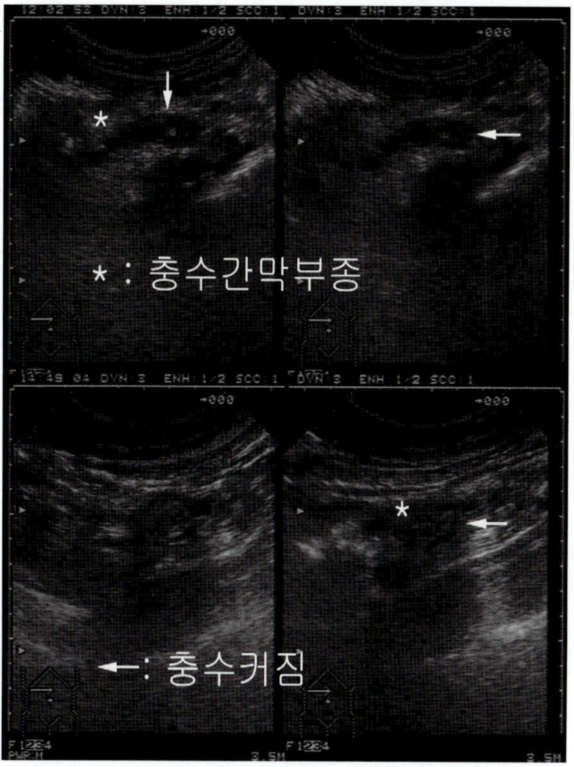

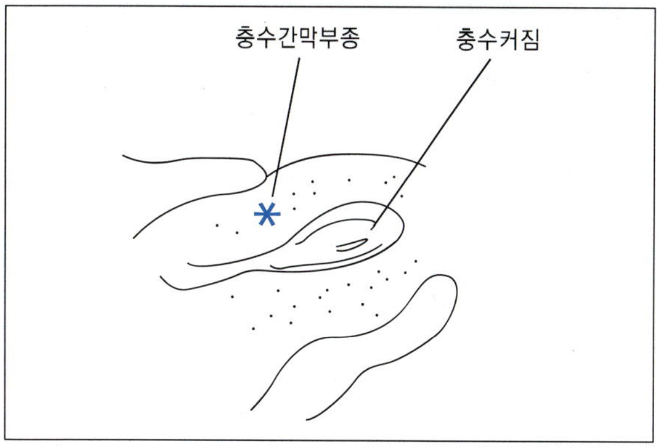

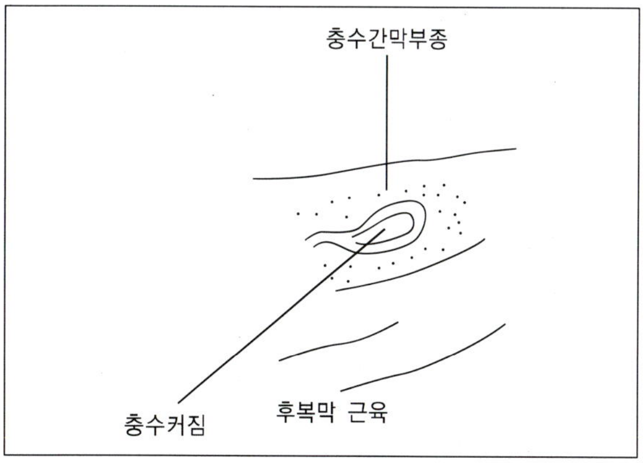

증례 3

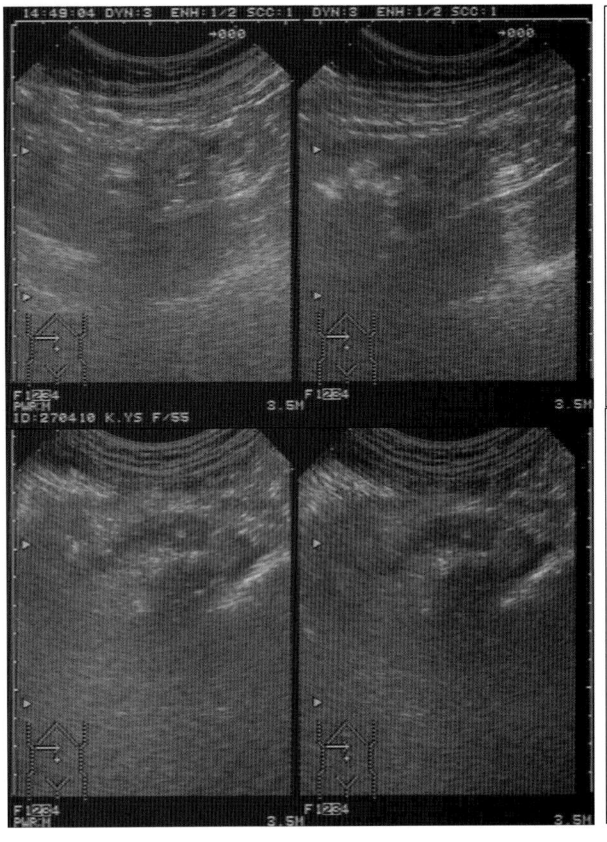

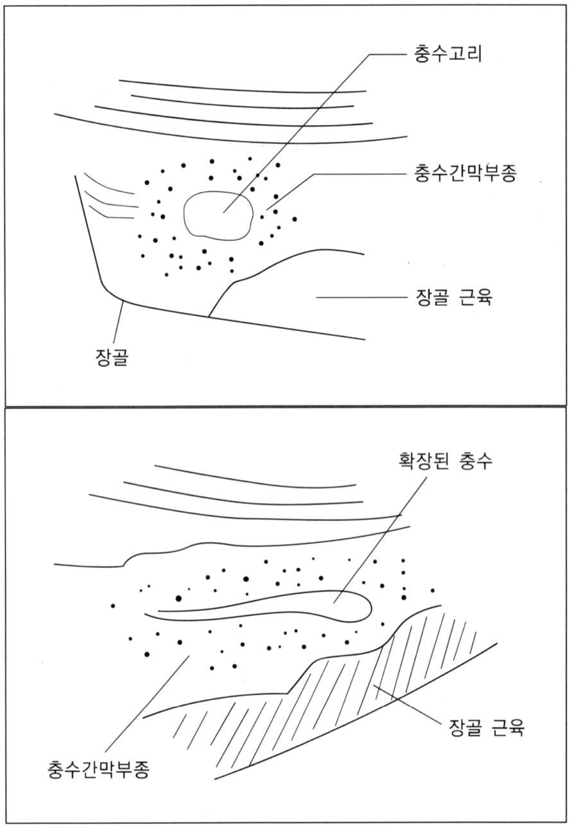

(3) 셋째 충수가 맹장 후부에 위치하거나 간 하연(subhepatic) 혹은 신장 쪽으로 신전되어 있는 경우 장골능(iliac creast) 위에 옆구리에 횡으로, 관상 방향으로 탐촉자를 대고(**그림 5-4,** 방법 3) 탐촉자 아래 부위를 위 아래 방향으로 돌려보면 확장되고 움직임이 없고 끝이 막혀 있는 충수를 찾을 수 있고 주위 충수 간막의 증가된 에코 음영을 찾음으로써 염증성 충수를 진단 할 수 있다(증례 1,2).

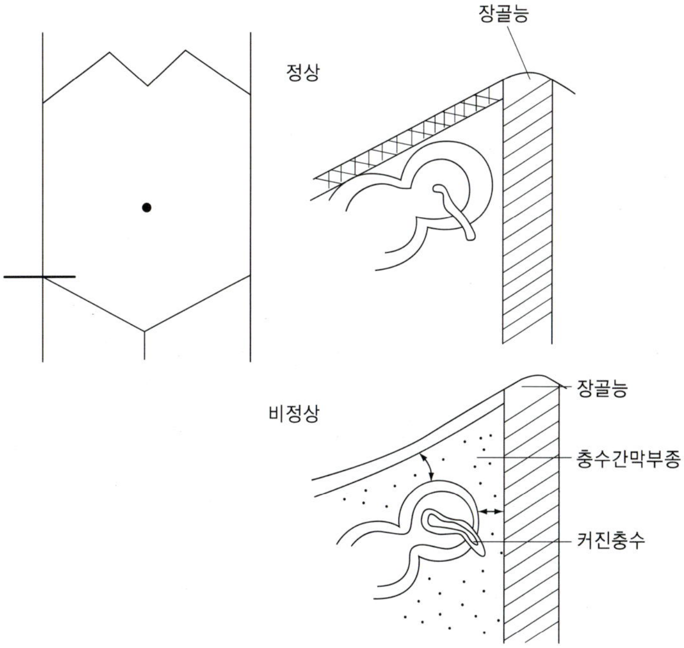

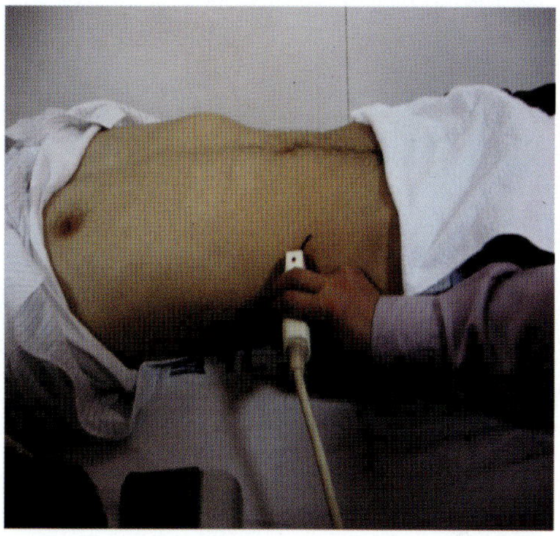

그림 5-4. 방법 3

증례 1

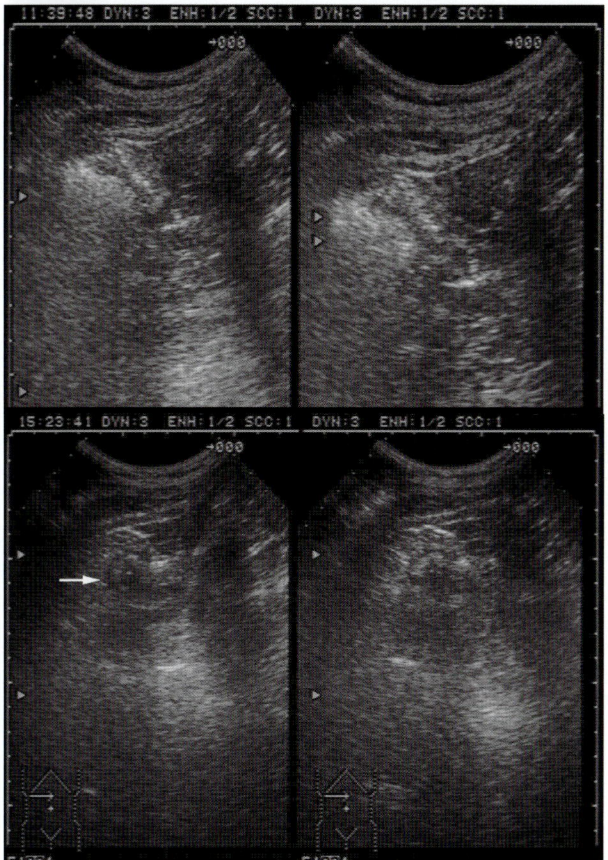

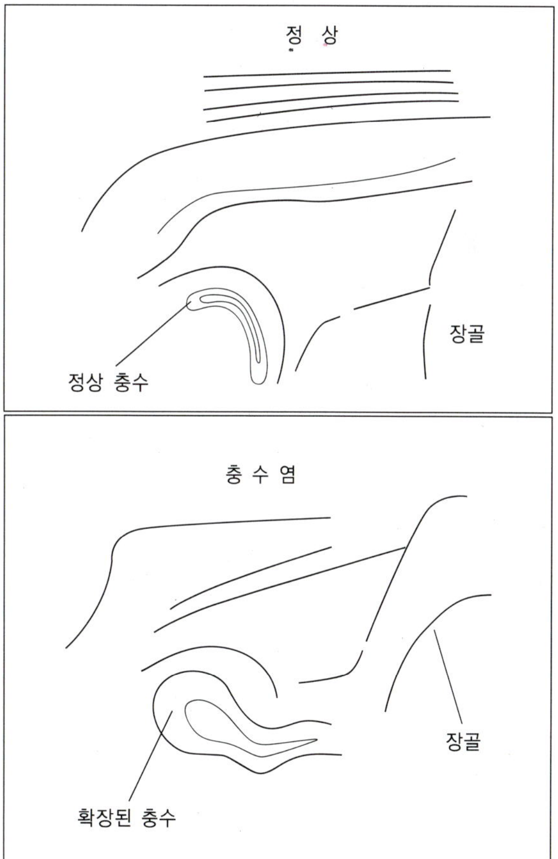

증례 2

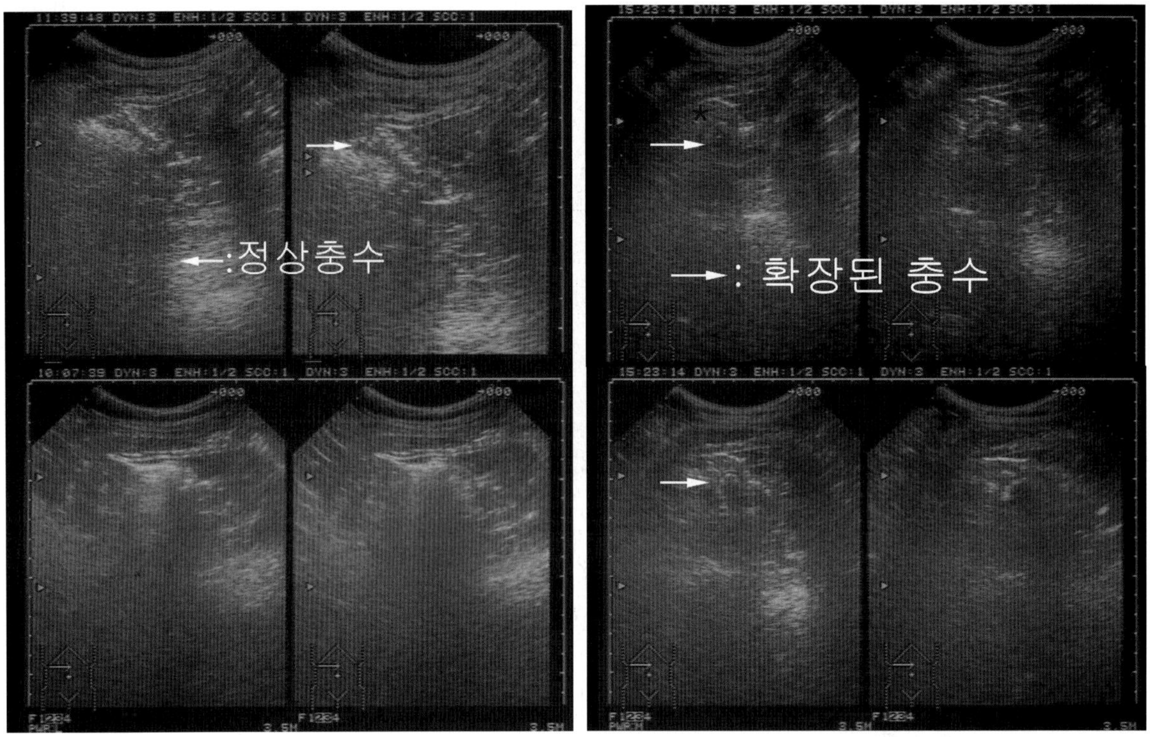

정상 충수염

4) 초음파상 충수염 진단에서 꼭 감별해야 하는 것.

첫째, 맹장의 게실염과의 감별이다. 맹장의 게실염은 보통 맹장 전면의 맹장 벽에서 밖으로 튀어 나온 적은 크기의 저에코성 구조물로써 맹장의 내강을 가지고 복막과 맹장 면 사이에 에코성의 대망이 내려와 있거나 맹장 주위 지방의 비후 및 염증 소견인 비균질성의 에코를 보이고 맹장 벽에서 튀어나온 저에코성 구조물 부위에 간혹 분변으로 인해 후방 그림자음영을 보여 충수염의 분석과 감별을 요한다(**그림 5-5**, 증례 1~4). 일반적인 감별점은 돌출되어 나온 구조물이 충수처럼 길지 않고, 맹장 전면에 위치하고 주위 염증성 액체 저류 등이 적고, 마치 맹장 벽이 국소적으로 두꺼워져 보이고 맹장과 복막 사이에 비균질성의 에코 음영을 볼 수 있는데 충수의 분석 보다 에코성은 낮아 보인다.

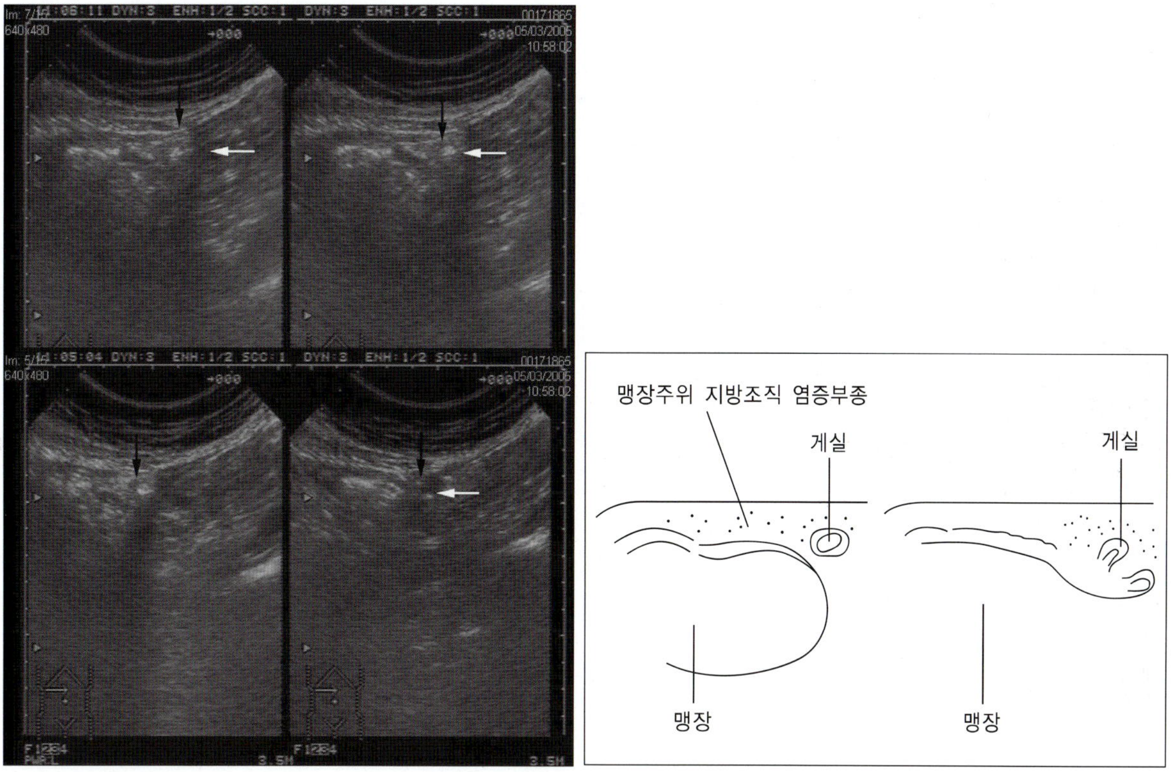

그림 5-5. 게실염(diverticulitis)

증례 1

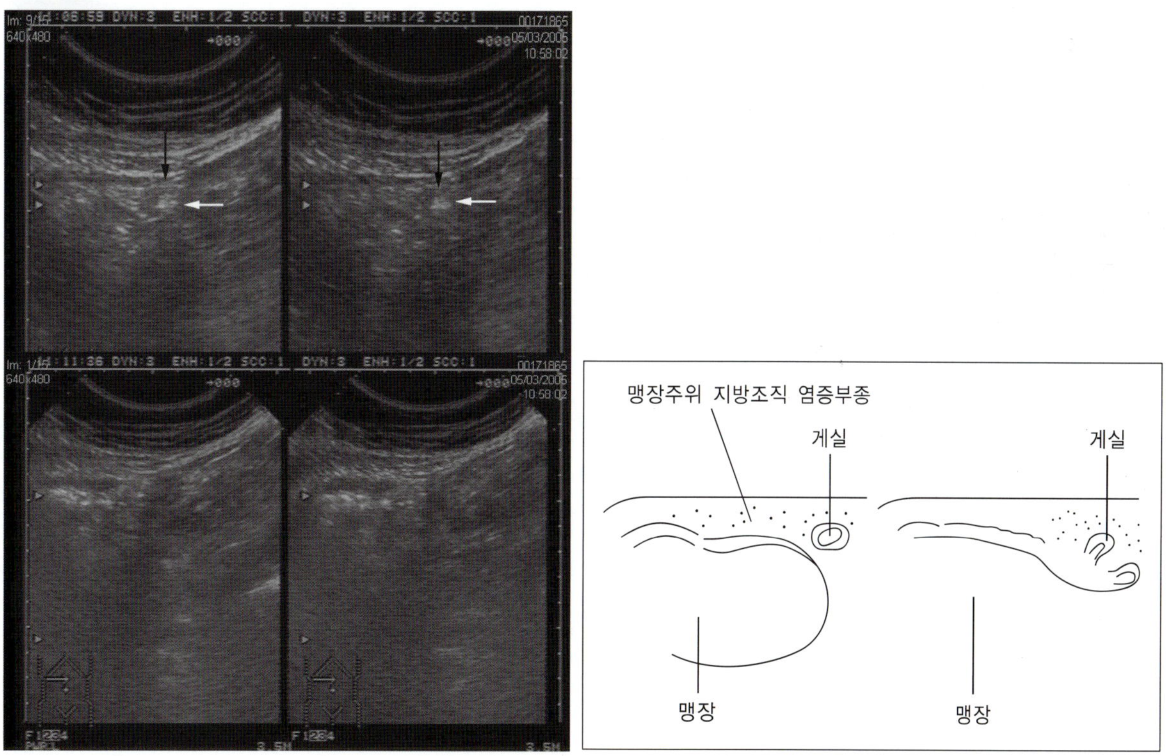

증례 2

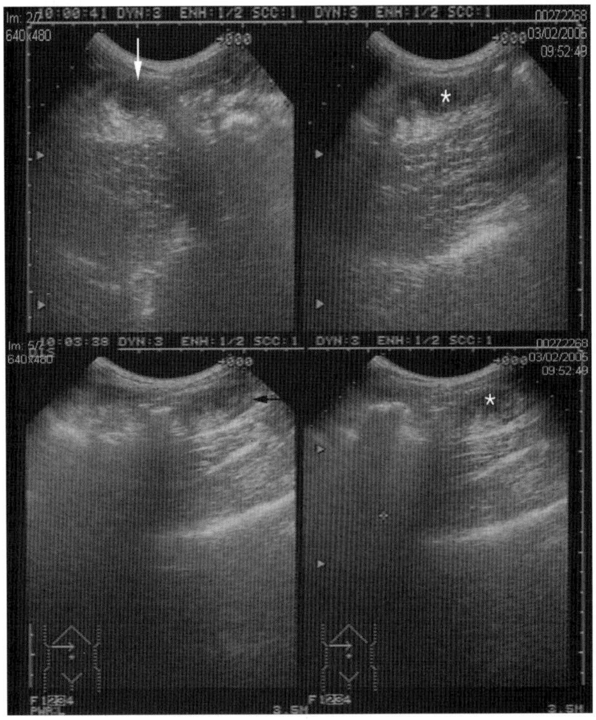

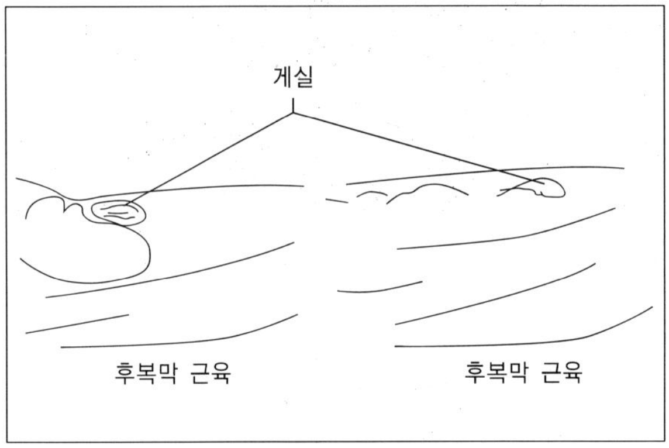

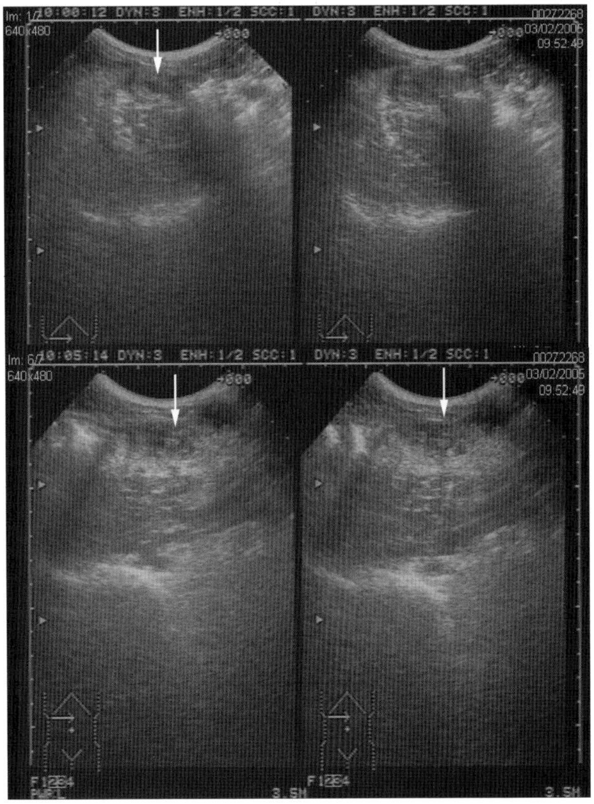

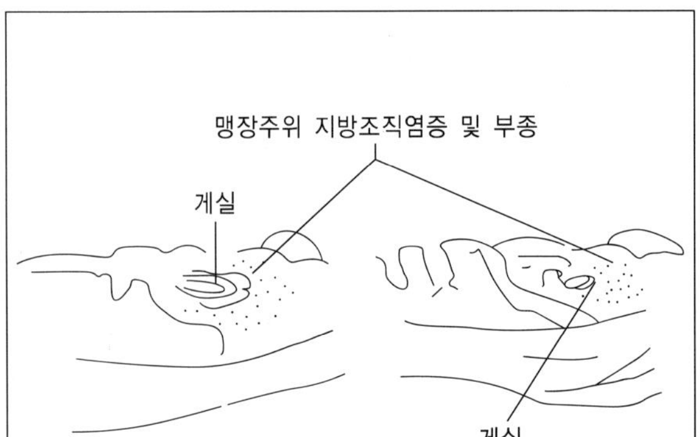

증례 3

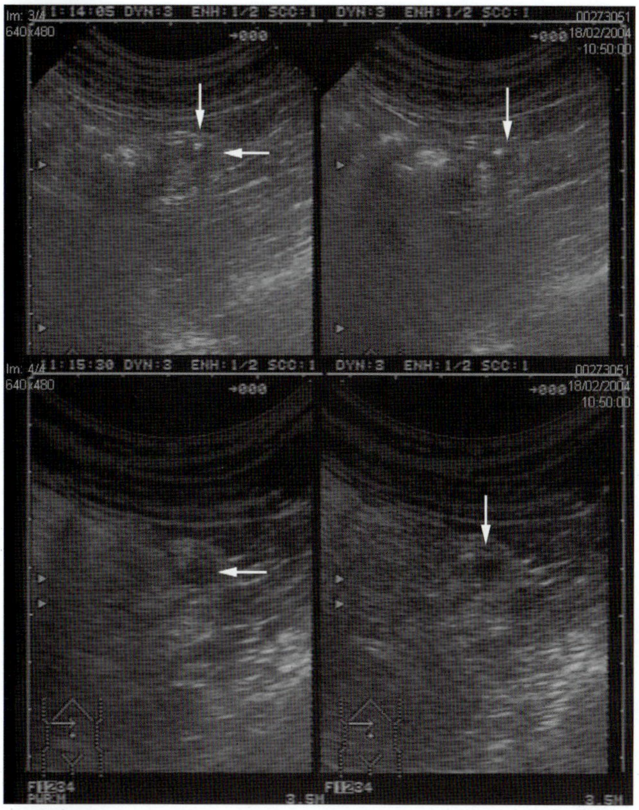

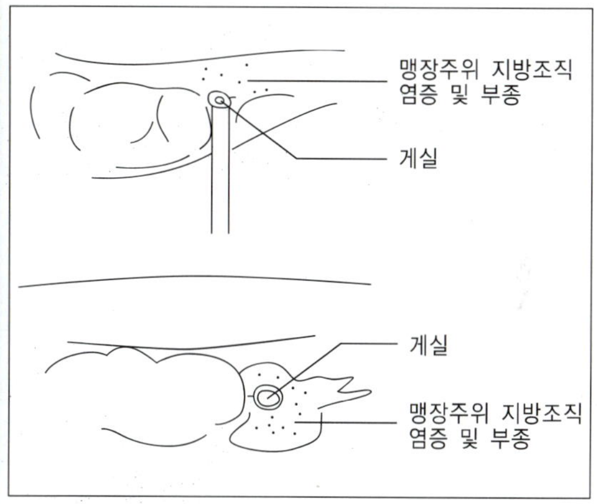
맹장주위 지방조직
염증 및 부종
게실
게실
맹장주위 지방조직
염증 및 부종

증례 4

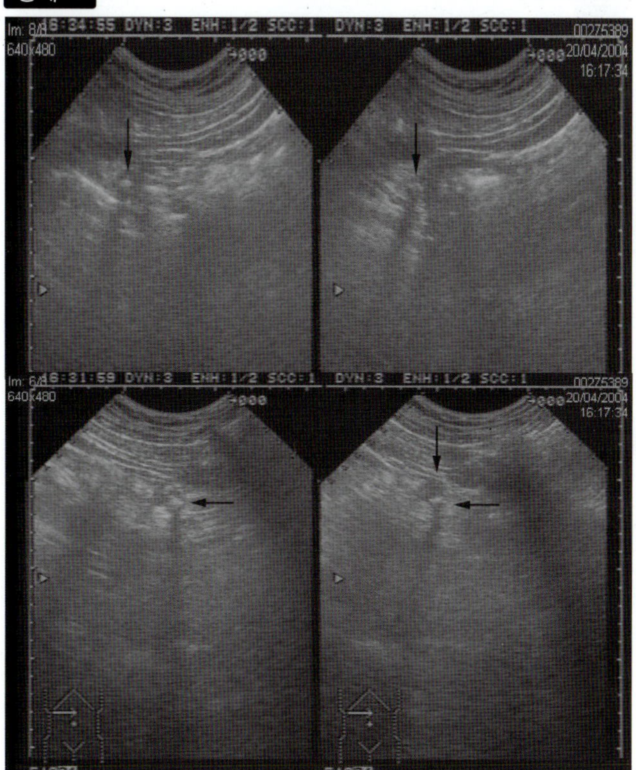

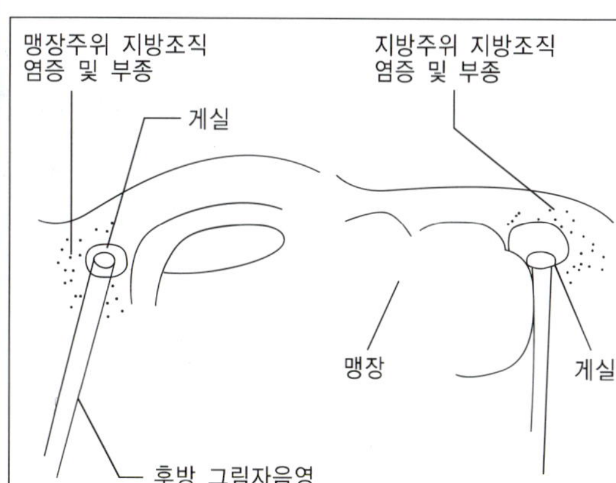
맹장주위 지방조직
염증 및 부종
지방주위 지방조직
염증 및 부종
게실
맹장
게실
후방 그림자음영

둘째 특히 소아에서 장간막 임파선염을 감별해야하는데 임파선염은 회맹부 판 부위와 말단 회장 부위에 다발성 저에코성 결절(sonolucent nodule)로 보여 충수염과 감별을 요한다(**그림 5-6A, 5-6B**). 이때는 반드시 정상 충수를 확인하고 다발성 림프 결절이 커져 있음을 확인하면 된다. 일반적으로 정상적인 림프선은 보이지 않는다. 일단 저에코성 결절내에 중심부에 에코성 구조물(hilum) 보이고 1.5~2.5cm 이상 크기를 가지면 림프절이 커져 있다고 생각하면 된다.

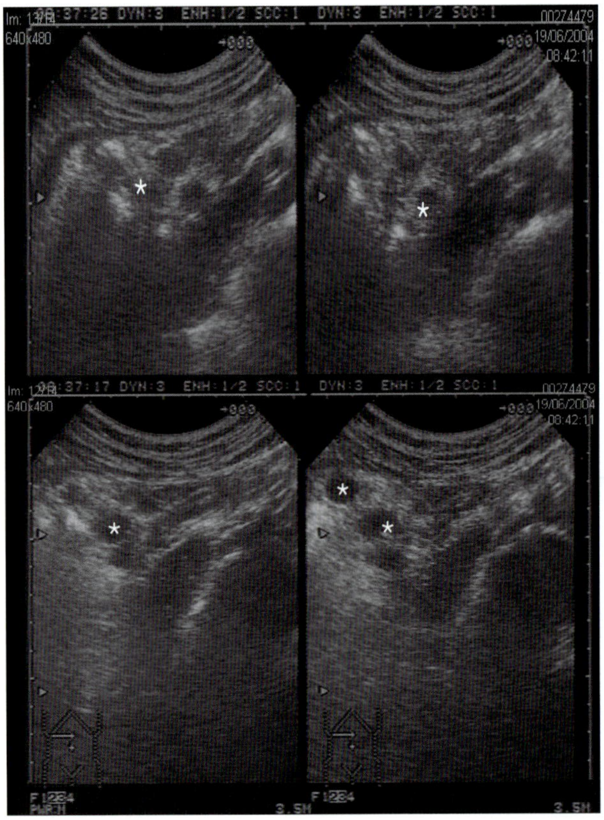

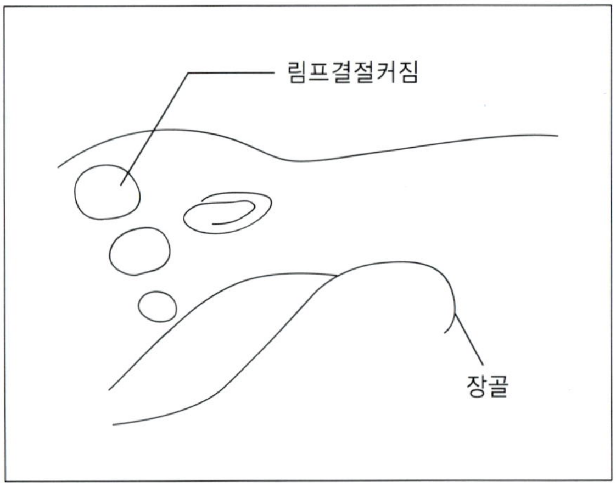

그림 5-6A. 장간막 임파선염(mesenteric lymphadenitis)

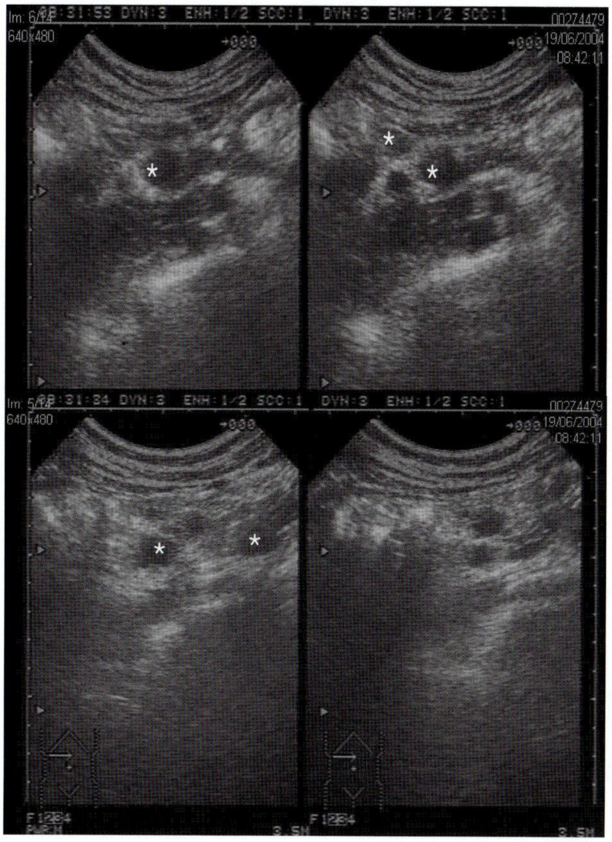

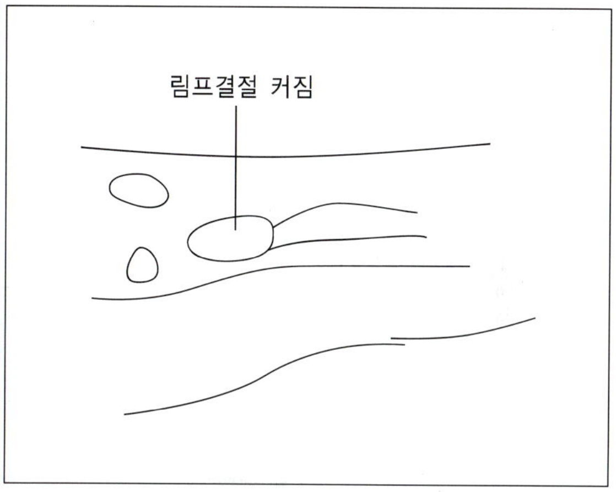

그림 5-6B. 장간막림파선염(mesentery lymphadenitis)

5) 진단률

일반적으로 충수염의 초음파 진단은 저자들에 따라 다양한데 민감도 75~95%, 특이도 75~100%, 정확도 85~95%로 비교적 큰 차이를 보인다.

6) 병리 조직학적 분류

병리 조직학적으로 분류된 충수염에서 초음파 소견을 그림을 통해 충수 전후 직경 폭과 충수벽 두께, 충수간막 비후된 모습과 충수 주위 농양 여부, 충수 내강 에코 모양과 충수 점막과 점막하 층의 끊긴 여부 등을 통해 충수염의 병리 조직학상 분류를 시도해 보자.

(1) 합병성 충수염 일수록 충수 전후벽 두께 및 전후 직경폭이 두꺼워 지고(**그림 5-12**) 내강은 혼합 에코를 보인다(참고 비합병성 충수염 : 내강, 저에코)

(2) 단순성 충수염과 정상과의 차이점은 단순성 충수염에서는 전후벽 두께가 1mm 이상이고 전후 직경폭이 5mm 이상이며 내강 에코는 저에코를 보였고(**그림 5-9**) 정상에서는 전후벽 두께가 1mm 이하로 전후벽을 측정할 수 없었고 전후 직경 폭이 5mm 이하로 충수염과 구별되며 내강은 고에코를 보였다(**그림 5-7**).

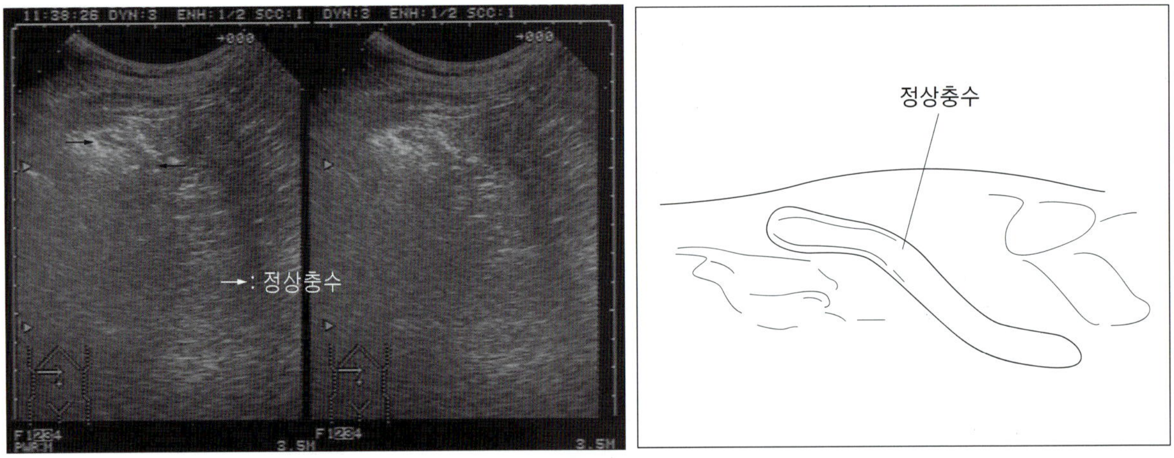

그림 5-7.

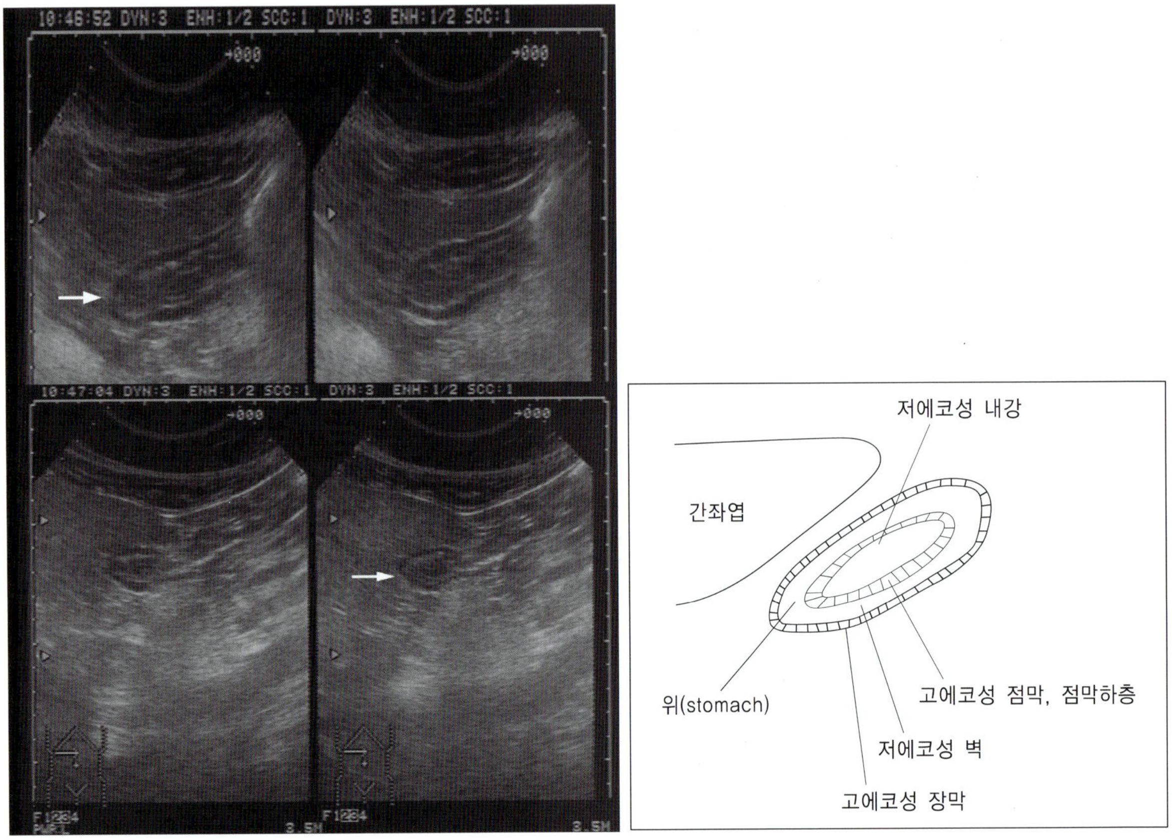

그림 5-8. 정상 장관 모습을 위(stomach)에서 살펴보자. 내강-저에코, 점막과 점막하층-고에코, 근육층-저에코. 장막-고에코

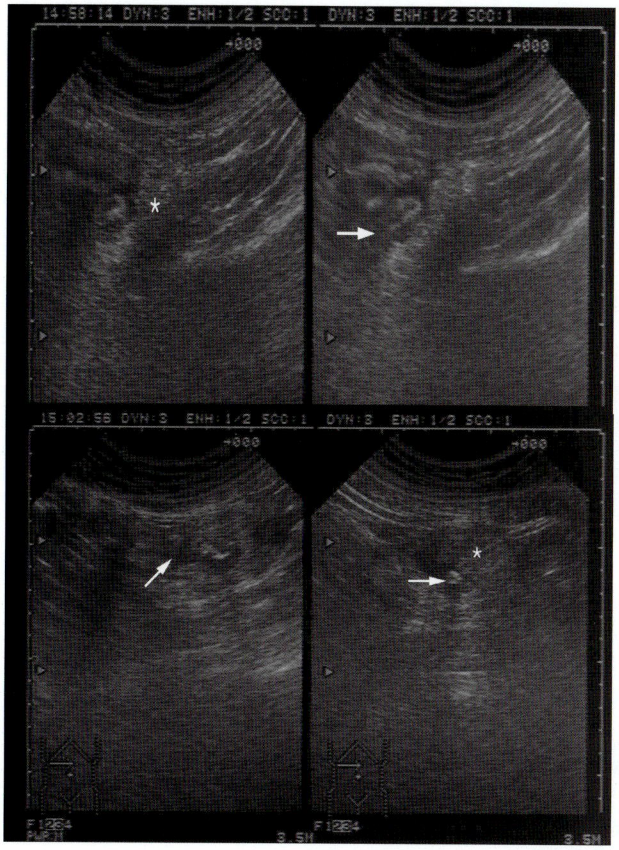

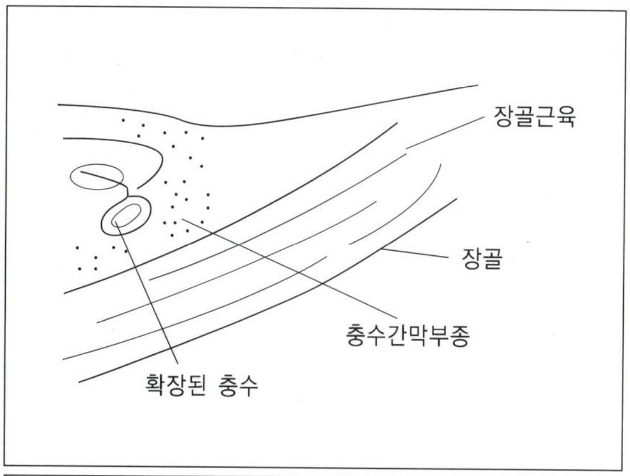

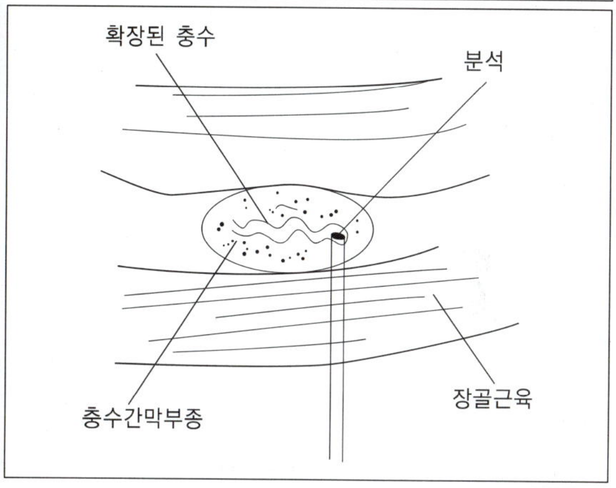

그림 5-9. 급성단순성 충수염(acute simple, focal, appendicitis)

(3) 화농성 충수염과 괴사성 충수염의 구별은 화농성 충수염은 내강 에코가 저에코를 보이며 점막층과 충수벽 층이 뚜렷하고(**그림 5-10,** 증례 1~4) 괴사성 충수염은 점막, 점막하 층이 불분명하고 충수벽이 국소적으로 불분명하고 내강 에코가 혼합 에코를 보여 내강과 점막, 벽 층의 경계가 명확치 않으며 점막과 점막하 층에 비해 오히려 충수벽이 두꺼워 보인 것이 특징이라면 특징이라 할 수 있다(**그림 5-11,** 증례 1~4).

증례 1

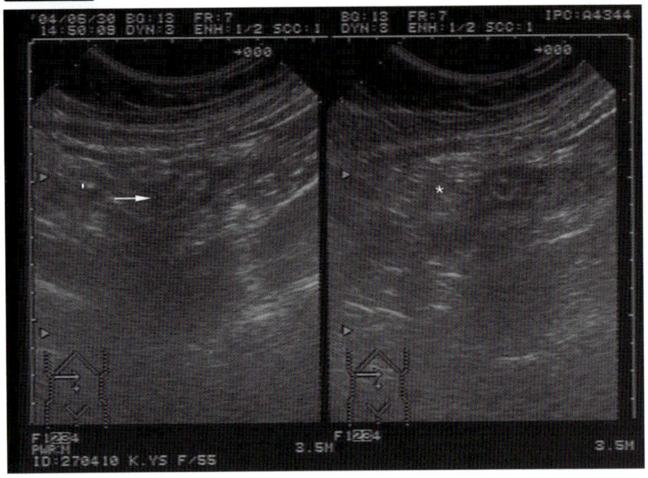

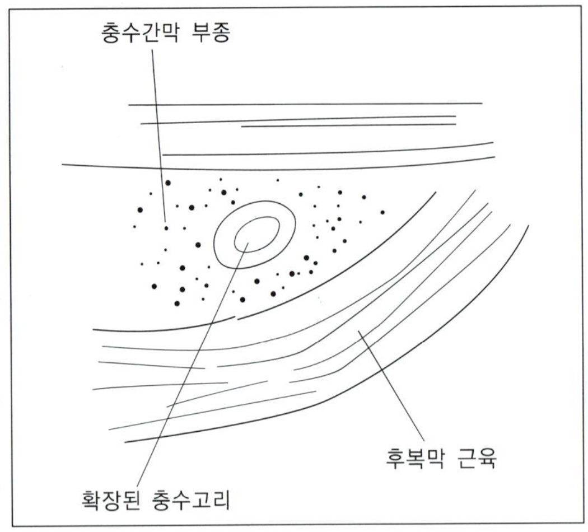

그림 5-10. 급성 화농성 충수염(acute suppurative appendicitis)

증례 2 급성화농성충수염

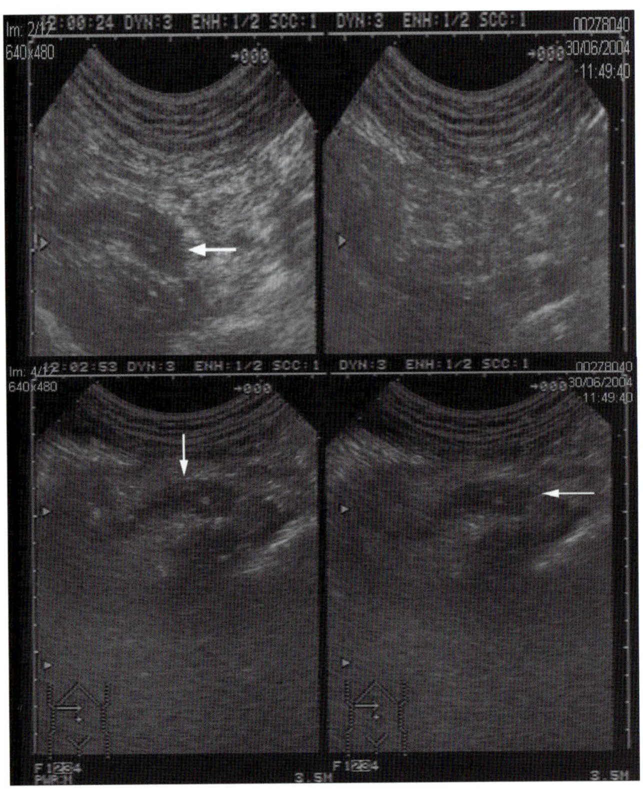

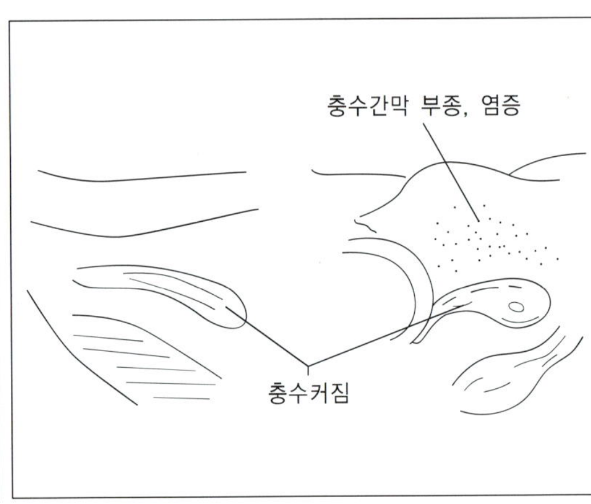

증례 3 급성화농성 충수염

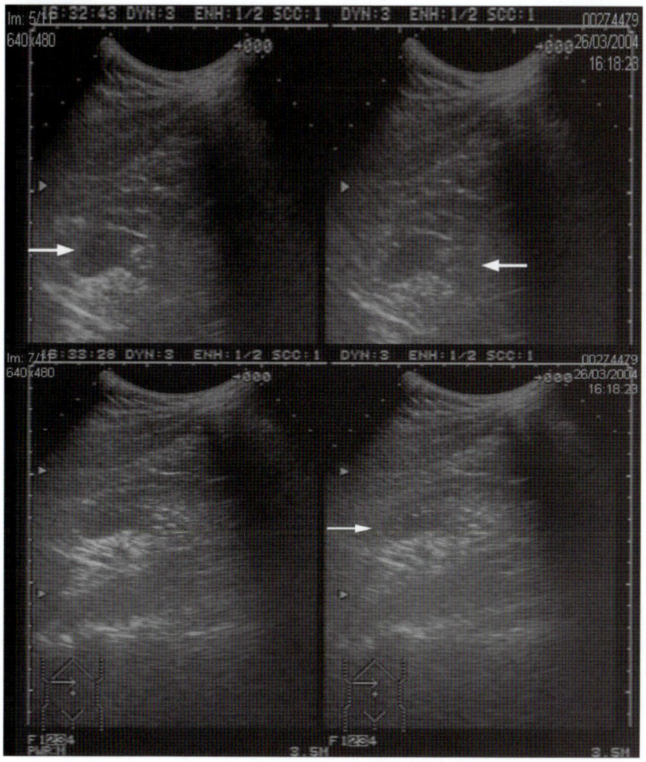

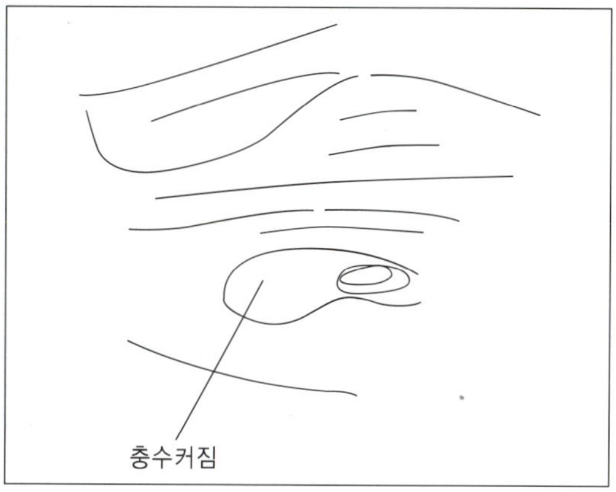

증례 4 급성화농성 충수염

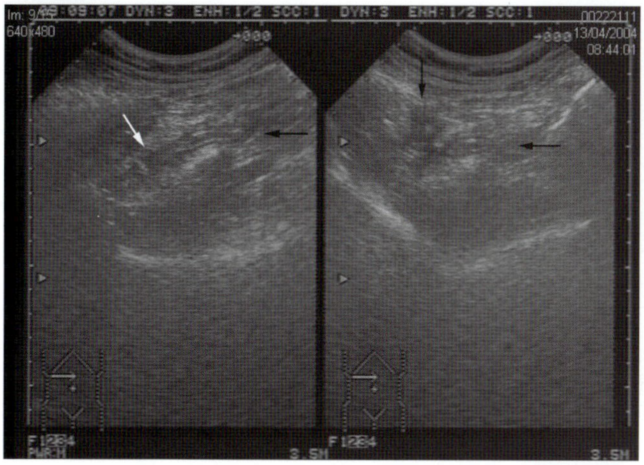

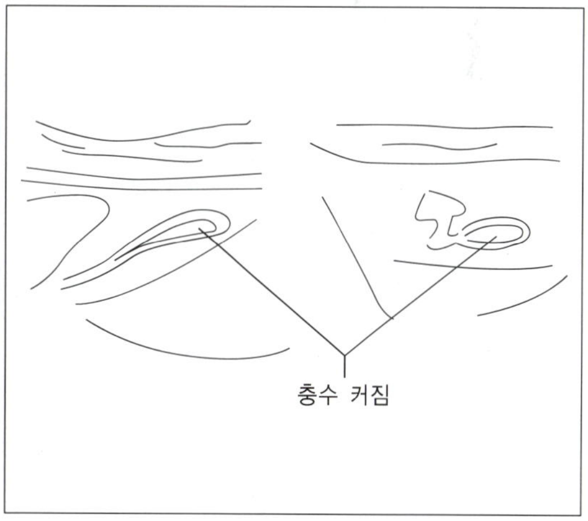

증례 1

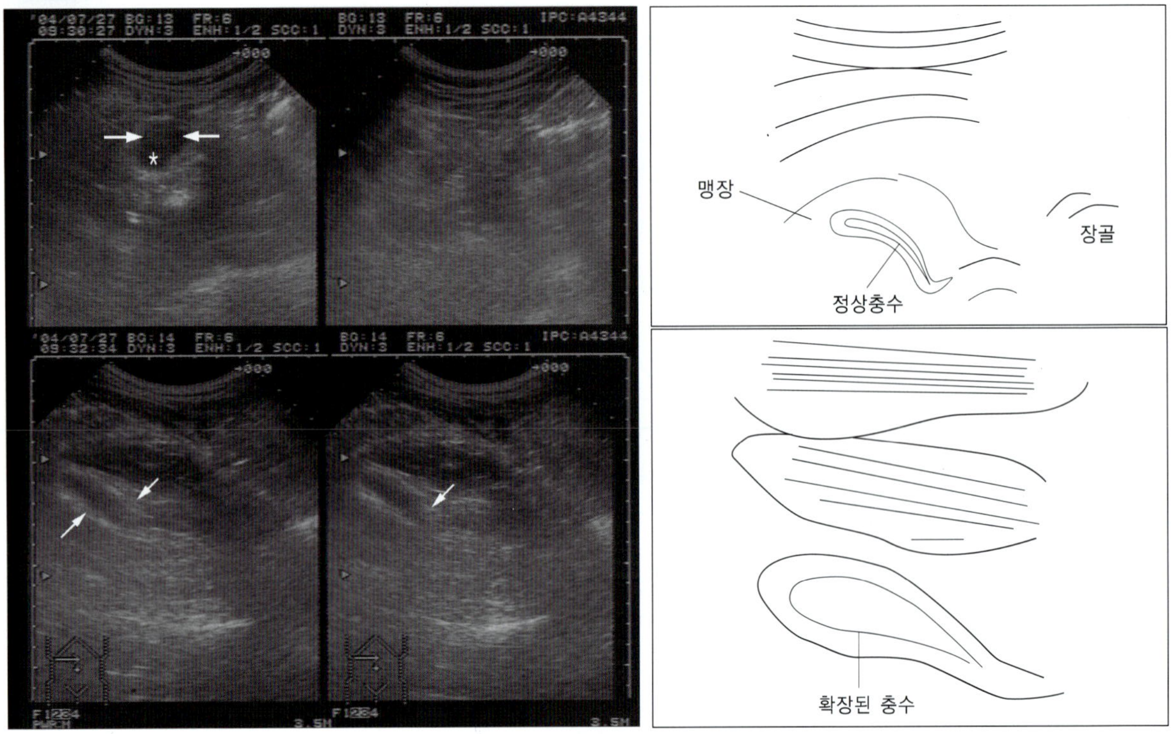

그림 5-11. 급성 괴사성 충수염(acute gangrenous appendicitis)

증례 2 급성괴사성 충수염

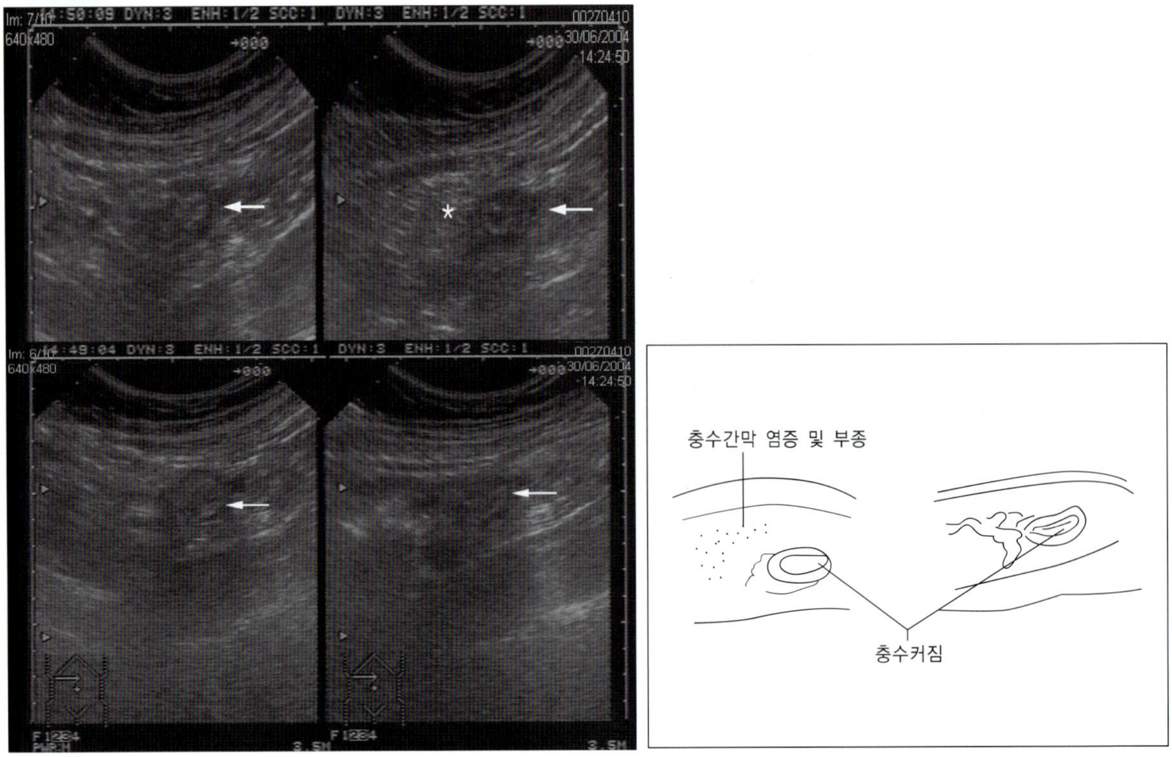

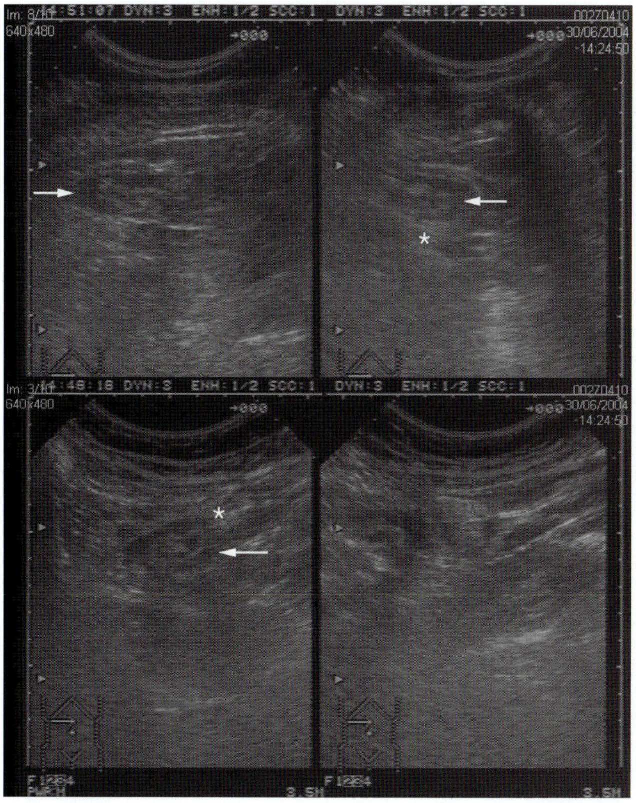

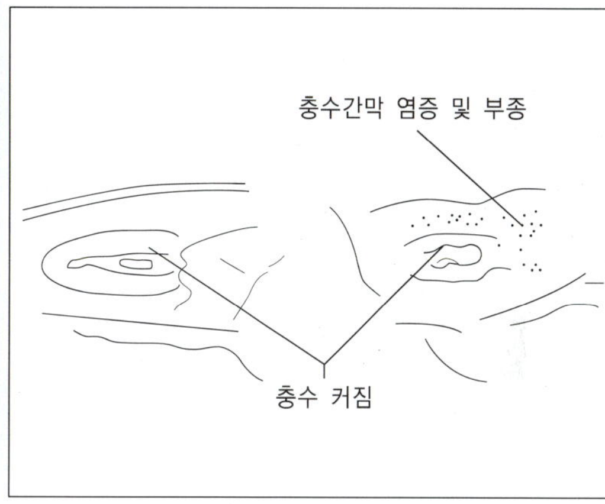

증례 3 급성괴사성 충수염

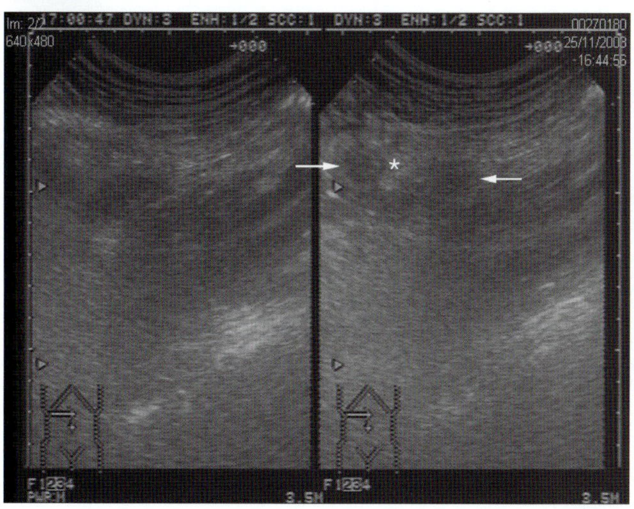

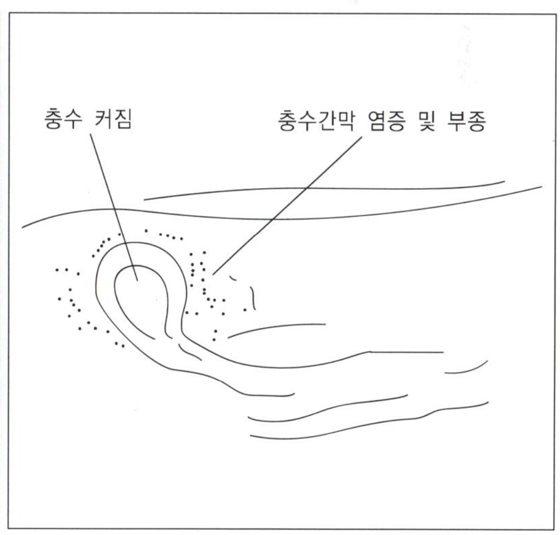

증례 4 급성괴사성 충수염

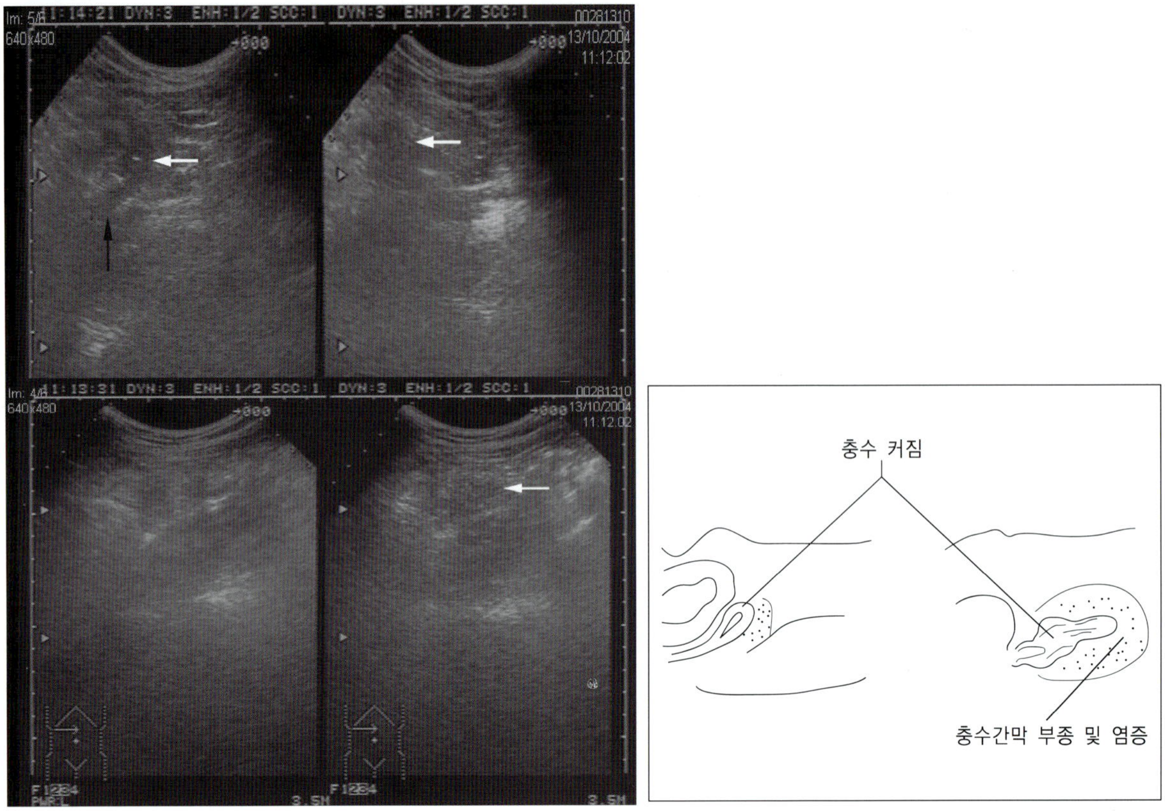

(4) 천공성 충수염은 점막 점막하 층이 끊어져있고 끊긴 주위에 국소 농양 형성을 찾아 진단을 할 수 있다(**그림 5-12,** 증례 1~5, **그림 5-13,** 증례 1~4).

증례 1

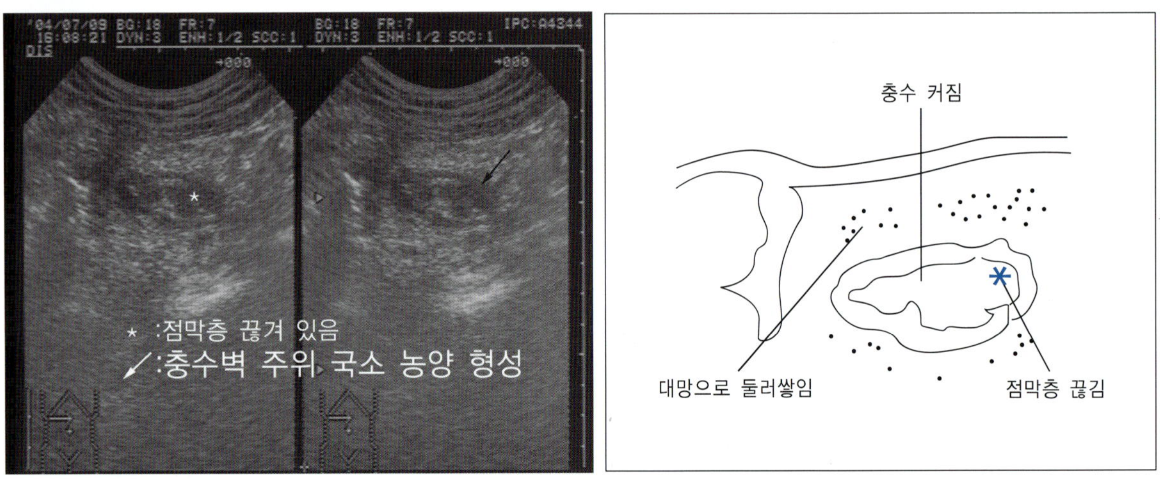

그림 5-12. 급성 충수 주위 농양을 가진 화농성 천공성 충수염(acute suppurative perforated appendicitis with periappendiceal abscess)

증례 2 급성화농성, 천공성 충수염

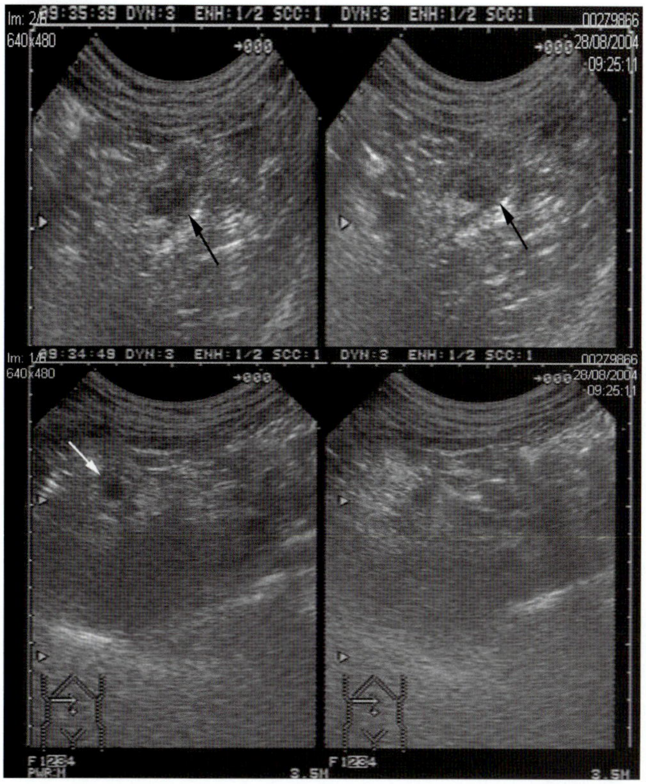

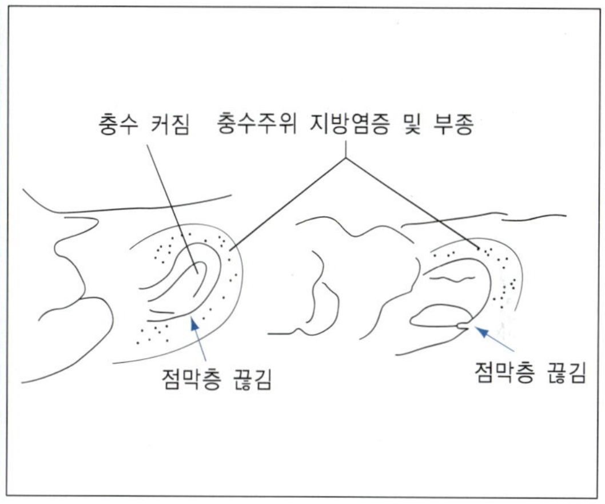

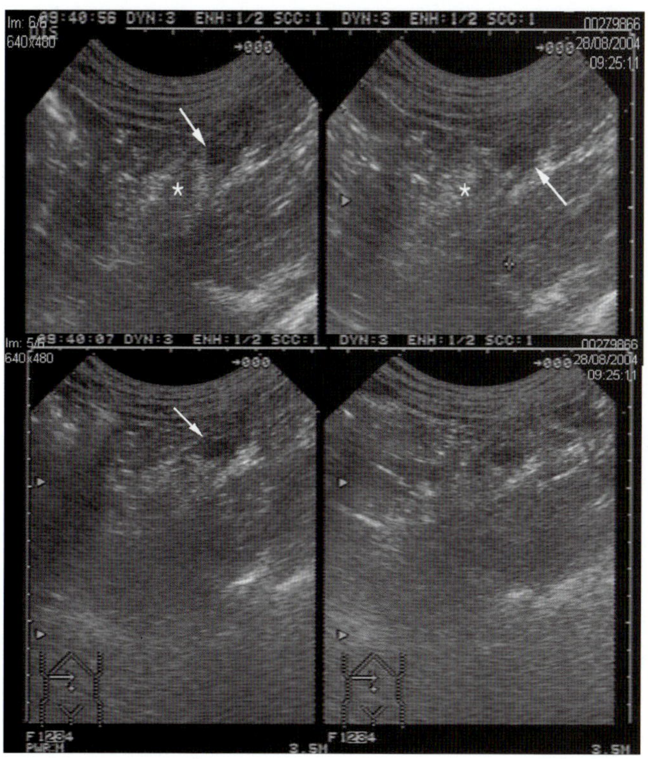

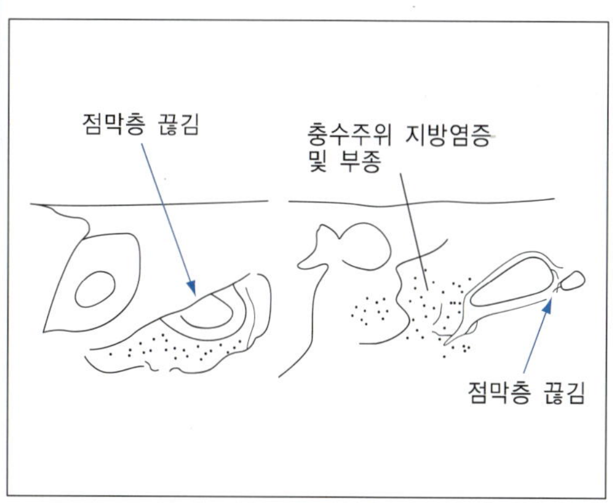

증례 3 급성화농성, 천공성 충수염

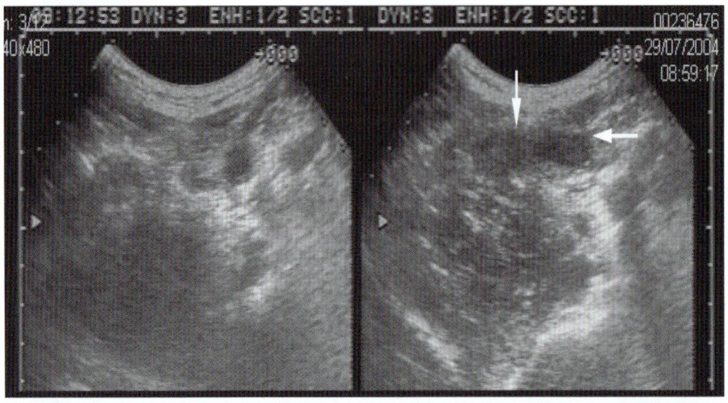

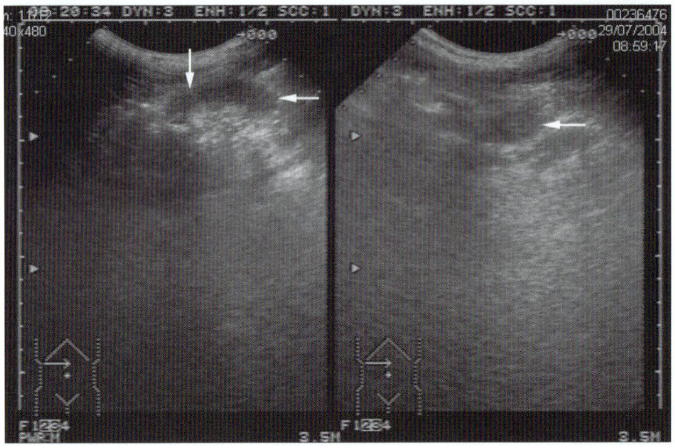

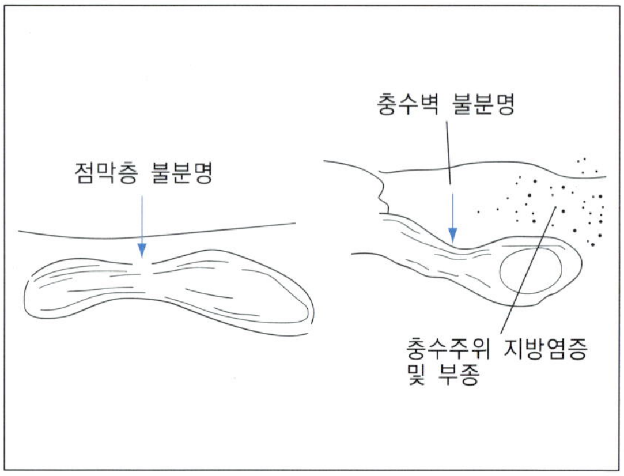

증례 4 급성화농성, 천공성 충수염

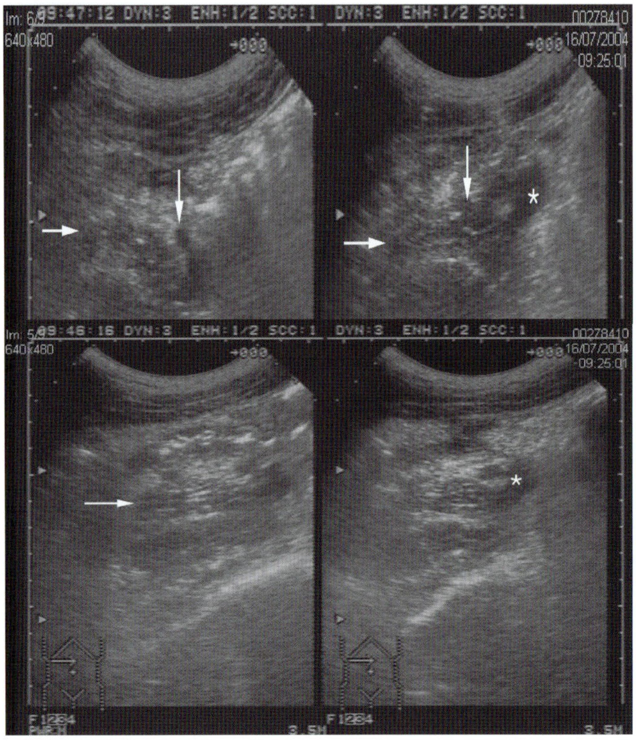

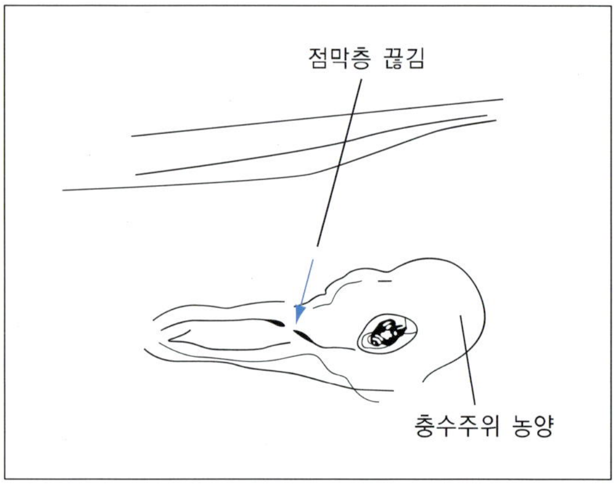

증례 5 급성화농성, 천공성 충수염

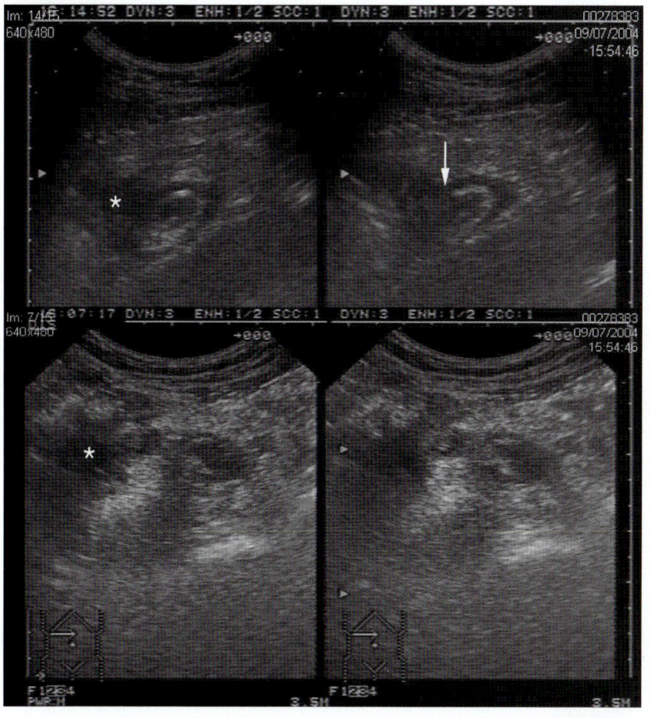

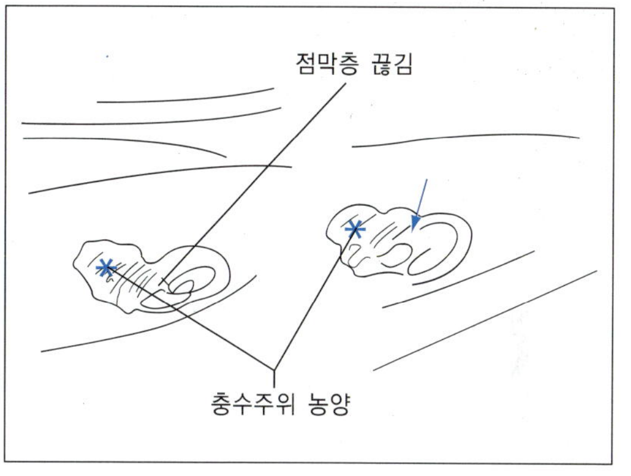

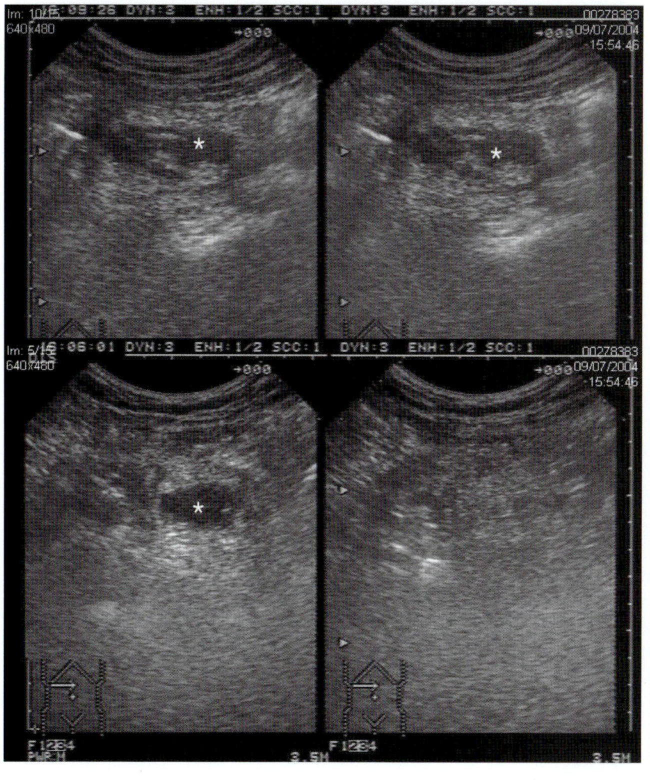

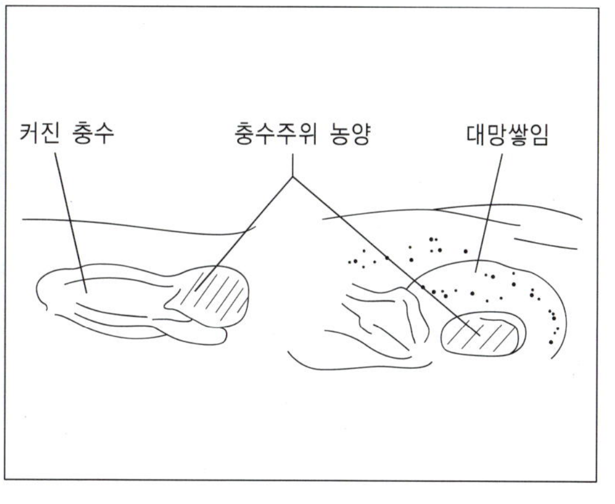

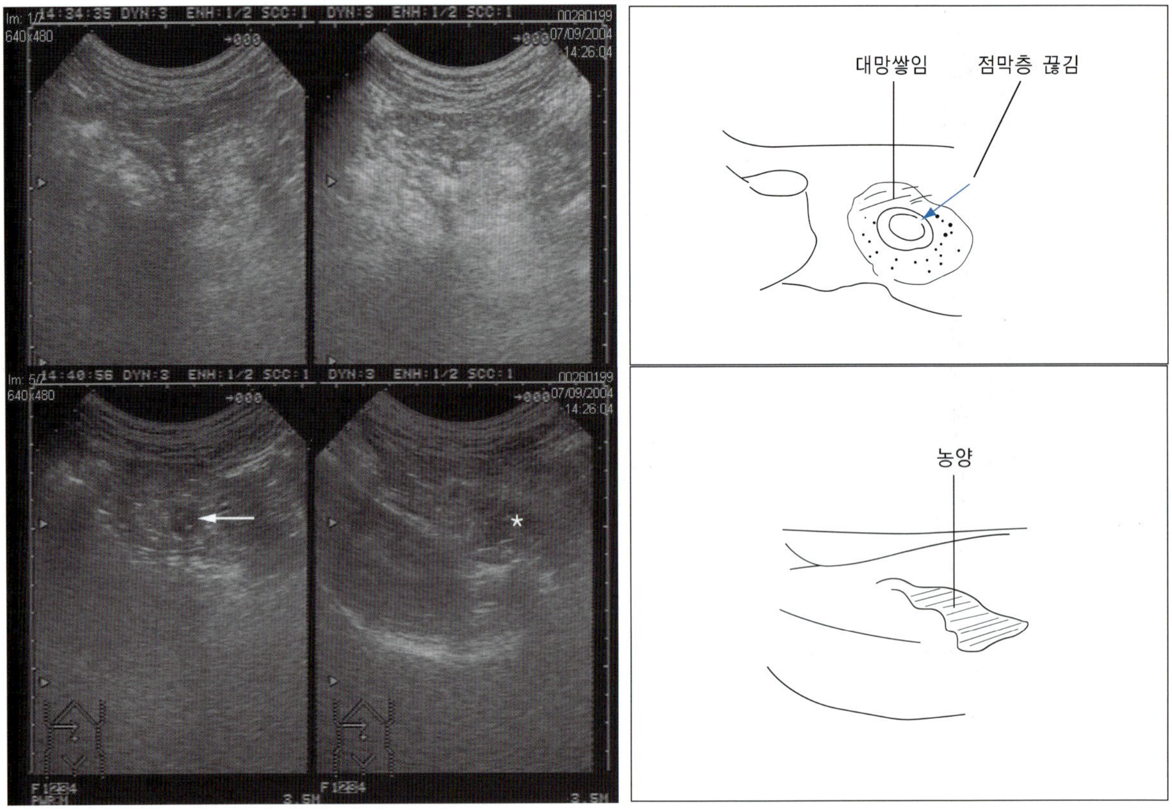

그림 5-13. 급성괴사성천공성충수염(acute gangr perforated appendicitis, abscess)

증례 1 급성괴사성, 천공성 충수염

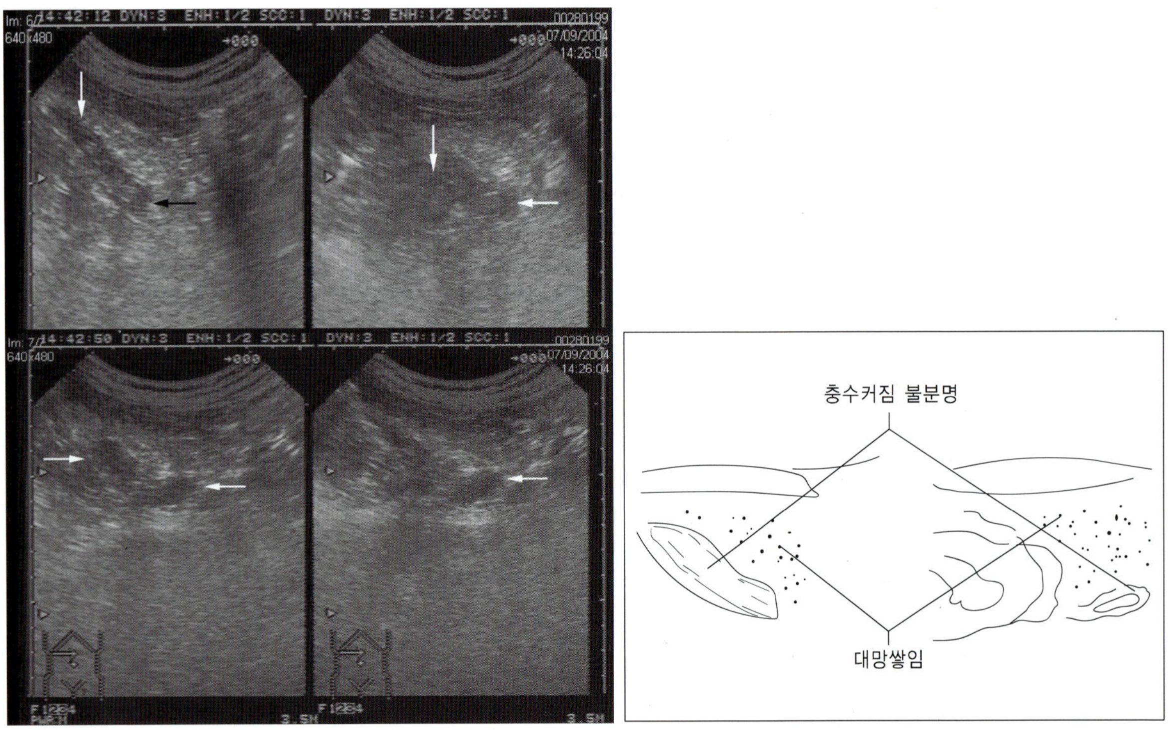

증례 2 급성괴사성, 천공성 충수염

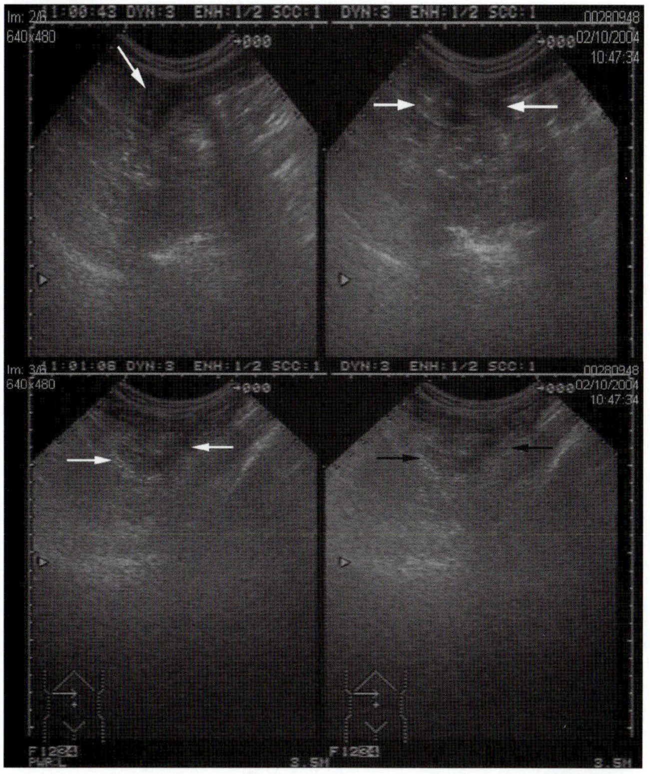

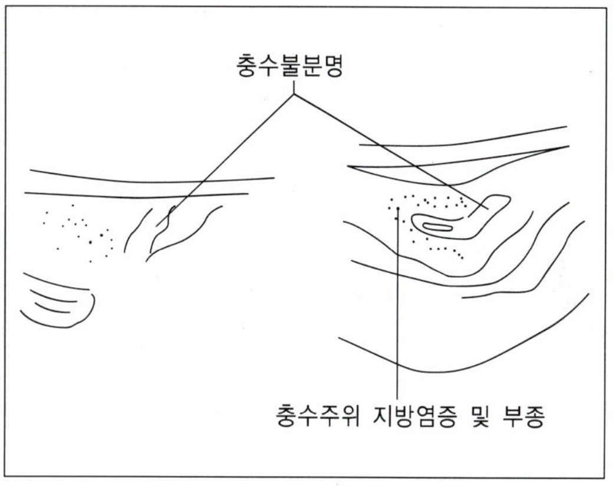

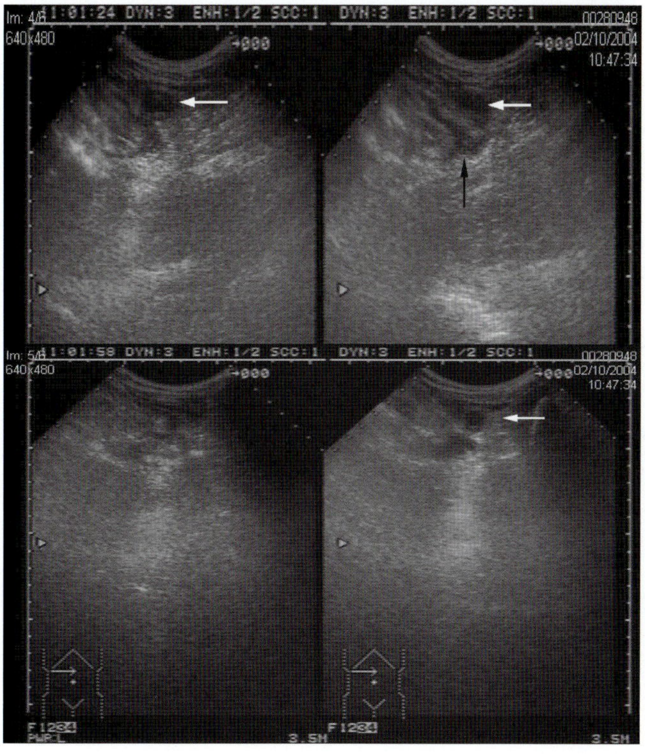

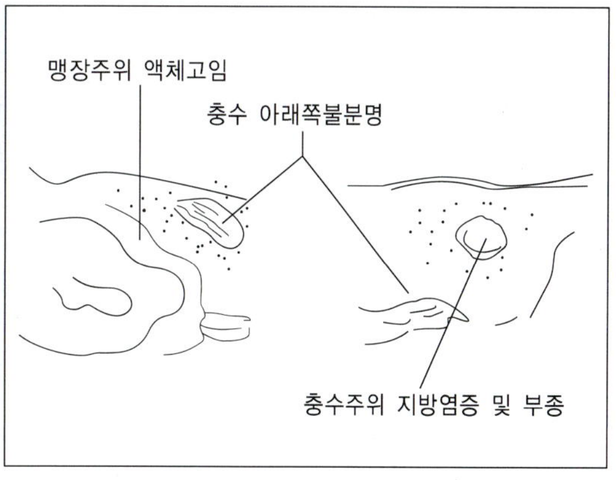

증례 3 급성괴사성, 천공성 충수염

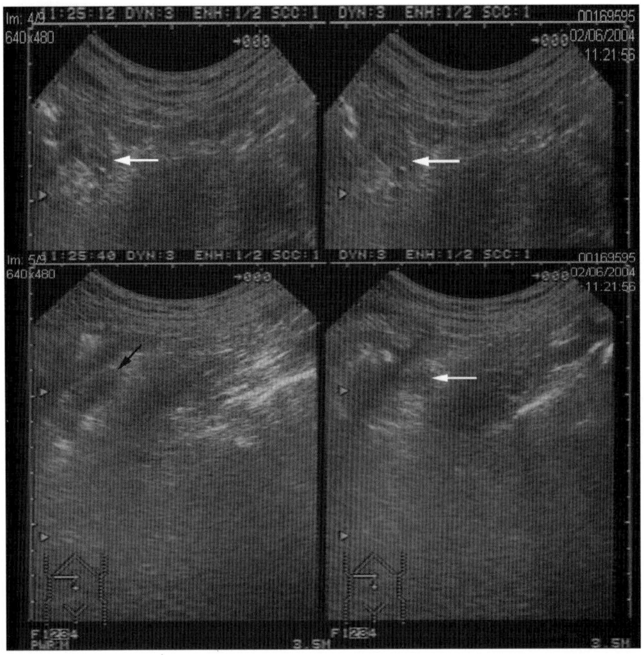

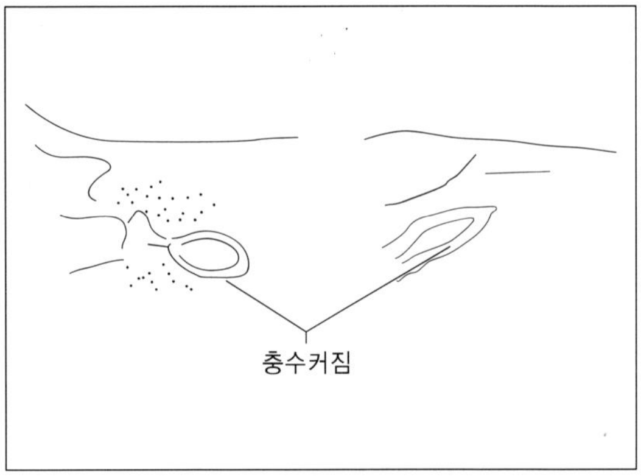

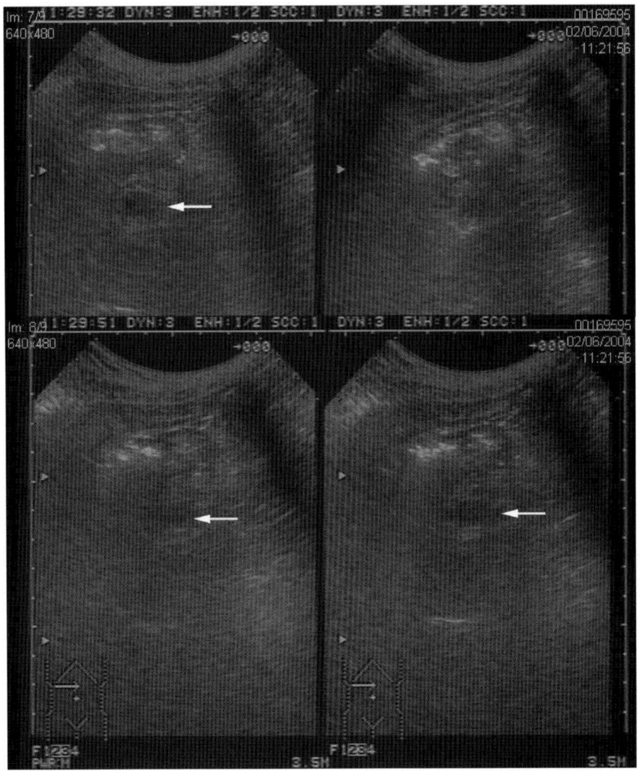

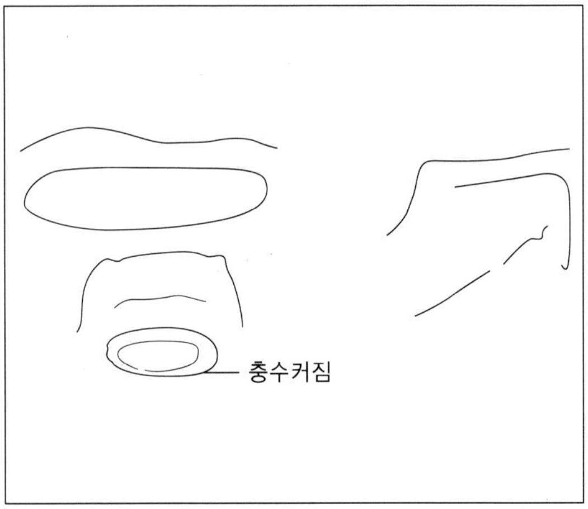

증례 4 급성괴사성, 천공성 충수염

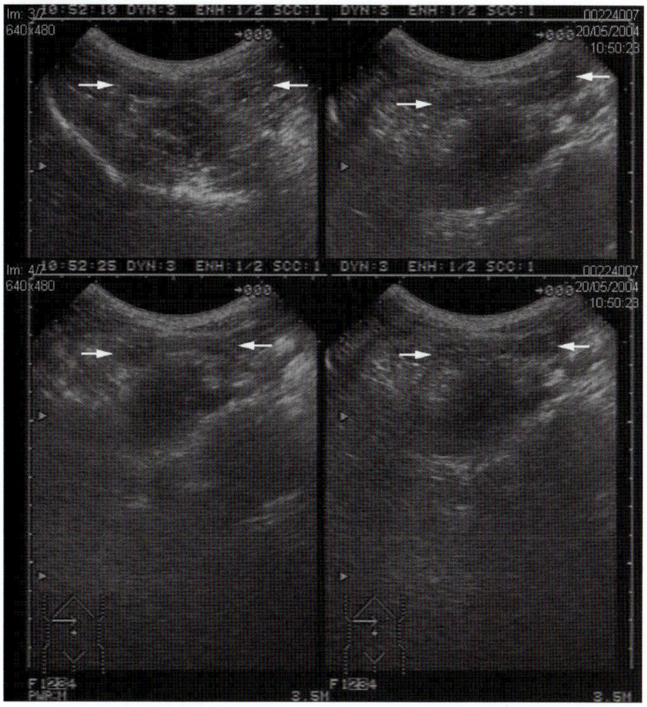

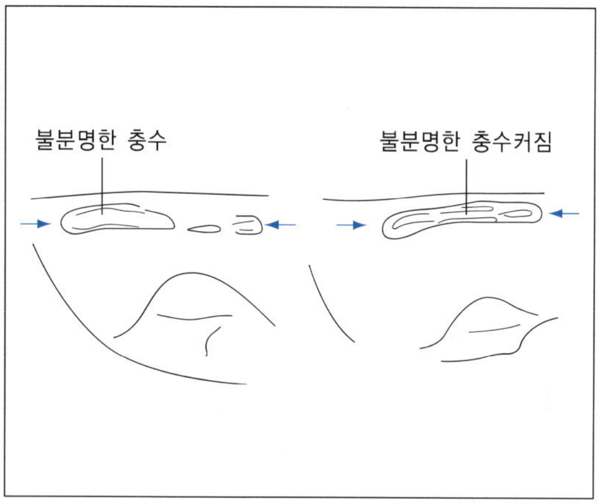

7) 각론 및 고찰

(1) 정상 충수

정상 충수의 모양(**그림 5-7**) 및 특성은 가느다란 실지렁이 모양의 끝이 막힌 관상 구조물로 세층의 위장관 특성(중심부 내강 - 저에코, 점막층 - 고에코, 근육층 - 저에코)를 가지고 있으나 점막층이 아주 가늘고 얇고 연결이 안되어 분절된 모양을 보이면서 점막층과 근육층의 경계가 명확치 않아 전후벽을 측정키 어렵고 전후 직경폭은 3mm 이내이고 내강 에코는 고에코로 이 고에코는 적출물 x-ray 사진 상 확인 해 본 결과 에코 성분은 전부 공기 성분이었다(참고로 대장 조영 촬영상 보인 정상 충수 돌기의 전후 직경 폭은 기저부, 체부 및 첨단 부위에서 각각 3.8mm, 4.6mm, 4.6mm였다).

정상 위 장관의 초음파 소견(**그림 5-8**)은 수직 상에서 황소 눈(bull's eye)의 모양이거나 표적형으로 보이며 원형, 난형으로 장의 내강은 점막벽 과 공기 그리고 장 내용물 등에 의한 고음영 에코를 보이고 5mm 이하의 얇은 저음영 에코의 장관벽이 둘러싸고 있는 모양을 보인다(21,22,23). 소장에서 공장과 회장의 감별은 공장은 공장벽에서 발생한 선상에코 즉 자폐판(valvular connivenes)이 3~5mm 간격으로 내강 안으로 3~5mm 정도 깊이까지 돌기되어 있고 회장은 공장 같이 특징이 없는 관상 구조물로 자폐판이 극히 적거나 없다(24,25). 정상적으로 생존한 소장 분절은 장 내용물(공기 점액등)이 거품 같은 양상의 활발한 연동 운동을 나타내며 초음파상 소장의 최대 직경은 3cm(참고 ; 대장의 최대 직경 4cm)이며(25) 벽 두께는 1mm~2mm 이하라고 보고(3,6,20)되고 있고 벽 두께가 8~19mm이거나, 최대 확장된 직경이 3~4cm 이상이면 암종 등의 병적인 상태라고 기술되어 있다(25). 저자들의 연구에서 말단 회장에서 전 후벽 두께는 전벽

1.3mm, 후벽 1.4mm였고 전후 직경 폭은 7mm였다. 대장은 소장과 달리 고에코성 팽기의 소낭 형성(Haustral sacculation)이 3~5cm 간격으로 장벽에서 발생해 3~5cm 깊이까지 내강내로 돌기 되어 있는 장벽의 함몰이다(25). 대장은 소장과 달리 연동 운동이 활발하지 않고 대장 직경도 더 크고 벽 두께는 2~5mm 정도라고 기술되어 있다(3). 저자들의 연구에서 맹장에서 전 후벽은 각각 3.7mm, 3.9mm, 전후 직경폭은 15mm 였다. 초음파상 육안적으로 대장의 형태는 곤충의 애벌레 모양을 하고 있으며 대장의 점막층은 뚜렷치 않지만 소장에 비해 세배 정도 두꺼워 보이면서 대장의 내강은 소장의 저에코성 관상 구조물과 달리 비틀어진 사다리 모양으로 보이며 점막층의 에코 모양이 소장에 비해 휘도(brighteness)가 떨어지고 균질하게 보이지 않으며 내강에 내용물 움직임이 소장에 비해 많이 느려 보인다.

실제로 내강이 팽만되지 않은 정상 충수는 3mm 이내이지만 내강이 팽만되어 있으나 수술하여 정상으로 확인된 충수돌기에서 보면(현미경상 점막층의 압박 및 손상 보이고 실제 수술 시야상 촉지하여 볼때 표면이 딱딱한 감촉을 보여 비정상적으로 보였으나 병리 조직학상 염증 세포의 침윤이 전혀 없는 정상 으로 판명된 군) 충수돌기 전후 직경폭은 종/횡축 스캔상 4.9±1.3mm(평균 : 4.9mm)/4.4±1.0mm(평균 : 4.4mm)였고 전벽 두께는 종/횡축 방향에서 각각 0.8±0.4mm(평균 : 0.8mm)/ 0.6±0.4mm(평균 : 0.6mm), 후벽 두께는 0.9±0.3mm(평균 : 0.9mm)/0.7±0.4mm(평균 0.7mm)였다.

(2) 충수염

충수염은 수술전과 후(적출물)에 종/횡축 방향에서 전벽두께는 2.0/1.9(1.7/1.4)mm, 후벽두께 2.1/1.9(1.6/1.6)mm, 전후 직경폭은 9.4/8.7(6.8/5.7)mm를 보였다.

그러나 정상 충수의 직경이 8mm 이상 보고된 적은 없으나 대변이나 물로 채워진 경우 직경이 7~8mm까지 커질 수 있고 충수염의 경우 직경이 5~8mm 이하로 측정된 보고는 없지만 다른 논문에서는 6mm 이하 즉 5~6mm크기의 충수염도 있었다고 보고하고 있어(1,2) 충수염 진단에 기존의 충수 직경이 6mm 이상 이라는 일률적인 기준은 진단에 오류가 생길 수 있다.

김등(31)은 충수염의 충수 직경은 3~10mm(Puylert : 3~8mm)로 평균 6.58±2.33mm였고 충수벽은 2~10mm로써 평균 4.5±2.02mm였다고 보고{(Jeffrey 등은 3~8mm로 평균 3.6mm, 문 등은 3.4~7.2mm(평균) 5.3mm)}하였고 서등은 충수벽이 3mm 이상 일때 가양성이 적음을 알 수 있었다고 보고하였다. 저자들의 연구에서 횡 종축 스캔상 비천공성 충수염의 전후 직경은 4.7~6.5mm였고 천공성 충수염의 전후 직경폭은 7.4~8.6mm였으나 다른 저자 등(41)은 비천공성 충수염의 평균 최대 단면 지름은 8.6mm, 천공성 충수염 평균 최대 단면 지름은 9.1mm을 보였다고 하였다.

충수염 진단을 위한 충수벽 두께는 2~3mm로 보고(3,4)되고 있지만 실제 충수염 진단에는 충수벽 보다는 충수 직경의 폭이 널리 사용되고 있는데 그 이유는 두께 측정은 손쉽지 않고 심한 염증으로 충수벽의 경계를 명확히 확인 할 수 없는 경우가 있기 때문이다(5). 그러나 충수염의 경우 충수내의 염증으로 바로 인접한 충수벽 두께가 증가하는 것은 당연한 소견이지만 충수염이 없는 5~8mm 직경의 충수의 경우 두께가 증가하는 것은 원인으로 분석이 막거나 염증성 액체가 충수 내강을 채워 커져서 충수벽이 커지지는 않을 것이므로 충수벽 두께를 재는 것이 중요하다고 하였다(5). 주의 할 점은 충수 종대는 충수염에만 생기는 것이 아니라 결핵성 장염, 크론씨 병, 게실염 등 충수 주위 염증에 의해서도 생길 수 있어 충수염과 유사하게 충수벽 두께가 증가 할 수 있다는 점이다(6). 충수 주위의 염증도 심하면서 충수벽이 두꺼워져 있는 경우에는 충수염이 있고 그로 인해 2차적으로 주위 장이나 장간막이 비후된 것 인지, 충수 주위에 원발성 질환이 있고 그로 인해 이차적으로 충수가 종대 된 것 인지 알 수 없어 충수벽 두께 하나만으로는 진단 할 수는 없고 이런 경우 원발성 병소 찾아보고 없을 경우 종대된 충수의 정도와 주위 장벽 비후 등의 염증 정도를 비교하여 어느 것이 선행 질환 인지를 추정하는 것이 필요하고 충수벽 이외에 다른 충수염을 진단 할 수 있는 것을 활용하는 것이 필요하다(5). 손등은 내강이 팽만되어 있고 압박되지 않은 충수와 충수벽이 비후되어 있으나 팽만되지 않은 충수로 나누어 볼때 충수벽이 비후되고 팽만되지 않은 충수는 더욱 진행된 충수염을 의미한다고 하였다(21). 초음파상 5~8mm의 경계성 직경의 충수가 관찰 되었을 때는 충수벽의 두께, 충수내 공기의 유무, 충수끝의 움직임, 압박성 유무, 충수벽의 색신호 유무를 확인 함으로써 신뢰성있게 진단 할 수 있다는 보고도 있다(5).

(3) 충수주위 농양

충수 주위염을 동반한 경우는 부종이 있는 근육층이 비대칭적인 두께를 보이는 경우로 소농양(microabscess)의 위험률이 높고 충수 주위에 저음영 에코 혹은 무음영 에코의 액체 저류가 충수 주위에 보여질 수 있다(3). 초음파상 충수 돌기가 보이고 급성 충수염과 달리 충수 돌기 내강이 팽만되어 있지 않을 때 충수벽의 불균등한 비후가 있고 주위에 불규칙한 저에코 부위가 보일때 충수 주위 농양이 동반 되었다고 생각한다(29, **그림 5-12** 증례 4, 증례 5). 충수돌기 농양은 대부분 충수염의 합병증으로 발생하나 이외에 충수돌기 협착, 종양 및 게실증에 의해서도 합병 될 수 도 있다(33). 초음파 소견은 불규칙하고 두꺼운 벽을 가지며 후부 음향 증가를 동반한 내부 저에코를 보이는 종괴(**그림 5-12**)가 특징이고(34,35,36) 우등(37)은 다양한 내부 에코상을 보고하였고 내부 에코가 혼합형으로 나타나는 것은 농양 주위에 대망이나 복막 등에 유착되거나 인접 소장의 부종과 유착 등이 작용하기 때문이라고 하였다(38). 농양과 혈종 특히 수술 후 혈종과의 감별이 어려우나 임상 소견을 참조하면 감별이 가능하고(33,39, **그림 5-15**), 액체로 충만된 장과의 감별은 real time 초음파로 촬영하면 가능하다(34,40).

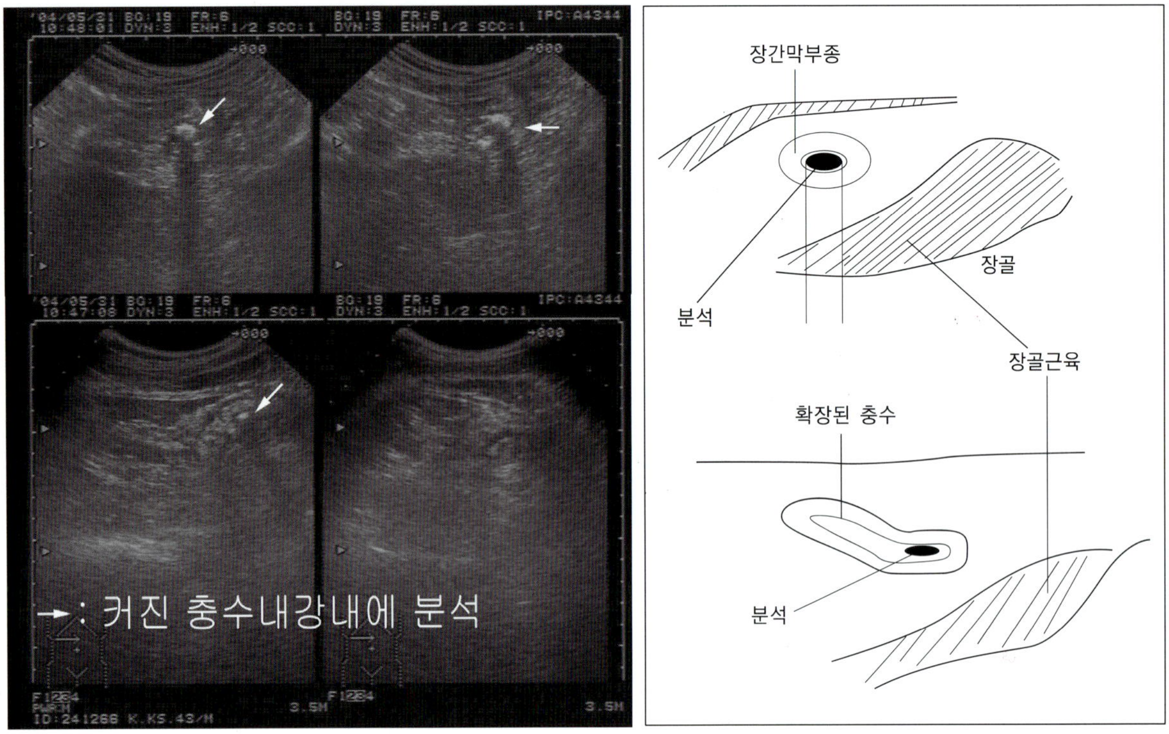

그림 5-14. 충수 분석을 동반한 충수염(acute appendicitis with fecorlith)

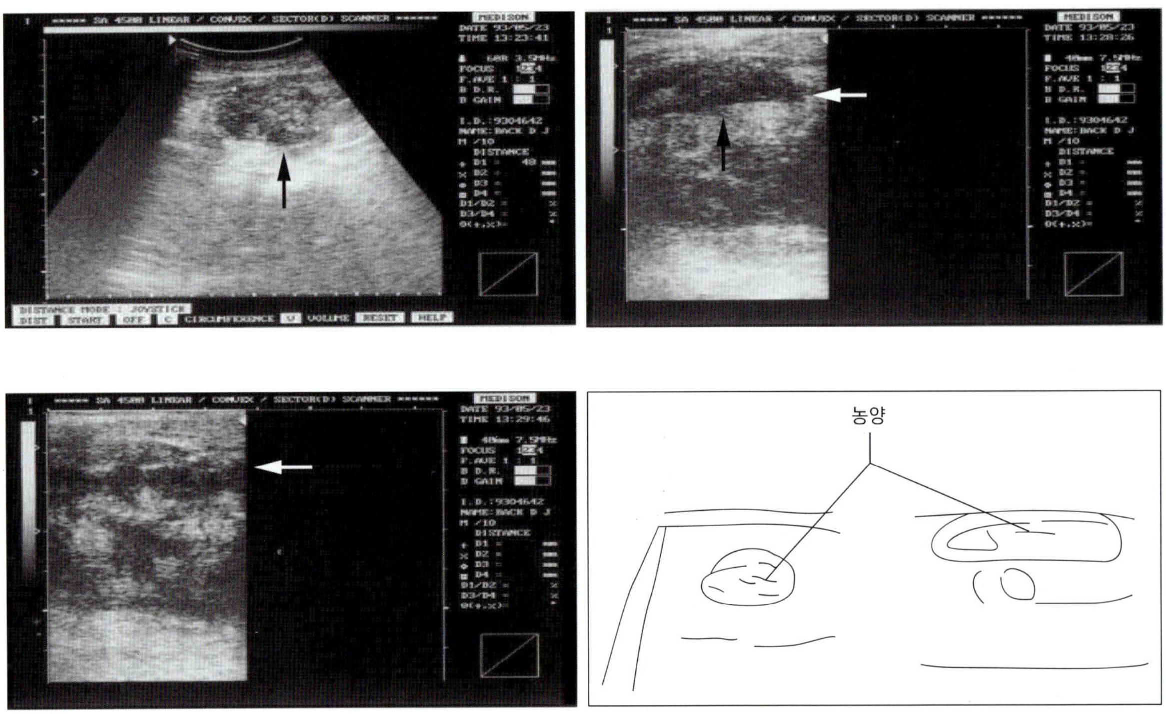

그림 5-15. 우하복부 수술 후 농양 형성(posterior operative abscess, RLQ)

Jeffrey 등(6)은 초음파 검사상 충수가 보인다고 해서 무조건 시험 개복의 적응이 된다고 해석해서는 안 된다고 하였다. 김등(31)은 충수 주위 농양이 형성되어 있음에도 충수가 보이지 않았던 원인은 충수가 파열되고 나면 충수 내강이 좁아지기 때문이고 주변의 저에코 부위가 정상 관장이나 임파절 종대로 혼동을 초래하기 때문이라고 말하면서 비록 충수가 보이지 않더라도 임상 소견과 함께 신중이 판단하여 시험 개복을 하여야 한다고 하였다.

초음파 소견상 충수 주위 농양의 위치가 다양 할 수 있다는 생각을 함이 진단적 정확도를 높일 수 있다는 보고가 있다. 즉 충수 주위 농양이 맹장와(cecal fossa), 우 하복부, 골반강, 좌 하복부, 간하 와(subhepatic fossa), 횡격막 아래 부위에 다양하게 위치할 수 있다. 성인에서는 맹장와 와 우하복부에 주로 위치하고 소아에서는 중앙 하복부와 골반강에 많이 위치한다는 보고도 있다.

(4) 충수 파열

충수 파열의 소견으로는 장관 고리의 긴장(tone의 감소), 장관 고리 사이의 주머니 형성과 장관 벽 비후, 유리 액체저류와 압박통의 소실 등이 있다고 하였고(20), Abu-Yousef 등(3)은 비대칭의 충수 돌기벽 비후, 충수 주위 농양, 압박시 압박통 소실, 충수돌기 내강 확장 등의 소견을 보인다고 하였고, Barushock 등(32)은 맹장 주위에 고정된 액체 저류, 맹장 주위 지방층의 비후 및 충수돌기의 환상의 고에코성 점막하층의 소실 등을 보고하였다. 정리해보면 천공성 충수염 소견(**그림 5-12**, 증례 1~4, **그림 5-13**, 증례 1~4)은

첫째 고에코의 점막층이 끊겨있고 그 부위에 무에코의 근육층이 국소적으로 비후되어 있으면서 저 에코의 액체 저류인 충수 주위 농양의 종괴 양상이다(41,45,46,47).

둘째 맹장, 소장, S자 결장 및 장간막과 유착이 심하고 괴사에 빠진 경우 충수돌기 내강과 점막층의 에코 성분도 비균질성을 띠면서 불분명하고 근육층 및 장막층의 모양도 불분명 해진다.

셋째, 국소성 마비성 장폐색을 나타내며 복강내 수액 저류는 있을 수도 있고 없을 수도 있다.

넷째, 주로 충수돌기 후벽쪽이 두꺼워지며 경계면이 불분명 해진다.

천공성 충수염은 충수 내강의 충만된 염증성 액체 저류의 팽창에 의하여 압력이 증가되어 충수벽의 약한 부분이 터지거나, 충수 결석이 충수내강 내에서 장기간 충수벽을 자극하여 얇게 만든 후 천공을 일으킨다(27,28).

충수 결석은 급성 충수염의 소아에서 10~14%, 성인에서 7~12%, 천공시 31~50% 이상에서 동반 된다고 한다(30,47). Abu-Yousef 등(3)은 천공된 환자 10명 중 9명에서 결석을 진단하였다고 하였다. 저자들의 연구에서 수술전 초음파상 보인 분석의 크기는 4~12mm로 평균 8mm 였고 정상에서는 분석이 발견되지 않았고 충수염이 있는 환자에서만 발견되었고 수술 전 초음파상에서 발견율은 8%, 수술 후 적출물에서 시행한 초음파상 발견율은 18%을 보였고 합병성 충수염 일수록 발견율이 높았고 단순성 충수염은 공기 성분이 많았다. 충수돌기 내강내 에코성 물질 즉 공기, 점액, 분변과 분석 등의 구별은 확실치 않으나 분석의 에코가 좀 더 고에코성 양상을 띠며 초음파 광속 방향에 따라 다르지만 대부분 그림자(acoustic shadowing) 음영이 보이고 다른 공기나 점액 성분에 비해 움직임이 적다고 할 수 있다(**그림 5-14**). 배등(41)은 초음파상 12%(수술 소견상 28%)에서 보였다고 하였는데 초음파 소견상 분석의 진단율이 낮은 것은 고 반향성의 충

수 주위 농양이나 장내 공기 또는 주위 장기 조직과 구분이 안되는 경우가 많기 때문 이라고 하였다.

점막하층의 반향성(에코) 소실이 오는 이유는 심한 점막하 궤양이나 괴사가 오기 때문이다(47). 충수돌기 이외에 주변으로 국소화된 충수 주위 농양이나 국소 체액 저류가 보이는 예에서는 천공성 충수염의 특이도가 100%라는 보고도 있다(45,47).

소아 충수염은 1/3에서 비전형적인 임상 증상을 보여 정확하게 진단내리기 어렵고(42,43) 충수염의 15~40%에서 천공 될 수 있다고 한다. 배등(41)에 의하면 소아에서 천공성은 여아에 많았고 비천공성은 남아에 많았다고 하고 평균 나이는 비천공성 11세, 천공성이 7.8세였다고 보고하였다.

수술전 천공성 충수염의 진단이 중요한 이유는 비천공이거나 작은 천공 또는 작은 충수 주위 농양인 경우 응급 수술을 시행하고 커다란 충수 주위 농양이거나 심한 천공의 경우에는 먼저 항생제 투여나 경피적 배액술로 치료한 후에 수술을 하는 것으로 되어 있기 때문이다(44).

8) 색도플러, 출력 도플러 초음파 검사

최근 충수염이 있을 때 충수 및 충수 주위 조직에 나타나는 혈류 증가를 색도플러 초음파 검사로 찾아내면 진단에 도움될 수 있을 것이라는 가정 하에 시행한 몇몇 연구가 보고되고 있다(14,15,48). 도플러 신호의 세기는 움직이는 산란체의 수, 즉 혈관내의 적혈구 수에 관계되므로 초음파 입사각이 변하더라도 도플러 세기는 변하지 않는다. 다른 장점은 혈류 속도가 아무리 빠르더라도 전체 도플러 에너지 양은 변화하지 않으므로 에일리어싱(aliasing) 인공산물이 없다는 것이다(55). 회색도 초음파 검사가 충수염 진단에 어려운 경우는 염증이 충수의 끝에 국한된 경우, 맹장 뒤에 충수가 위치한 경우, 괴사 또는 천공된 충수염인 경우, 충수가 가스로 차 있을 때, 심하게 충수가 커져 있는 경우는 위 음성으로 판단 될 수 있고, 회복되고 있는 충수염인 경우, 난관이 확장되어 있을 경우, 맹장에서 충수로 염증이 파급된 경우, 변(feces)이 충수에 꽉 차 있는 경우 등에는 위 양성으로 판단 될 수 있다(15). Qullin 등(14,15)은 색도플러 검사가 특이도, 정확도는 회색도 초음파 검사에 비해 더 높아서 진단에 도움이 되지만 민감도는 차이가 없었고 충수 주위 농양도 민감도가 높아지지 않았다고 하였다(44). 색도플러 검사에서 위 음성이 나타나는 이유는 아직 확실치 않으나 충수염시기나 염증 정도에 따라 혈류 증가가 나타나지 않을 수도 있을 것으로 생각된다(49). 특히 충수 괴사나 천공이 동반 되었을때는 오히려 혈류가 감소 할 수 도 있다(48).이런 설명은 담낭염의 색도플러 초음파 소견에 대한 Paulson 등(50)의 연구와 장중첩증 색도플러 초음파 소견에 대한 Lagalla 등(51)의 연구에서도 볼 수 있는데 염증에 의한 압력의 증가로 혈관이 압박을 받거나 괴사로 인한 혈관의 소실로 설명된다. 이런 회색 초음파의 위 음성, 위 양성을 보완하기 위해 색 도플러 초음파 보고가 있고(12,14,15,44), 출력 도플러는 색도플러 초음파 보다 3~5배(느린) 혈류에 민감하고 입사각에 무관하고 에일리어싱(aliasing) 인공산물이 생기지 않기 때문에 색도플러 보다 민감하게 진단 할 수 있을 거라는 가정 하에 연구되고 있다. 색 게인(gain)은 잡음(noise)을 피하면서 혈류를 잘 관찰하기 위해 환자에 따라 역동적으로 조정하고 색존속(color persistance)은 최대로 조정 하였으며 대역 필터(bandpass filter)는 작은 크기의 혈관들을 잘보기 위해 가장 낮게 조정하였다고 하였다(15). 즉 출력 도플러 초음파에서는 일반 초음파에서 이용한 평균 주파수 변이 대신 반사된 도플러 에너지를 기록하는데 이 방식은 혈관 내에 아무리 작은 혈류가 있더라도 잡음보다는 큰 에너지를 가지므로 잡음을 제거 할 수 있어서 보통의 평균 주파수 변화보다 3~5배 더 혈류에 민감하다. 다시 말해 작은 혈관속에 천천히 흐르는 적은 양의 혈류도 영상화 할 수 있으며 이것이 장점이다 라고 보고하였다(55). 임등(10)은 초음파 기기에서도 탐촉자에 따라 검사 결과가 다르게 나올 수 있고 5~10MHz 탐촉자가 우수하다고 보고하고 저속 혈류가 잘 보이도록 하기 위하여 transmit power를 500w/cm^2, gate은 2, filter를 2로 하고 gain은 인공 음영이 생기지 않을 정도로 하였다고 하였다(10). Qullin 등(44)은 비천공성 충수염의 경우 충수벽을 따라 혈류 증가(**그림 5-16A,B,C,D**)를 보인 예가 많았고 액체 저류 주위로 혈류 증가를 보이거나 충수 주위 연부 조직에서는 혈류 증가를 보인 예는 적거나 없었고 천공성 충수염의 경우 충수벽 따라 혈류 증가는 적었고 충수 주위 연부 조직에서 혈류 증가 소견(**그림 5-17A,B,C**)이 많이 보여 충수 주위 농양의 특이 소견이라고 하였다. 강등(54)은 충수 직경이 애매하게 커져있거나 충수가 길고 불완전하게 압박되어 소장으로 오인 할 수 있는 경우, 저에코의 종괴나 국소적으로 액체가 고여 있을때, 색도플로나 출력도플러 초음파 검사를 병행하면 충수벽과 저에코의 종괴나 국소적으로 고인 액체 주위에 혈류증가를 관찰함으로써 충수염 확진을 할 수 있다고 하였다. 충수 말단에 보인 충수염은 수술로 확인된 충수의 약 5%에서 보인다는 보고도 있다(52). 충수염은 항생제로 치료 될 수 있고 초음파 검사가 초음파 진단뿐만 아니라 항생제 치료 후 치료 경과 관찰에도 유용하다고 하였다(53).

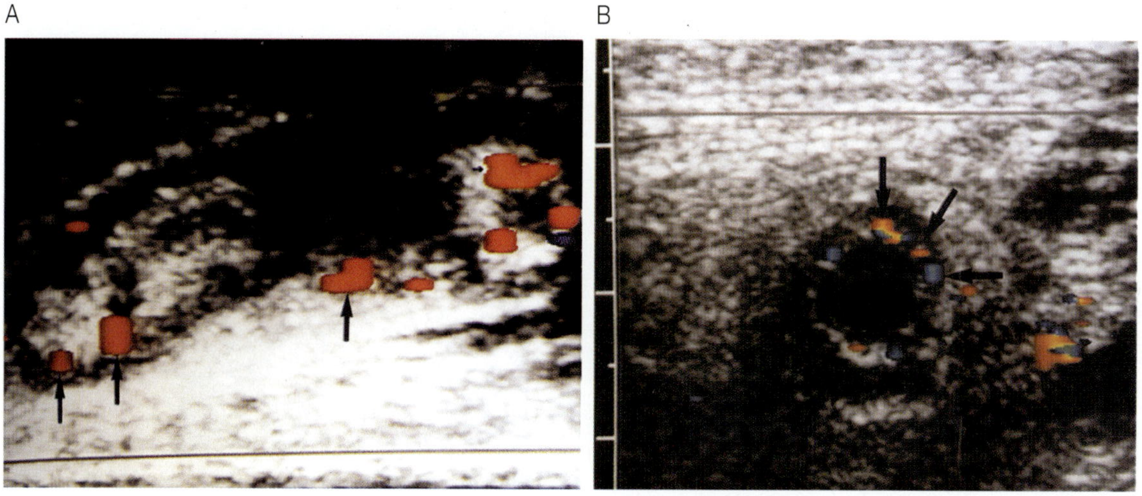

그림 5-16A. 충수벽 혈관 증가(대한초음파의학회지 1997 : 16 : 141-146에서 인용) : 충수벽에 색도플러 신호보인다 (A : 종축스캔 B : 횡축스캔)

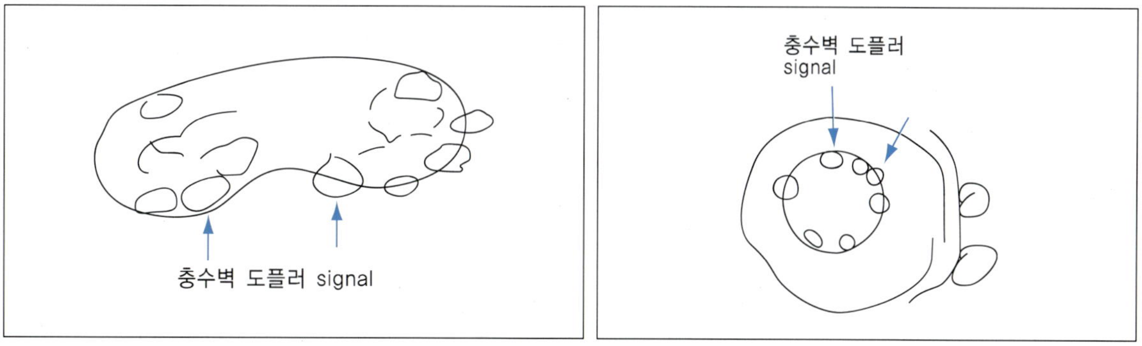

05

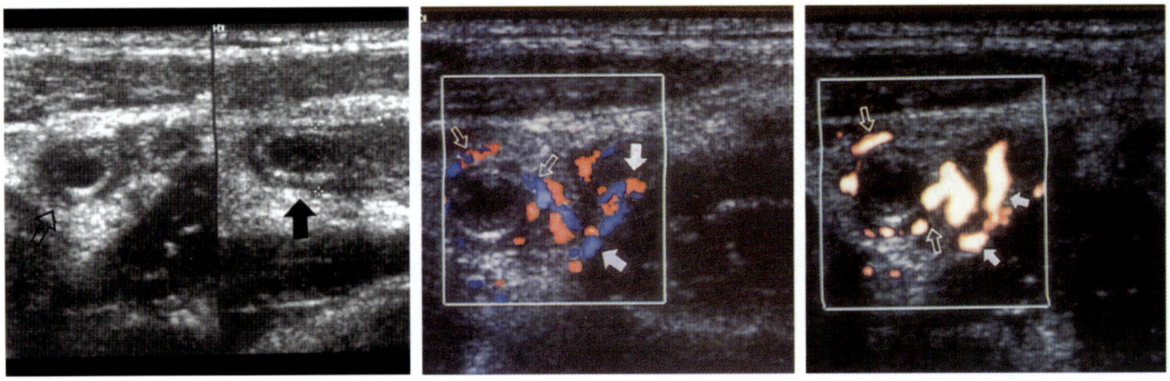

그림 5-16B. 충수벽 혈관증가(대한초음파의학회지. 1998 : 17 : 111-116에서 인용) : 충수벽따라 혈관증가 보임.

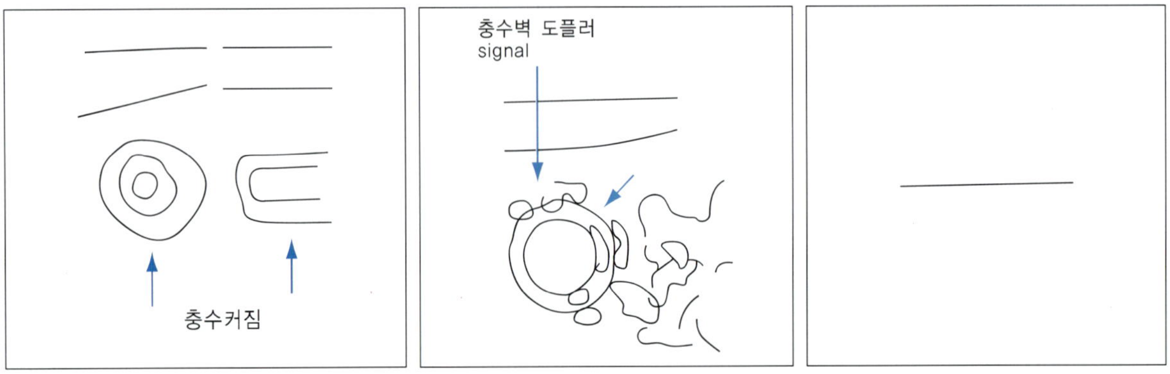

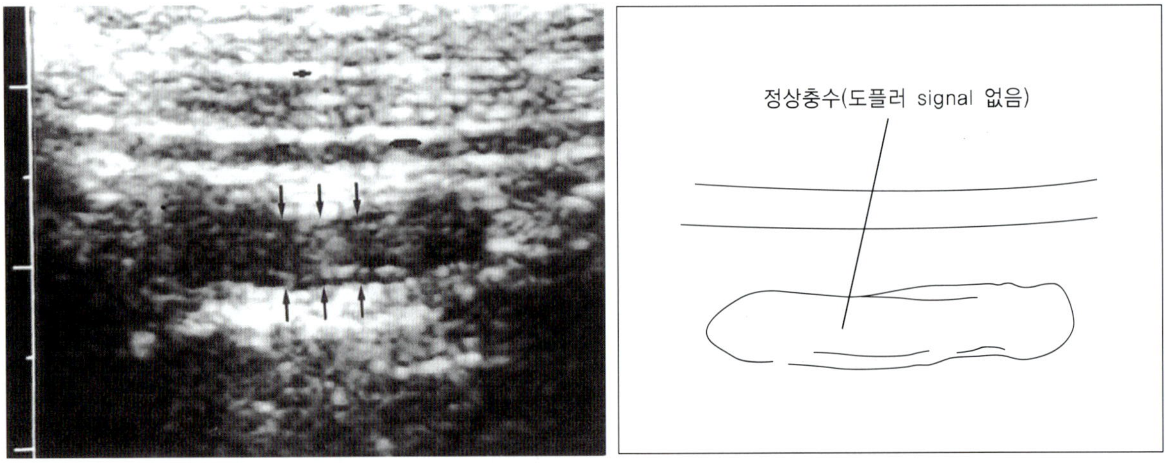

그림 5-16C. 수술상 정상 충수(대한초음파의학회지 1997 : 16 : 141-146에서 인용) : 컬러 도플러 신호 없다.

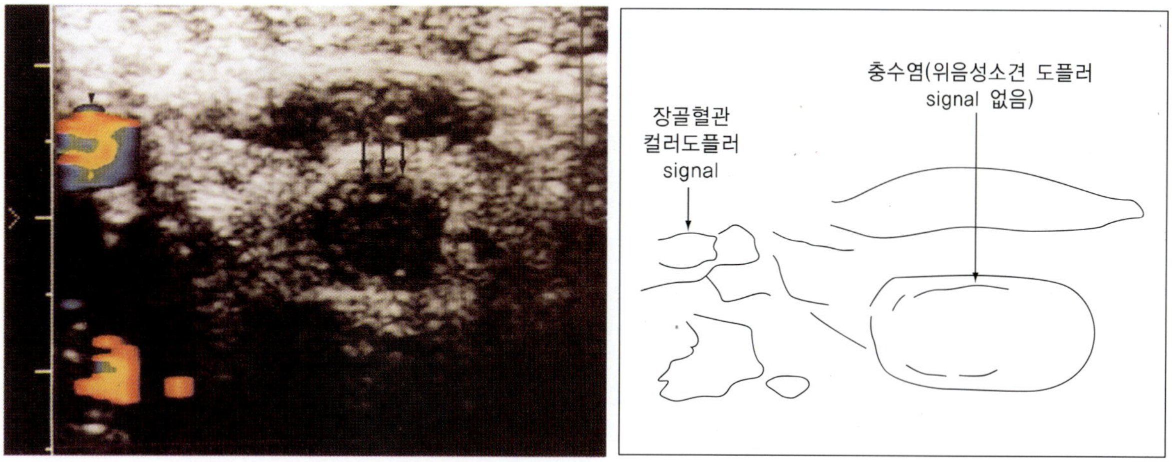

그림 5-16D. 색도플러 초음파. 위음성 소견(대한초음파의학회지 1997 : 16 : 141-146 인용)

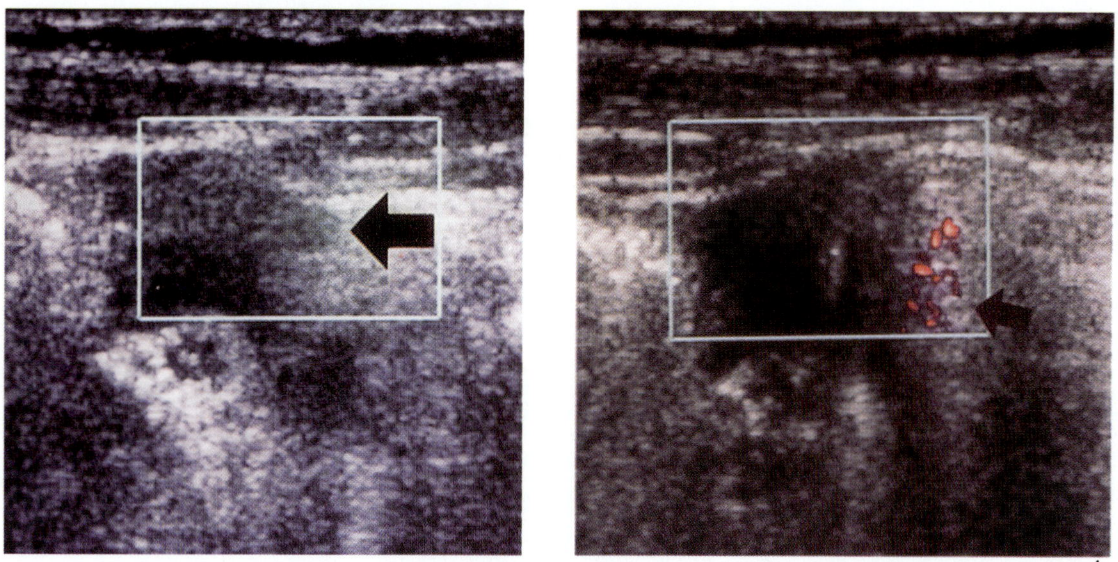

그림 5-17A. 충수주위 액체(대한초음파의학회지 1998 : 17 : 111-116에서 인용)

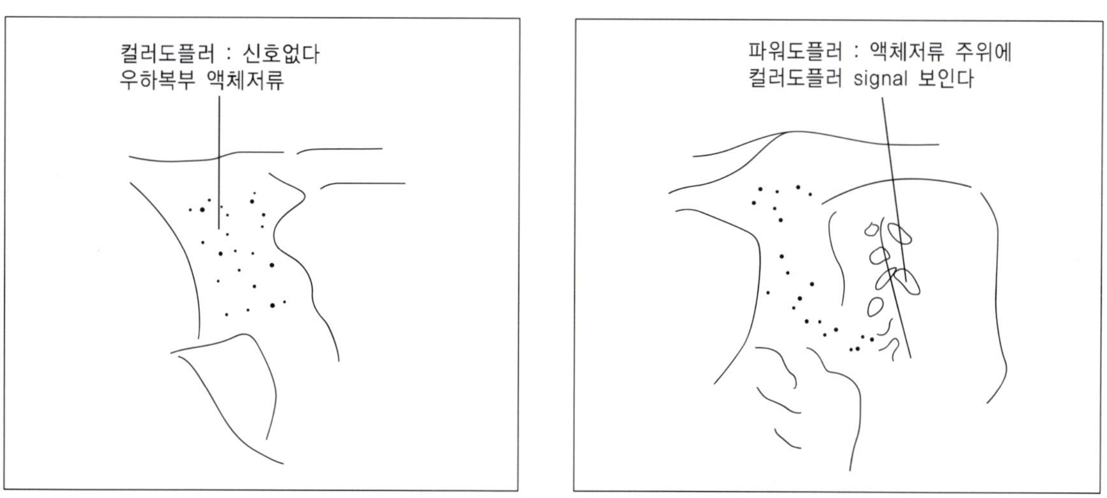

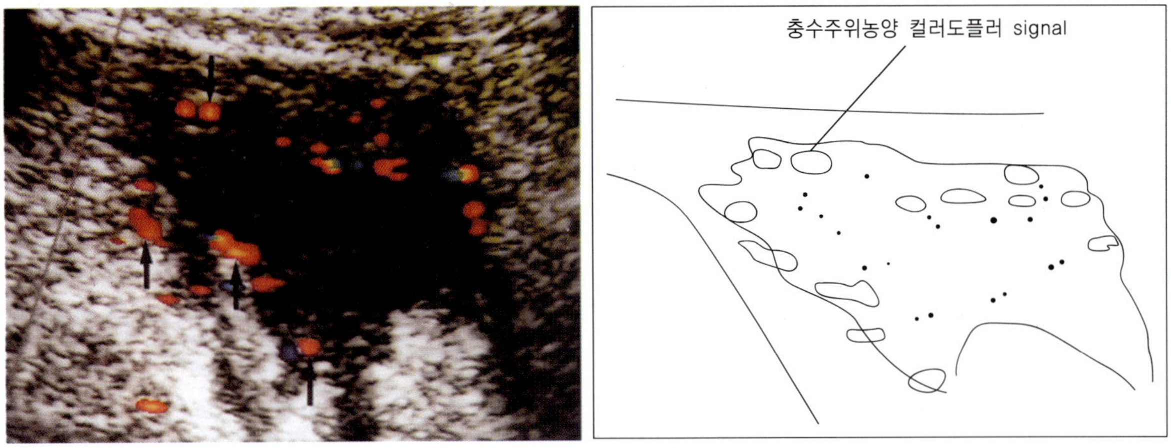

그림 5-17Bc. 충수주위농양.(대한초음파의학회지 1997 : 16 : 141-146에서 인용)

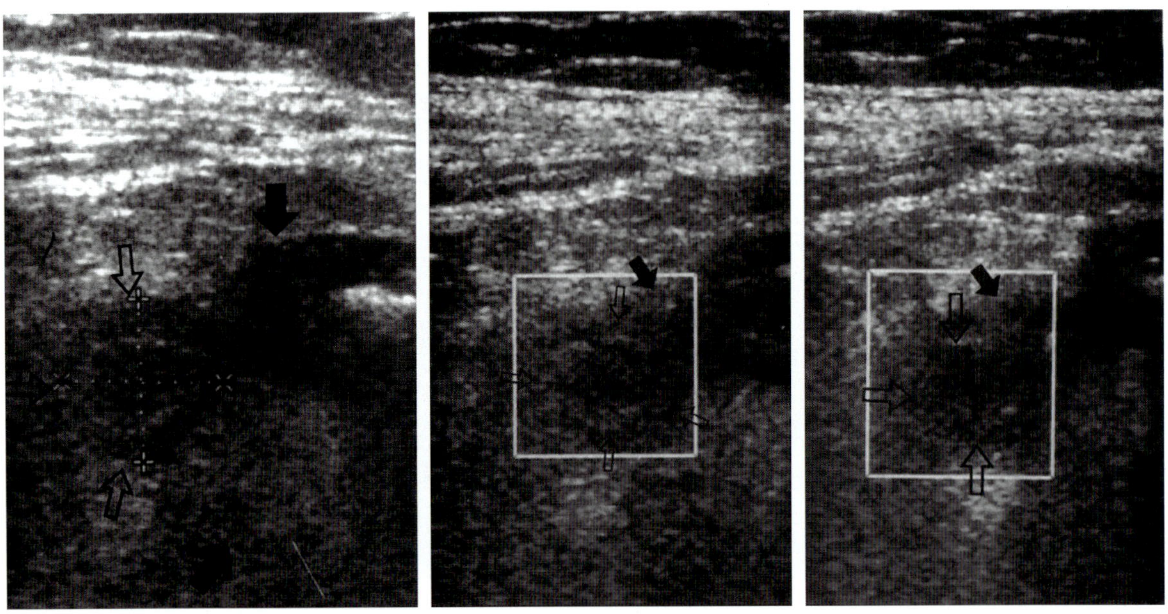

그림 5-17C. 충수주위 염증 위음성(대한초음파의학회지 1998 : 17 : 111-116 인용), 괴사성 충수염

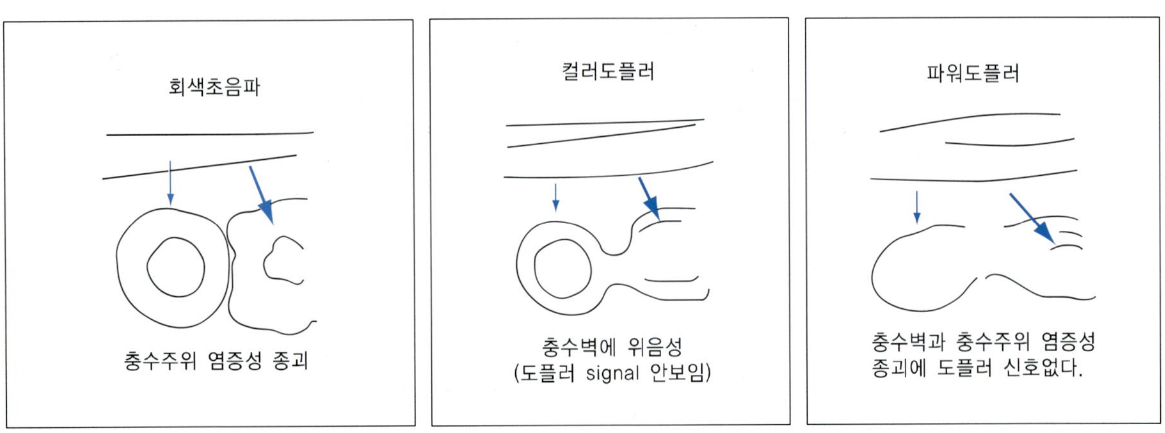

회색도플러 초음파상 충수염이 위음성으로 나온 경우 색도플러 초음파와 출력도플러 초음파 검사가 유용하였으며 색도플러 보다는 출력 도플러가 검사로 쉽게 진단 할 수 있다고 하였다(54). 임상에 많은 활용 부탁 드립니다.

2. 점액류종

충수 돌기 점액류종(**그림 5-18**)은 불규칙한 낭성 종괴로 내벽의 불규칙성은 점액 파편(mucinous debri)과 정상 대장 상피 조직의 다른 증식 정도에 기인한다고 한다. 내부 음향은 다양한데 농축된 점액성 물질에 의한 것과 석회화 된 벽의 고에코 음향으로 보일 수 있다(56,57). 거의 대부분 후방 증강을 가진 낭성 종괴로 내부 음향이 있을 수도 없을 수도 있다. 충수벽이 국소적으로 돌출되어 나온 낭성 종괴로 점막층이 끊겨 내강과 통하는 저에코 양상이 충수 벽 밖으로 돌출되어 나온 양상을 보인다. 충수 주위 농양과 달리 돌출되어 나온 벽면은 마치 게실처럼 원형이고 부드럽고 다른 정상 충수벽과 부드럽게 연결되어 있고 단지 벽면의 일부가 원형으로 돌출되어 나온 양상으로 내강과 통해 있는 것이 특징이다.

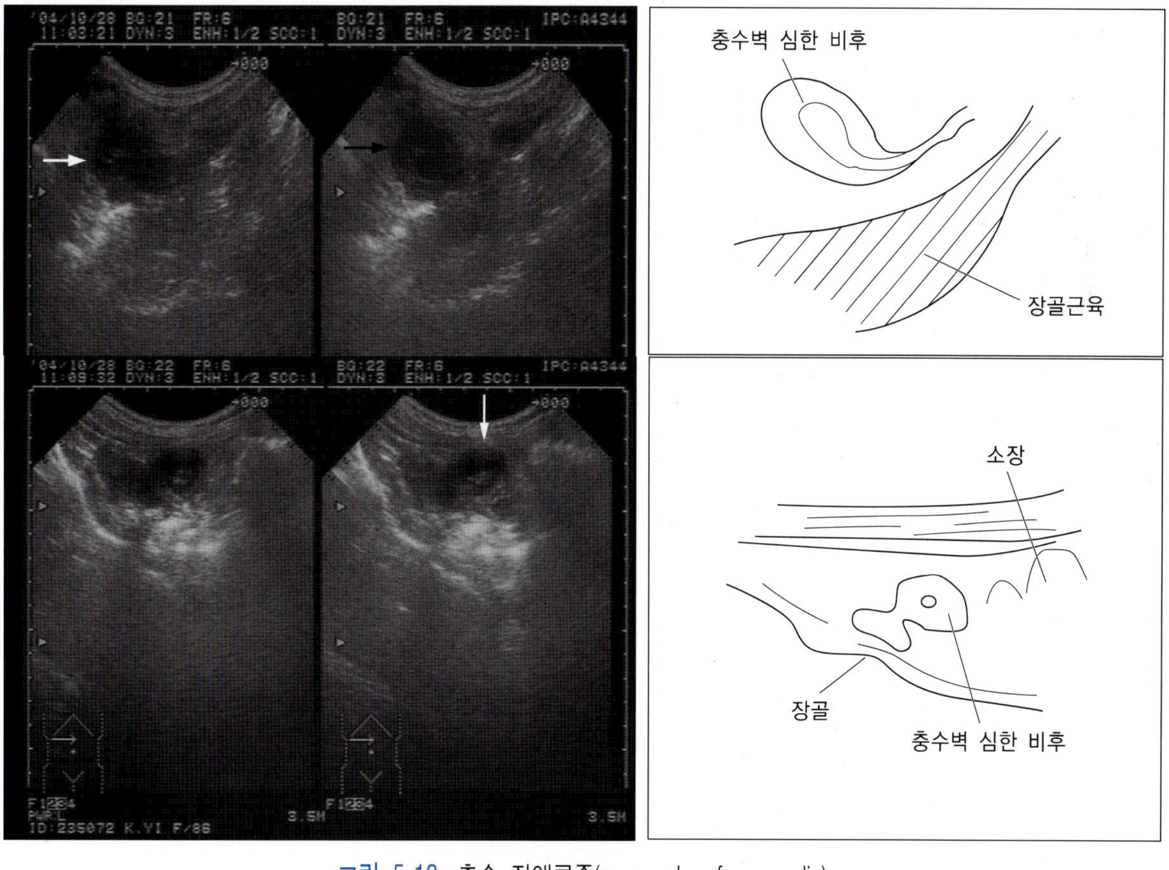

그림 5-18. 충수 점액류종(mucocele of appendix)

↓ : 점액류종

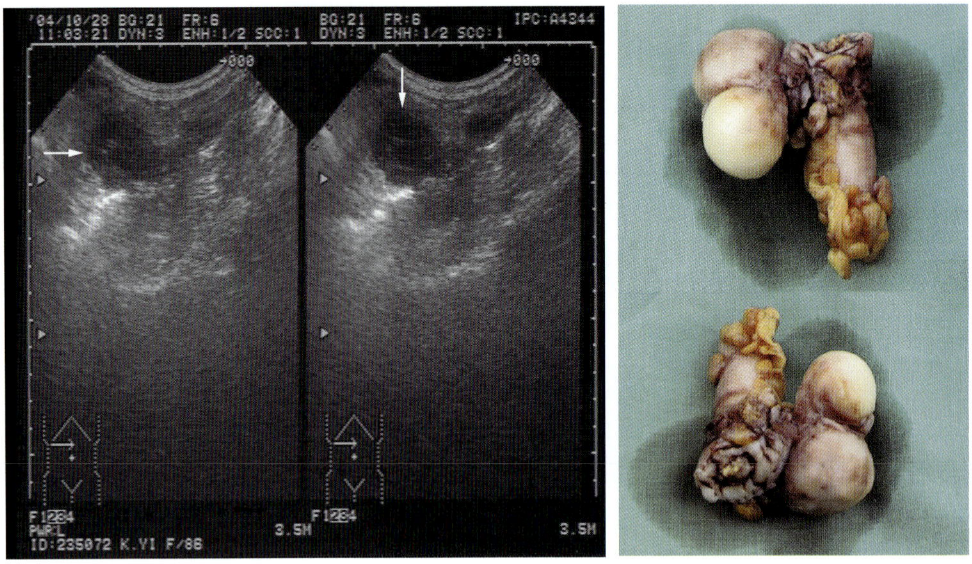

3. 유암종

유암종(carcinoid tumor) : 초음파 소견은 편측으로 충수벽 일부가 심하게 비후되어 있으면서 병변쪽의 점막과 점막하층이 불규칙적인 비후를 보인다(**그림 5-19**).

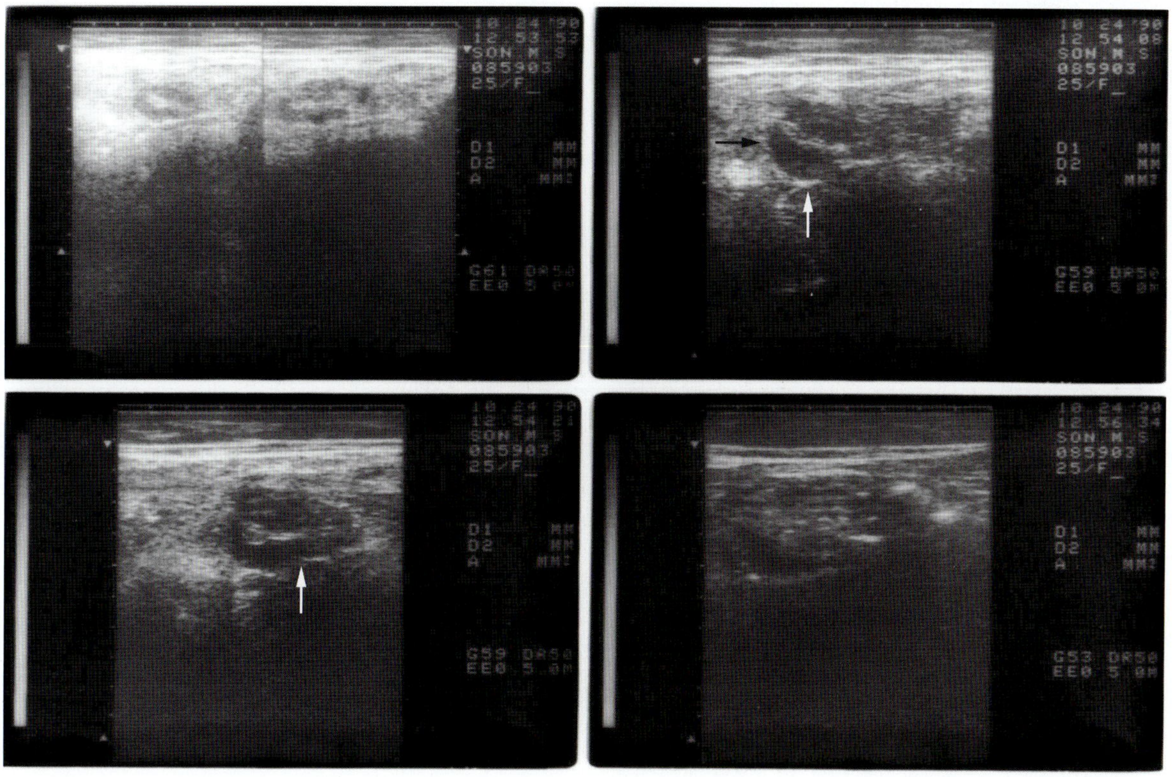

그림 5-19. 유암종(carcinoid tumor)

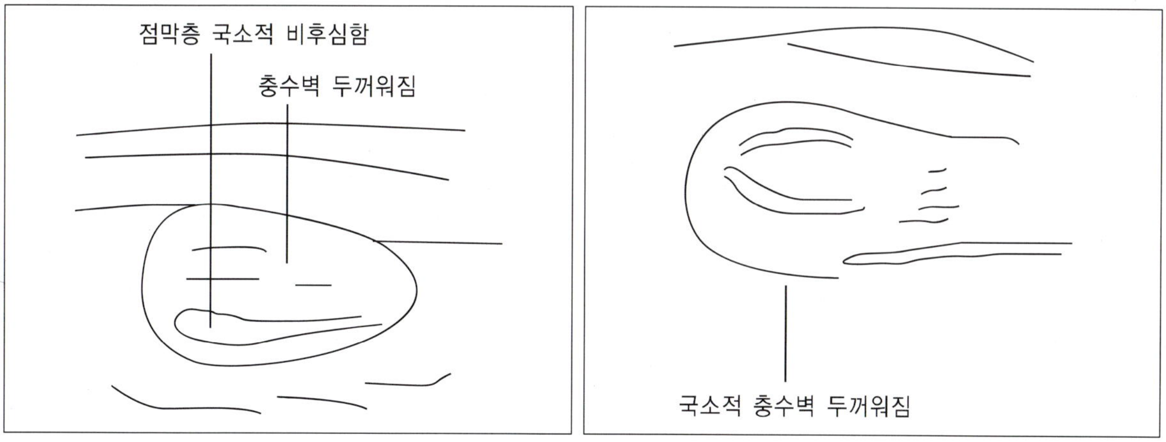

참고문헌

1. Lim HK, Lee WJ, Kim TH, Namgung S, Lee SJ, Lim JH. appendicitis : Usefulness of color doppler US. Radiology 1996 : 201 : 221-225
2. Vignault F, Filiatrault D, Brandt ML, Garel L, Grignon A,Quimet A. Acute appendicitis in children with US. Radiology 1990 : 176 : 501-504
3. Abu-Yousef MM, Bleicher JJ, Maher JW et al. High-resolution sonography of acute appendicitis. AJR 149 : 53-58, 1987
4. Worrell JA, Drolshagen LF, Kelly TC et al. Graded compression ultrasound in the diagnosis of appendicitis : a comparison of diagnostic criteria. J ultrasound Med 9 : 145-150, 1990
5. 정환훈, 김윤환, 김홍원, 박승철, 이은정, 정규병, 서원혁. 경계성 직경을 갖는 충수의 감별 진단에 관환 초음파 소견 연구. 대한방사선의학회지 19 : 257-263, 2000
6. Jeffrey RB, Jain KA, Nghiem HV. Sonographic diagnosis of acute appendicitis; interpretive pitfalls. AJR 162 : 55-59, 1994
7. Rettenbacher T, Hollerweger A, Macheiner P et al. Presence or absence of gas in the appendix : additional criteria to rule out or confirm acute appendicitis-evaluation with US. Radiology 214 : 183-187, 2000
8. Poljak A, Jeffrey RB, Kemberg ME. The gas-containing appendix : potential sonographic-pitfall in the diagnosis of acute appendicitis. J Ultrasound Med 10 : 625-628, 1991
9. Rao PM, Rhea JT, Noveline RA. Distal appendicitis : CT appearance and diagnosis. Radiology 204 : 709-712, 1997
10. Lim HK, Lee WJ, Lee SJ, Namgung S, Lim JH. Focal appendicitis confined to the tip : diagnosis at US. Radiology 200 : 799-810, 1996
11. 강성학, 신성란, 이호경 등. 급성충수염의 진단에 있어서 회색도 초음파, 색도플러 초음파와 출력도플러 초음파 검사의 비교. 대한초음파학회지 17 : 111-116, 1998
12. 이종찬, 김학수, 송기영 등. 급성충수염의 진단에 있어서 색도플러 초음파 검사의 유용성. 대한초음파학회지. 16 : 141-146
14. Qullin SP, Siegel MJ. Appendicitis : efficacy of color Doppler sonography. Radiology 191 : 557-560, 1994
15. Qullin SP, Siegel MJ. Appendicitis in children : color doppler sonography. Radiology 184 : 745-747, 1992
16. Deutsch A, Leopold GR. Ultrasonic demonstration of the inflammed appendix : case report. Radiology 140 : 163-164, 1981
17. Parulekar SG. Ultrasonographic findings in disease of appendix. J Ultrasound Med 2 : 59-64,1983
18. Takada T, Yasuda H, Uchiyama K et al. Ultrasonographic diagnosis of acute appendicitis in surgical indication. Int Surg 71 : 9-13, 1986
19. 우성구, 성동욱, 고영태등. 충수돌기주위 농양의 초음파 소견에 대한 고찰. 대한방사선의학회지 19 : 527-533, 1983
20. Puylaert JBCM. Acute appendicitis US evaluation using graded compression. Radiology 158 : 355-360, 1986
21. 손석호, 정건석, 김정식, 우성구, 정기용, 김희진. 급성충수 염에 대한 초음파 검사의 의의. 대한방사선의학회지 29(2) : 240-254, 1993
22. Bongard F, Landers DV, Lewis F. Differential diagnosis of appendicitis and pelvic inflammatory diease. Am.

J Surg 150 : 90-96, 1985
23. Berry J Jr, Malt RAI : Appendicitis near its centenary. Ann J Surg 200 : 567-574, 1984
24. Fakhry JR, Berk RN : The target pattern characteristic sonographic feature of stomach and bowel abdnormalities. AJR 137 : 969-972, 1981
25. Morgan CL,Through WS, Oddson TA, et al : Ultrasound pattern of disorder affecting the gastrointestinal tract. Radiology 135 : 129-135, 1980
26. Dowling AD, Weinstein ML, Janes AE, et al : Distended fluid-filled bowel. Radiology 133 : 681-685, 1979
27. 염창선, 오기근 : 소아충수염의 초음파 소견. 대한초음파의 학회지 5 : 82-89, 1986
28. Balthazar EJ, Megibow AJ, Hulnick Det al : CT of appendicitis. AJR 197 : 705-710, 1986
29. Coady DJ, Snyder JR, Subramanyam B : Appendiceal abscess in pregnancy : diagnosis by ultrasound, J Clin Ultrasound 14 : 70-71, 1986
30. Mindelzyn RE, McCort JJ : Acute abdomen : Alimentary tract
31. 김세종, 박철원, 유선경, 박석희, 김춘열, 박용휘, 주상용. 초음파 촬영술을 이용한 급성충수염의 진단. 대한방사선의 학회지 23(4) : 608-613, 1987 radiology. Vol 1 : 391 St. Louis, Mosby, 1983
32. Barushok KP, Jeffrey RB, Laing FC et al. Sonographic diagnosis of perforation in patient with acute appendicitis. AJR 154 : 275-278, 1990
33. Davis Christopher : Textbook of Surgery, 10th ed. W.B. Saunders Company 1062-1078, 1977
34. Doust BD, Doust VL : Ultrasonic diagnosis of abdominal abscess. Dig Dis 21 : 569-576, 1976
35. Doust BD, Quiroz F, Stewart JM : Ultrasonic distintion of abscess from other intraabdominal fluid collection. Radiology 125 : 213-218, 1976
36. Maklad NF, Doust BD, Baum JK : Ultrasonic diagnosis of postoperative intraabdominal abscess. Radiology 113 : 417-422, 1974
37. 우성귀, 성동욱, 고영태, 임재훈, 김순용. 충수돌기주위 농양 의 초음파 소견에 대한 고찰. 대한방사선의학회지 vol. 14, no. 3, 527-533, 1983
38. Magulis AR, Burhenne HJ. Alimentary tract radiology. 3rd ed. The C.V. Mosby Company, 399-402, 1983
39. Jensen F, Pedersen JF : The value of ultrasonic scanning in the diagnosis of intraabdominal abscess and hematoma. Surg Gyn Obs 139 : 326-329, 1974
40. Fleischer AC, Dowing AD, Weinstein ML et al : sonographic pattern of distended, fluid filled bowel. Radiology 133 : 681-685, 1979
41. 배준기, 이영석, 정윤호, 김지혜, 이운기, 이태훈. 소아급성 비천공성과 천공성 충수염의 초음파 소견. 대한방사선의학회지 34(5) : 671-675, 1996
42. Jones PF, Active observation in management of acute adominal pain in childhood. Br Med J 2 : 551-553, 1976
43. Winsey HS, Jones PF. Acute abdominal pain in childhood : analysis of a years admission. Br Med J 1 : 653-655
44. Qullin SP, Siegel MJ. Diagnosis of appendiceal abscess in children with acute appendicitis : value of color doppler sonography. AJR 164 : 1251-1254, 1995
45. Chesbrough RM, Burkhard TK, Balsara ZN, Goff WB II. Davis DJ. Self-localization in US of appendicitis : an addition to graded compression. Radiology 187 : 349-351, 1993

46. Siegel MJ. Pediatric sonography. 2nd ed. New york : Raven Press. 288 : 294, 1995
47. Borushock KF, Jeffrey RB, Laing FC, Townsend PR. Sonographic diagnosis of perforation in patient with acute appendicitis. AJR 154 : 275-279, 1990
48. Patriquin HB, Garcier JM, Lafortune M, et al. Appendicitis in children and young adult : Doppler sonographic-pathologic correlation. AJR 1996 : 166 : 629-633
49. Traughber P, Graham E. Abcess of color Doppler signal in appendicitis. Radiology 190 : 906, 1994
50. Paulson EK, Kliewer MA, Hertzberg BS, Paine SS, Carroll BA. Diagnosis of acute cholecystitis with color Doppler sonography wall. AJR 162 : 1105-1108, 1994
51. Lagalla R, Caruso G, Novara V, Derchi LE, Cardinale AE. Color Doppler ultrasonography in pediatric intussusception. J Uultrasound Med 13 : 171-174, 1994
52. Neghiem HV, Jeffrey JRB. Acute appencitis confined to appendiceal tip : evaluation with graded compression sonography. J ultrasound Med 11 : 205-207, 1992
53. Eriksson S, Tisell A, Granstrom L. Ultrasonographic findings after conservative treatment of acute appencitis and open appedectomy. Acta Radiology 36 : 173-177, 1995
54. 강성학, 신성란, 이호경, 육동준, 노택수, 이민진, 이상천. 급성충수염의 진단에 있어서 회색도 초음파, 색도플러 초음파, 출력 도플러(power doppler) 초음파 검사의 비교. 대한방사선의학회지 17 : 111-116, 1998
55. 최병인. 상복부 초음파 진단학. 서울 : 일조각 5-11, 1997
56. Li YP, Morin ME, Tan A. Ultrasound finding in mucocele of the appendix. JCU 9 : 406-408, 1981
57. Horgan JG, Chow PP, Richer JO, Rosenfield AT, Taylor KJ. CT and sonography in the recognition of mucocele of the appendix. AJR 143 : 959-962, 1984

06 핵의학

1. 고찰

핵의학 진단은 폐 색전증(pulmonary embolism)이나 급성 심장 조건(acute cardiac condition)를 가진 환자에 이용되어 왔지 수술을 동반하는 급성 복부 염증 환자에서 진단적 목적으로 사용되어 오지 않았다. 그 이유는 신티그라피 기술은 임상적으로 두가지 중요한 요구가 있었는데 하나는 진단의 정확성을 요구하는 것이고 다른 하나는 촬영을 의뢰한 시간과 영상 판독 사이의 시간 간격이 길다는 이유로 응급을 요하는 급성 복증 환자에게 사용이 제한되어 온 것이 사실이다(1).

위 두 가지를 충족 시키는 것으로 1986년 이래 white blood cell labeled with Tc-99m labeled hexamethypropylene amine oxime(99m-Tc-HMPAO WBC scintigraphy)가 광범위한 염증 질환에 사용되어 왔고 이를 이용해 복부 염증에 동위 원소 주입 후 30분에도 병적 상태를 찾을 수 있었고 주사 후 2시간에 충수염의 병적 섭취(pathlogical uptake)를 관찰함으로써 음성 예측율(negative predictive value)이 98%, 음성 절제술(negative laparotomy rate)이 4% 이하로 낮아졌다고 보고되었다(2). 이후에 급성 충수염에 99m-Tc-HMPAO가 이용 되어 왔는데(3,4,5) 방법은 보통 동위 원소 주입 30분에 시작하여 1,2,4시간에 촬영하여 비정상적인 섭취(uptake)가 보이거나 4시간 이후 까지 영상이 남아있으면 양성으로 판정(**그림 6-1,2,3**)하고 음성 판단 기준은 4시간 영상을 통해 복강내 비정상적인 국소적인 섭취가 없을 때 판단하고 우하복부와 골반 외에 다른 곳에 비정상적인 음영의 섭취가 있으면 충수염이 아닌 다른 염증성 질환으로 판단한다(2).

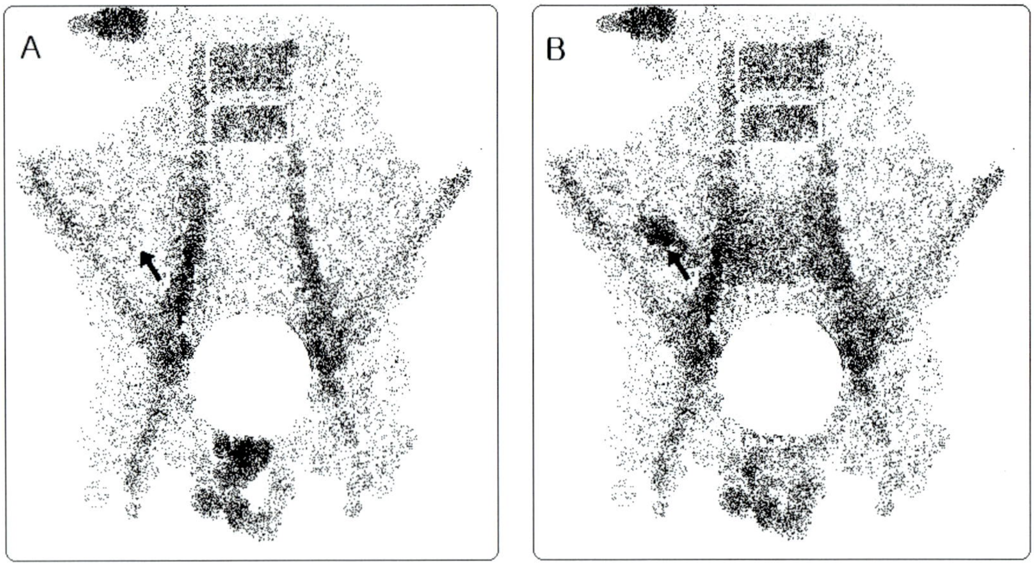

그림 6-1. A : 1시간필름 동위원소 집적 없음 B : 4시간필름 우측 장골와 동위원소 집적 보임(Clinical Nucl Med. 1996 Vol 21 Num 8, 1996 645-647. 도해그림 표시, 원본 찾아 공부하십시요)

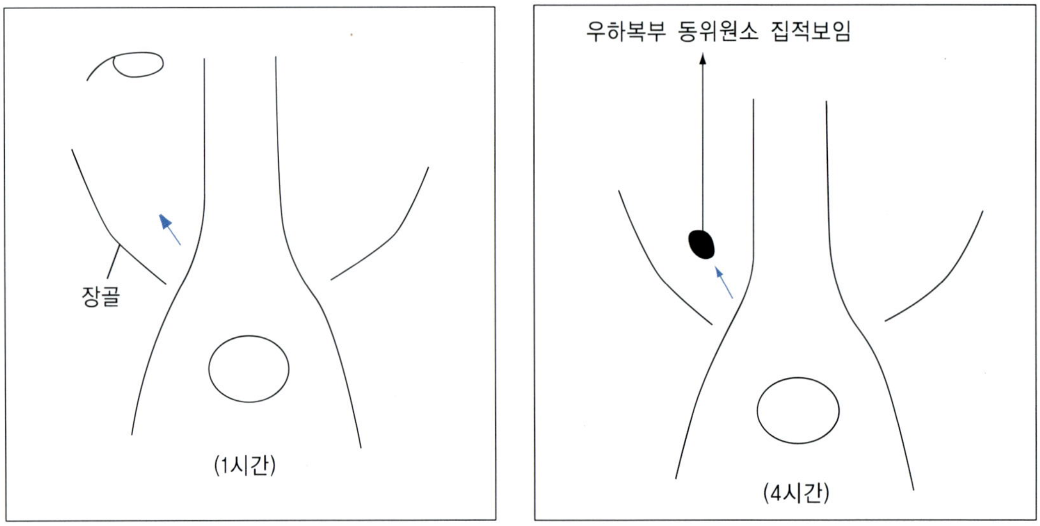

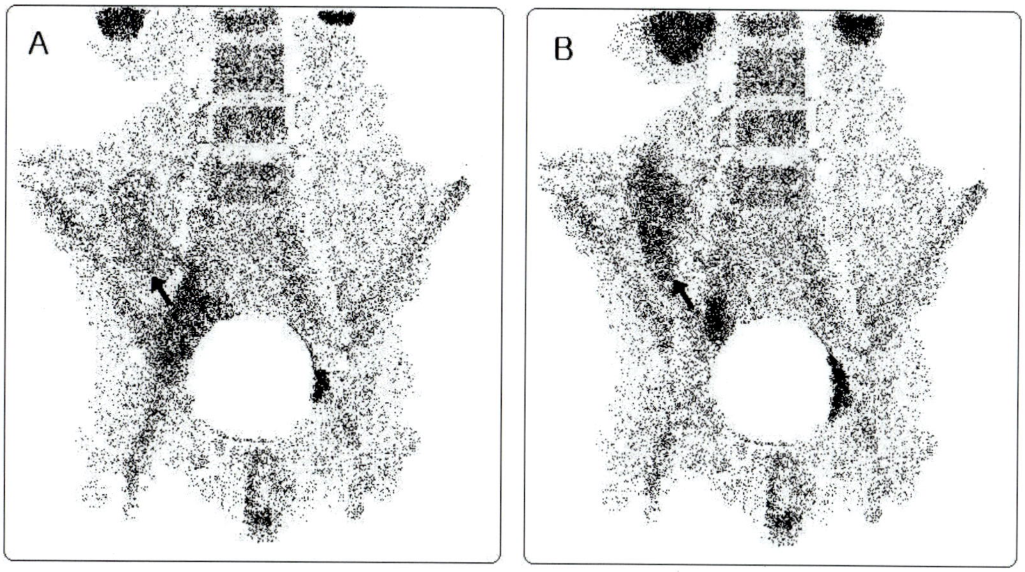

1시간(A), 4시간(B) 필름 모두 우측장골와에 동위원소 집적 보임. 1시간 필름(A) 희미한 집적 보이지만, 4시간 필름상(B) 뚜렷함(Clinical Nucl Med. 1996 Vol 21 Num 8, 1996:645-647 도해그림 표시, 원본찾아 공부하십시요)

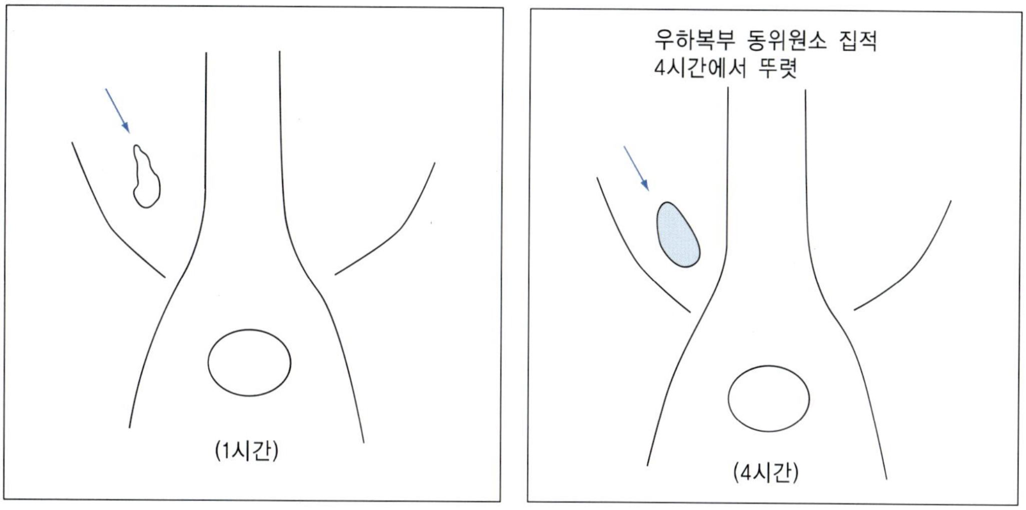

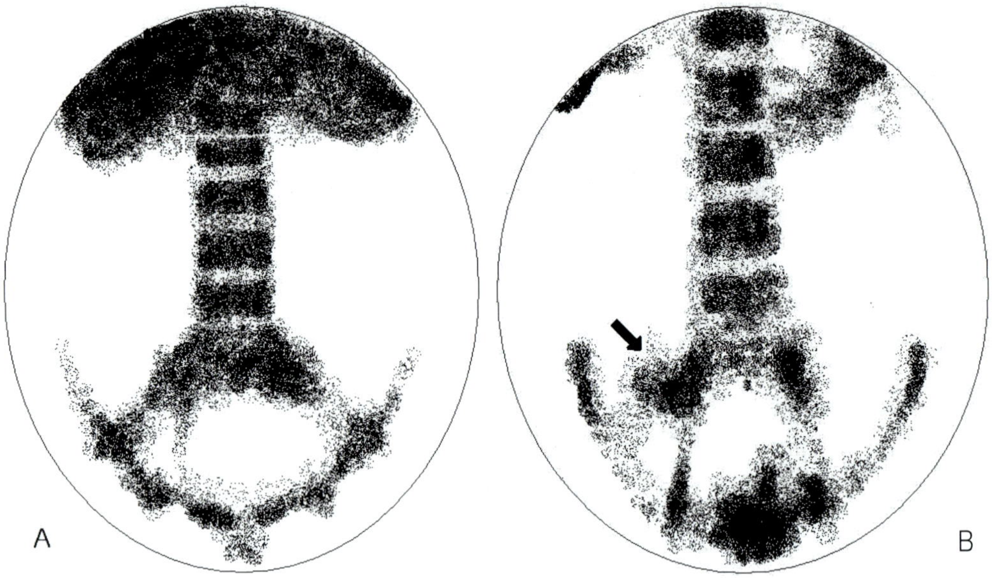

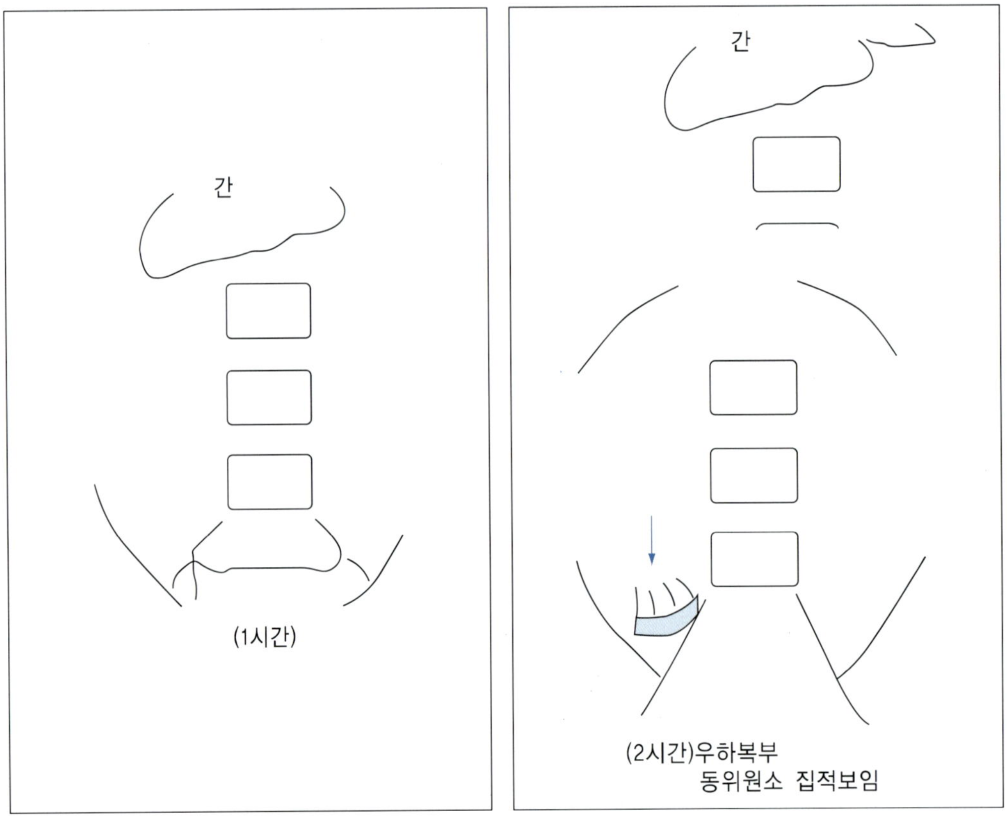

그림 6-2. 급성충수염 A : 정상(1hr). B : 우하복부 동위원소 집적보인(2hr). (Eur J Nucl med 2001 Vol 28 Num 5. 575-580 도해그림 표시, 원본찾아 공부하십시오.)

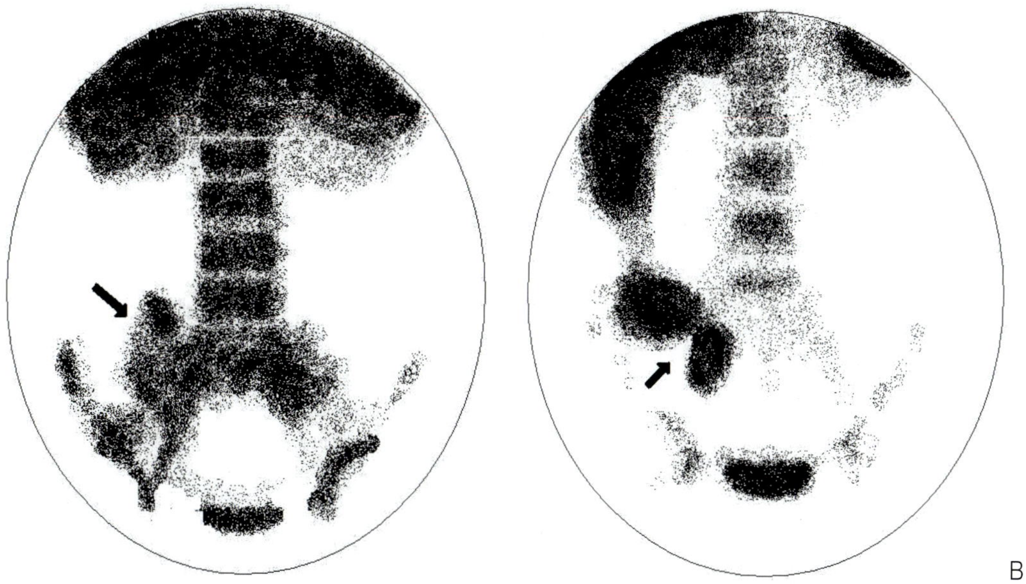

그림 6-3. A : 천공성 충수염. 두개로 분리된 병소보이고 광범하게 집접보임. B : 후맹부충수염. 장골와 상부에 동위원소 집적 보임(Eur J Nucl med 2001 Vol 28 Num 5. 575-580 도해그림 표시, 원본찾아 공부하십시요.)

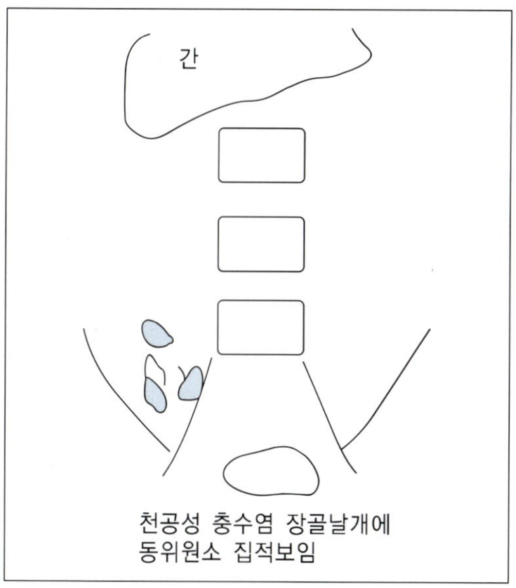

이 외에도 급성 충수염 진단에 여러가지 신티그라피 섬광 조영술(scintigraphy technique)이 이용되어 왔고 저자들에 따라 예민도 81~98%, 특이도 85~100%, 정확도 89~92%, 음성 절제술 율 5.8~18% 라고 다양하게 보고되고 있다. Erhan 등(6)은 Tc-99m labeled HIG을 이용한 검사가 빠르고 정확하며 안전한 검사라고 하였고, Kipper 등(7)은 anti-CD 15 immunoglobulin M(IgM) antibody 사용을 기술하였고, Foley 등(8)은 Tc-99m HMPAO scintigraphy를 보고하였다. Tc-99m HMPAO 검사에 대한 문헌보고를 살펴보면 Kanegaye 등(9)은 정확할 뿐 아니라 소아 진단에 적당한 검사라고 하였으며 Kao등(3)은 위양성 위음성률이 6.6%, 10% 라고 보고하였고 Lin 등(10)은 나이든 사람에게 정확하다고 하였으며 Rypin 등(4)은 예민도가 높다고

하였고 Laitine과 Lantto는 급성 충수염 진단에 위양성, 위음성이 없어 급성 복부 염증을 국소화하는데 유용하고 예민도가 높다고 보고하였다(11,12).

맹장 게실염, S자 결장 게실염, 난관염, 크론씨 병, 방광염 등과 감별 진단을 요하는데 크론씨 병은 우측 결장에 광범위하게 집적(accumulation)됨을 볼 수 있어 구별된다고 하였다.

위 음성으로 나온 경우는 충수와 장골 혈관의 활성(activity)이 겹칠 때 나올 수 있는데 이때는 oblique image technique이 필요하다고 하였다(2).

Lin 등(10)과 Rypin 등(4)은 3~4시간까지 촬영이 필요하다고 하였고 생리적인 장관 활성(physiological bowel activity)이 동위원소 주사 후 2시간에도 보일 수 있지만 이런 활성(activity) 종류는 전형적인 장관 모양을 보이고 강도가 낮게(lower grade activity) 보인다고 하였다.

Neiley와 Gray(13)은 금식 상태가 HMPAO 대사 과정에서 생긴 부산물이 장간 혈행(enterohepatic circulation)을 감소시킨 것으로 보인다고 하고 이것이 이 검사의 특이도를 증가 시킨다고 보고하였다.

* 핵의학이 응급실에서 외과적 환자에 적용되어 사용 될 수 있으려면 동위원소가 급성 충수염 진단에 광범위하게 선택적으로 사용되고 이 동위원소로 확진 내릴 수 있어야 하고 항체(antibody)를 방해하는 요소가 없이 24시간 핵의학이 활용 될 수 있는 병원 시설이 되어 있어야 한다.

2. 합병증

급성 충수염 수술후 합병증은 5%에서 보이고 괴사성 천공성 충수염에서는 합병증이 40%까지 증가한다(14).

충수염 수술후에 양측 원위부 뇨관 폐쇄(bilateral ureteral obstruction)에 의한 급성 무뇨증(acute anuria)을 보인 급성 세뇨관 괴사(acute tubular necrosis), **그림 6-3A, 3B, 그림 6-4A, 6-4B**)에 관한 몇몇 보고가 있었다(15,16,17,18). 방광 기저부 부위에 지속적인 국소적 복막염(persistence localized peritonitis)이 방광 삼각(trigone of bladder)에 부종을 가져 오고 이것이 양측 뇨료관 원위부 폐쇄로 인해 무뇨증을 가져 온다고 알려져 있다(15). 초음파상 에서는 수신증이 없고 신배(calyx)와 뇨관(ureter)의 커짐도 안 보이는데 이것이 신장을 벗어난 곳이 폐쇄(postrenal obstruction) 되었다는 양성 징후이다. 급성으로 뇨관압(ureter pressure)이 올라가는 호르몬 반응으로 설명되는데 뇨관압이 올라가면 수입성 세동맥(구심성 세동맥, afferent arteriole)의 혈관수축을 가져 오고 사구체 이후 혈장 흐름율(postglomerular plasma flow rate)을 감소시킴은 물론 filtration traction을 감소시킨다(19).

Tc-99m MAG3을 이용한 신장 신티그라피는 급성 세뇨관 괴사(acute tubular necrosis)의 진단에 중요하고 이 합병증에서 회복되는 과정 또한 잘 보여주는데 1950년 이래 신 관류(renal perfusion)와 기능을 결정하는 진단 방법 중에서 선택되어 이용되어 왔고 Tc-99m MAG3을 이용한 연속적인 조기 신티그라피 영상은 empty renal pelvis sign으로 폐쇄에 의한 합당한 징후(reliable sign)를 보여준다. 즉 병적인 신장에서는 사구체 순환에서 동위원소 추출(extraction)이 떨어지기 때문에 초기 섭취(initial uptake)가 지연된다.

70mmHg 이상의 압력을 가진 폐쇄성 요로 질환(obstructive uropathy)에서는 MAG3의 2분절(2nd segment)이 지연된 곡선(delayed slope)을 보인다. 그 후는 신 실질 조직으로의 이동과 배설이 심하게 지연된다. 신 기능과 신조영술이 완전 정상으로 돌아오는 기간은 2주이다.

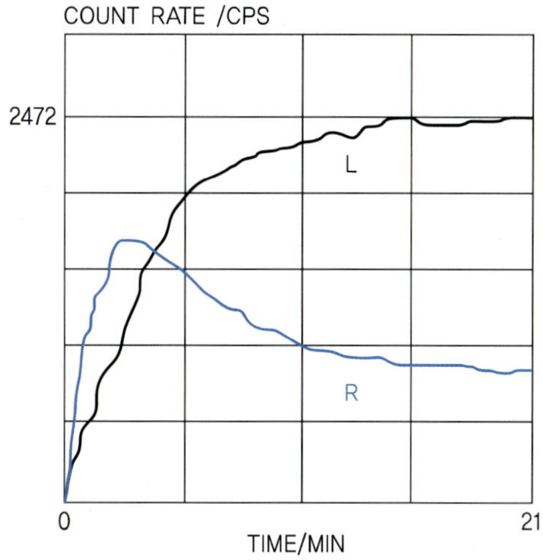

그림 6-3A. 13세 남자. 충수수술 후 급성무뇨증. Tc-99m mAG3을 이용한 신장신티그라프에 신기능도(renogram) 좌측신장세뇨관 괴사.

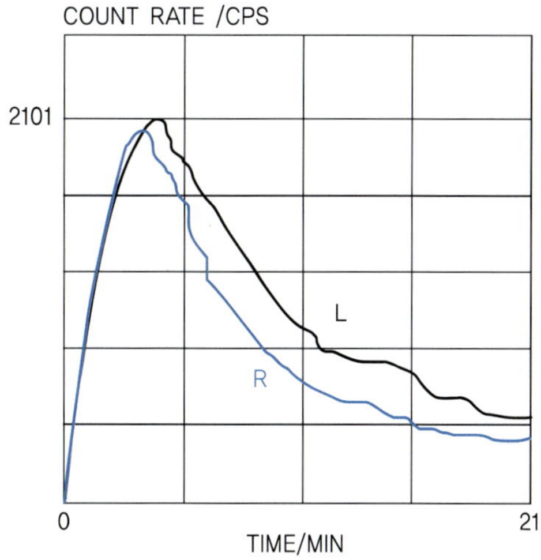

그림 6-3B. 수술 후 6주에 촬영한 신기능도(renogram) 상 모두정상 curve 보임(Clinical Nucl Medicine 1998 Vol 23, Num 3 : 141-145 도해그림, 원본찾아 공부하십시오)

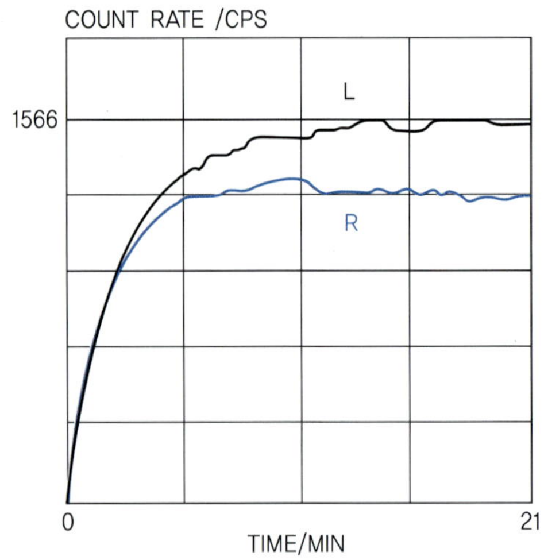

그림 6-4A. 7세 남자. 충수절재술 후 급성 무뇨증 신장신티그라프(Tc-99m mAG3)에 따른 신기능도(renogram) : 검사 끝날때까지 곡선 올라간다(양측신장세뇨관 괴사). 신기능도(renogram) 필름상 upsloping curve 보임

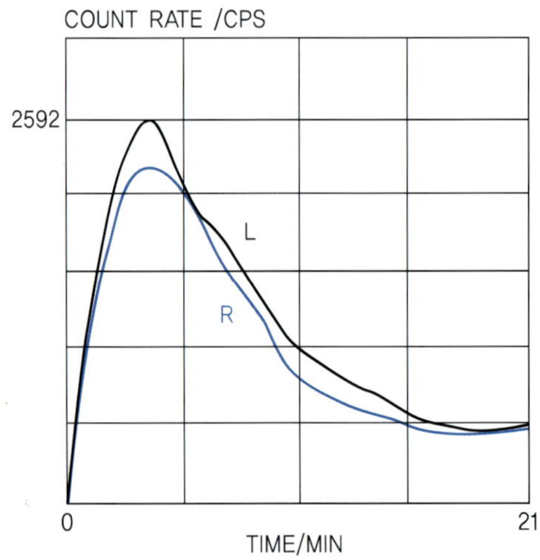

그림 6-4B. 급성 신부전증 생긴 후 9일째에 정상 신기능도(renogram) 보임(Clinical Nucl Medicine 1998 Vol 23, Num 3 141-145 도해그림, 원본찾아 공부하십시요).

참고문헌

1. Wim JG, Oyen, Otto C Boerman, Frans HM Corstens. Imaging acute appendicitis : An opportunity for nuclear Medicine in the Surgical Emergency Room. The Journal of Nuclear Medicine. Vol 41 No 3 456-458, march 2000
2. Tanter Colak, Firat Gungar, Sute Ozugur, Hayri Bozan et al. The value of Tc-99m HMPAO labelled white blood cell scintigraphy in acute appendicitis patient with an equivocal clinical presentation Europena Journal of Nuclear Medicine Vol 28, No 5, 575-579, 2001
3. Kao CH, Lin HT, Wang YL, Wang SJ, Liu TJ. Tc-99m HMPAO-labelled WBC scans to detect appendicitis in women. Clin Nucl Med 21 : 768-771, 1996
4. Rypins EB, Evans DG, Hinrichs W, Kipper SL. Tc-99m HMPAO white blood cell scan for diagnosis of acute appendicitis in patient with equivocal clinical presentation. Ann Surg 226 : 58-65, 1997
5. Kipper SL. The role of radiolabelled leukocyte imaging in the management of patient with acute appendicitis. Q J Nucl Med 43 : 83-92, 1999
6. Erhan Varoglu K, Yalcin Polat, Gungor Tastekin et al. Diagnostic value of Tc-99m HIG Scintigraphy in the detection of acute appendicitis. Nuclear Medicine, General Surgery and Biochemistry, Ataturk University, medical school, Erzurunm, Turkey, interesting image numb 8, 645-647, 1995
7. Klipper SL, Rypins EB, Evans DG, Thakur ML, Smith TD, Rhodes B. Neutrophil-specific Tc-99m labeled anti-CD 15 monoclonal antibody imaging for diagnosis of equiovocal appendicitis. J Nucl Med 41 : 449-455, 2000
8. Foley CR, Latimer RG, Rimkus DS. Detection of acute appendicitis by technitium 99m-HMPAO scanning. Am. Surg 58 : 761-765, 1992
9. Kanegaye JT, Vance CW, Parisi M, Miller JH, Mahour GH, Chan LS, Schonfeld N. Failure of technique-99m hexametahylpropylene amine oxime leukocyte scintigraphy in the evaluation of children with suspected appendicitis. Pediatr Emerg Care 11 : 285-290, 1995
10. Lin WY, Kao CH, Lin HT, Wang YL, Wang SJ, Liu TJ. Tc-99m HMPAO labelled white blood cell scans to detect acute appendicitis in older patients with an atypical clinial presentation. Nucle Med Commun 18 : 75-78, 1997
11. Laitinen R, Tahtinen J, Lantto T, Vorne M. Tc-99m labelled leukocytes in imaging of patients with suspected acute abdominal inflammation. Clin Nucl Med 15 : 597-602, 1990
12. Lantto EH, Lantto T, Vorne M. Fast diagnosis of abdominal infection and inflammation with Tc-99m HMPAO labelled leukocytes. J Nucl Med 32 : 2029-2034, 1991
13. Neilly JB, Gray HW. Gall bladder visualization in Tc-99m HMPAO autologous white cell scintigraphy. Nucl Med Commun 17 : 243-245, 1996
14. Kottmeier PK : Appendicitis. In : Welch KJ, Randolf JG, Ravitch MM, ONeill JA, Rowe MI, eds. Pediatric Sugery, Chicago, IL : Year Book Medical Publishers Inc : 989-995, 1986
15. Aronson DC, Moorman-Voestermans CGM, Tiel-van Buul MMC, Vos A : A rare complication of acute appendicitis : complete bilateral distal ureteral obstruction. Lancet 99 : 344- , 1994
16. Cook GT : Appendiceal abscess causing urinary obstruction. J Urol 101 : 212, 1969

17. Kaplan GW, Keiller DL : Ureteral obstruction after appendectomy. J Ped Surg 9 : 559, 1974
18. De Jong M, Debruyne F, Monnens L : Anurie na appendectomie bij een tienjarige jongen. Neu Tijdschr Geneesk 122 : 974, 1978
19. Awazu M, Barakat AY, Chevalier RL, Ichikawa I : The cause of uremia in obstructed kidneys. J Pediatric 114 : 179, 1989

자기공명 영상술(MRI) 07

1. 고찰

최근에 매우 발전된 자기공명 영상(rapid MR sequence)으로 장(bowel)의 영상을 얻을 수 있게 되었다. 담도췌장 조영술(Cholangiopancreaticography)에서 사용된 single shot fast spin echo sequence로 장의 자세한 해부학을 얻을 수 있고 장 분비와 수액 투여로 장의 내강을 확장시켜 장관 벽을 자세히 관찰 할 수 있게 되었다(1). 독일의 몇몇 그룹이 자기공명 영상으로써 소장의 장관 주액(enteroclysis) 결과를 보고하였다. 장관 주액(장관 관장, enteroclysis)방법은 소장 폐색을 찾는 선택적인 방법이다. 최근 a half Fourier acquisition single-shot turbo spin echo(HASTE) sequence 등의 사용이 소장 폐색진단에 보고 되고 있는데 촬영 1시간 전에 1500ml 물을 먹인 후 T2WI 영상을 얻는다고 한다(1).

MacVicar는(2) 경험상 장관의 해부학을 자세히 보는 것은 T1WSE / TSE sequence 이용이 좋고 정상 조직과 병리 조직을 비교하는 것은 STIR 이용이 좋다고 하였다.

* 저자는 자기공명 영상에서 충수염을 병리조직학상으로 분류하고 정상 소견과 비교 분석하여 소견을 기술하고 충수염과 맹장 게실염의 차이점이 있는지를 찾아보고자 하였습니다. 자기 공명 영상은 정말 많은 복부 해부학을 제공해 주기때문에 조영 증강 검사 등을 이용하면 앞으로 많은 복부 질환진단에 이용 되리라 믿고 있습니다. 좀더 많이 이용하셔서 임상 활용에 응용하시고 정진하시기 바랍니다. 감사 합니다.

2. 증례

1) 급성 충수 주위 농양을 동반한 화농성 천공성 충수염 (Acute suppurative appendicitis with perforation and periappendiceal abscess)

(1) T1T2WI에서 잘 정돈된 소세지 모양의 소장과는 다르게 우측 대장 외막 구(Rt paracolonic gutter) 와 우측 대장하면(Rt infracolonic space) 아래쪽으로 별 모양으로 뻗어있는 저신호 강도와 희미한 중등도 신호 강도(lower signal and faintly intermediate signal intensities)가 T1WI 보이고 T2WI에서 고신호 강도(high signal intensities)의 액체 저류(fluid accumulation)를 보인다(정상 : 정상에서는 소장과 장간막 등 복강 구조물만 보이고 액체 저류와 근막 비후로 인해 우측 대장하면(infracolonic space)과 우측 대장 외막 구(Rt paracolonic gutter)가 구분되는 신호 강도 변화가 없다). 특히 외측

원뿔 근막(laterocolonal fascia) 비후가 T1WI에서 불분명한 저신호 강도(ill defined lower signal)로 보이고, T2WI에서 고신호 강도(high signal fluid)로 인해 우측 대장하면(RT infracolinic space)과 우측 대장 외막 구(RT paracolonic gutter)내 액체가 뚜렷이 구분되어 보인다(**그림 7-1**).

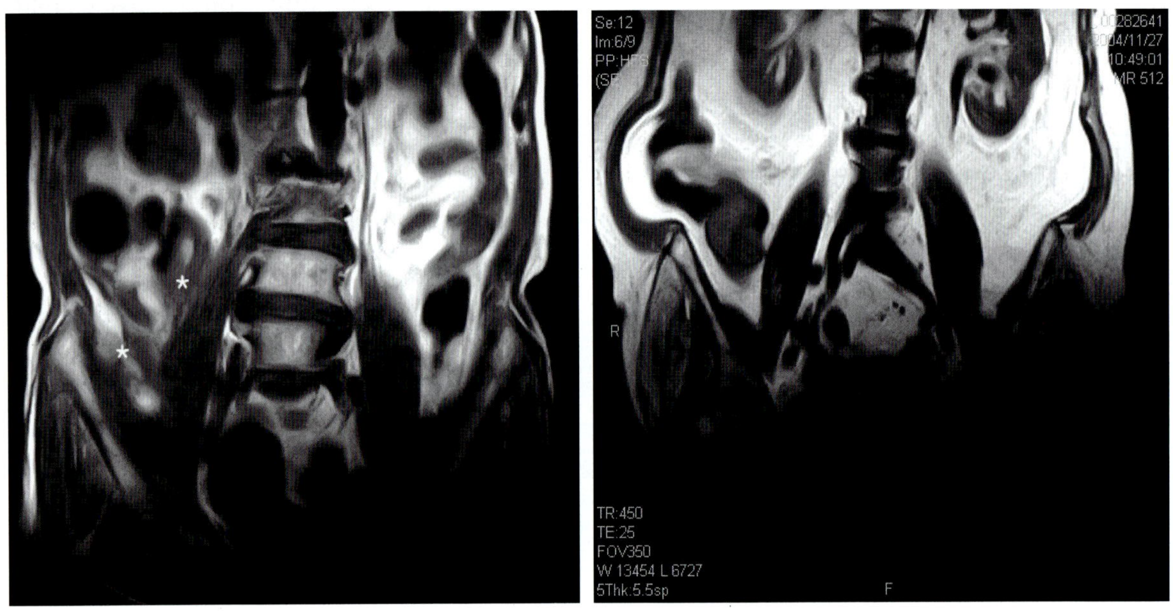

그림 7-1.

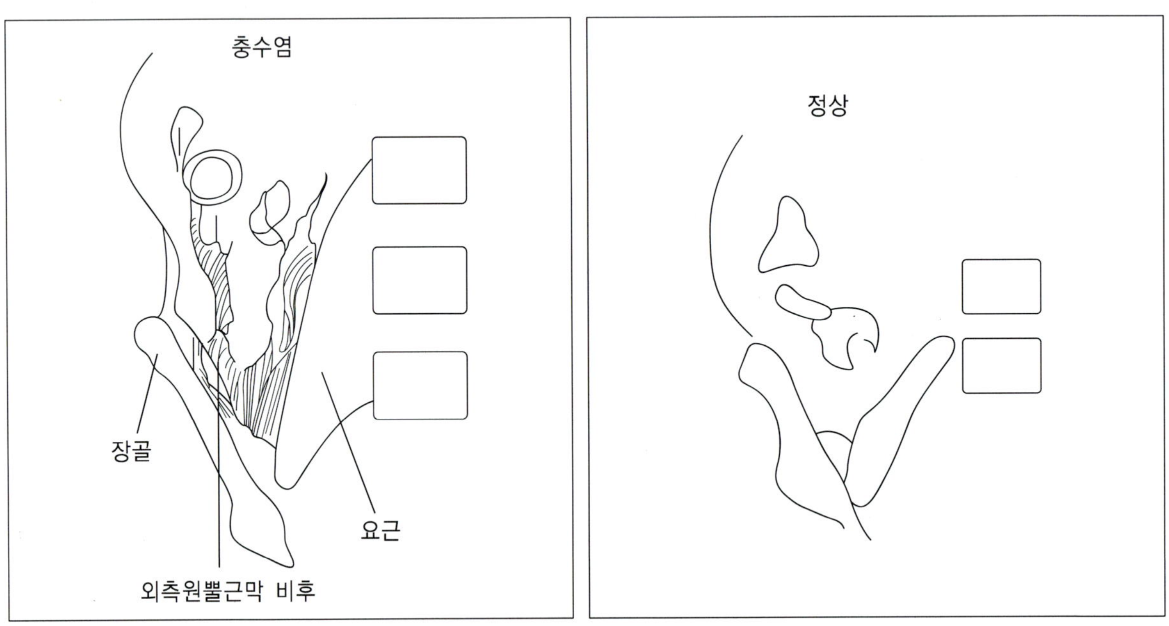

T2WI

충수염

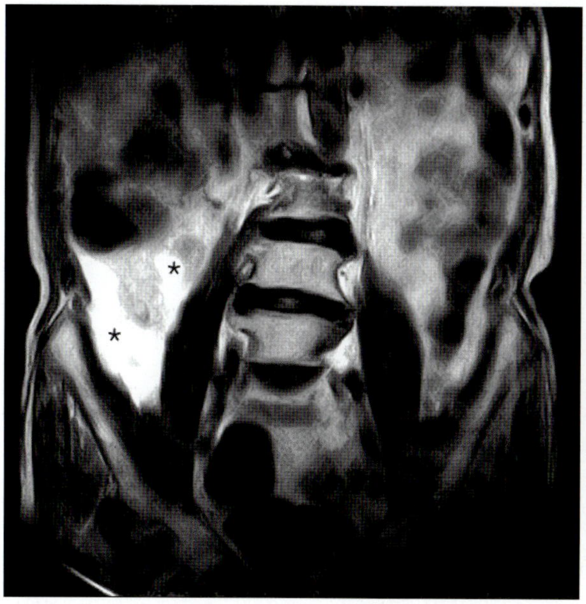

정상

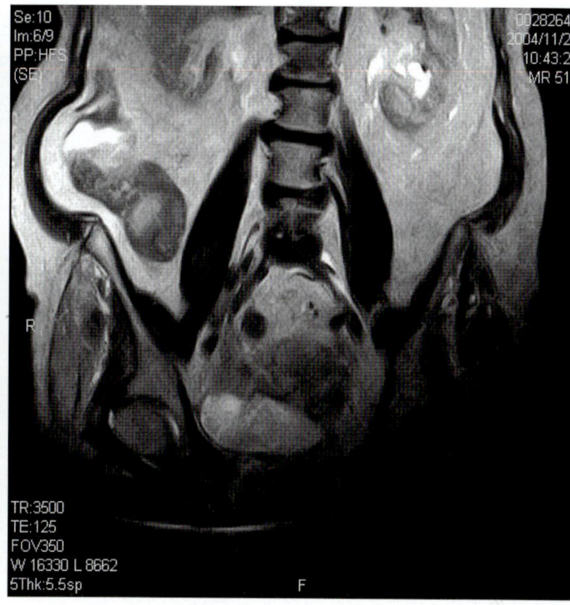
Se:10
Im:6/9
PP:HFS
(SE)
00282641
2004/11/27
10:43:29
MR 512
R
TR:3500
TE:125
FOV350
W 16330 L 8662
5Thk:5.5sp
F

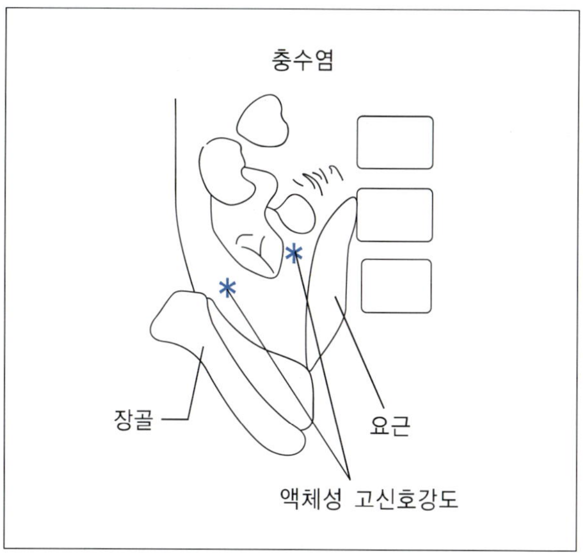
충수염
장골
요근
액체성 고신호강도

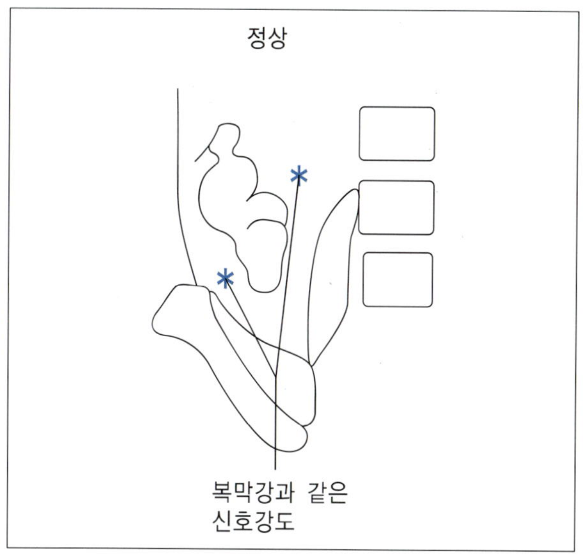
정상
복막강과 같은
신호강도

(2) 확장된 충수가 T1WI에서 저신호 강도(lower signal intensitiy)로 확장되어 보이고 내강은 희미한 중등도 신호강도(faintly intermediate signal intensity)를 보이면서 T2WI에서 내강이 고신호강도(high signal intensity)의 염증성 액체 물로 채워져 보이고 주위에 희미한 저신호강도(faintly lower signal intensity)의 불규칙한 충수벽이 보인다(**그림 7-2**).

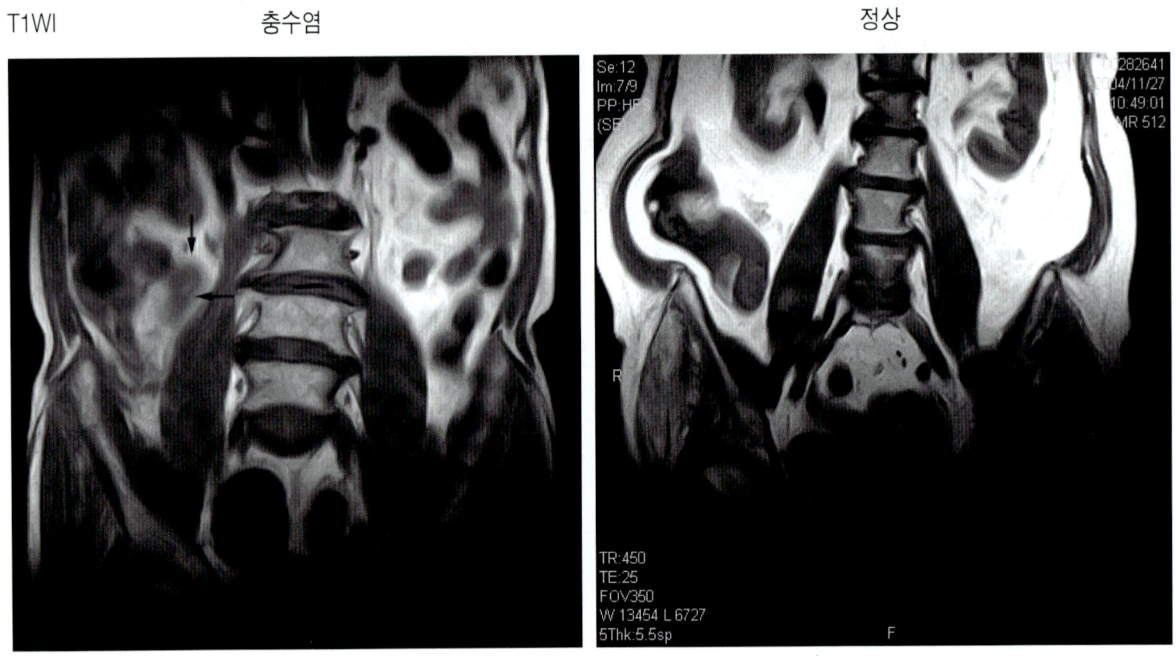

그림 7-2.

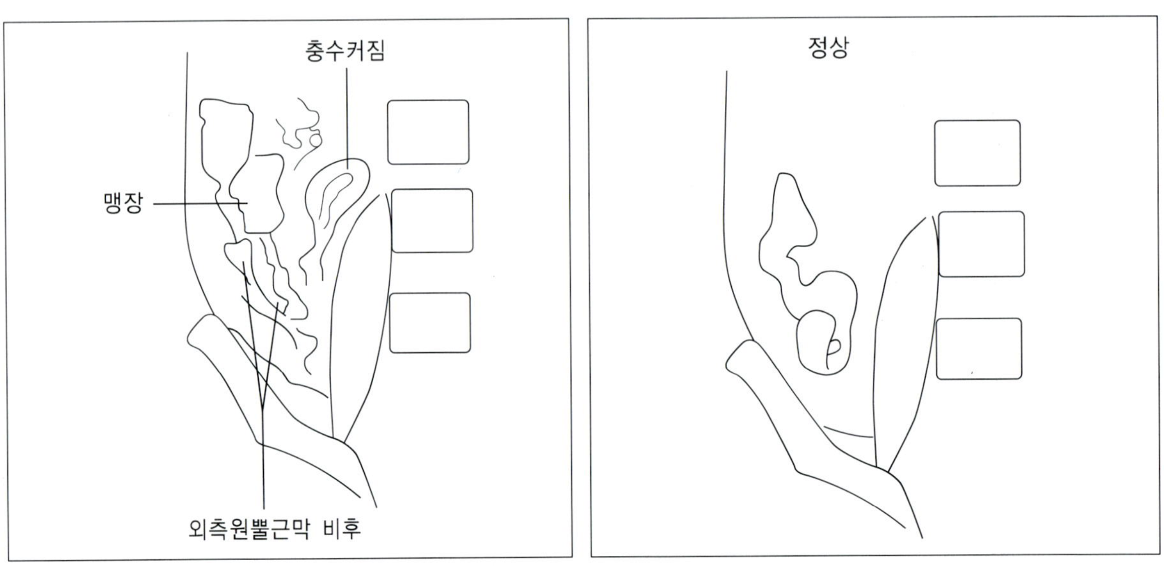

T2WI

충수염 | 정상

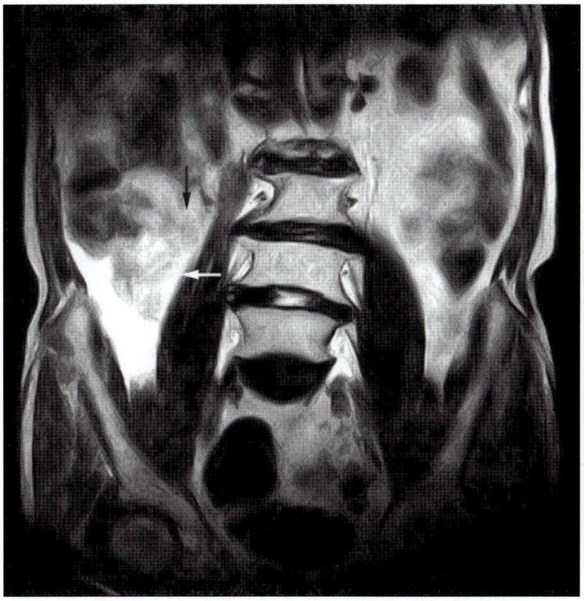

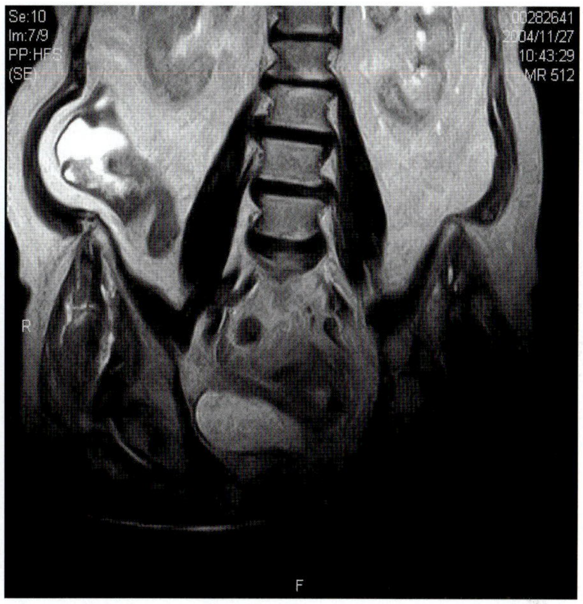

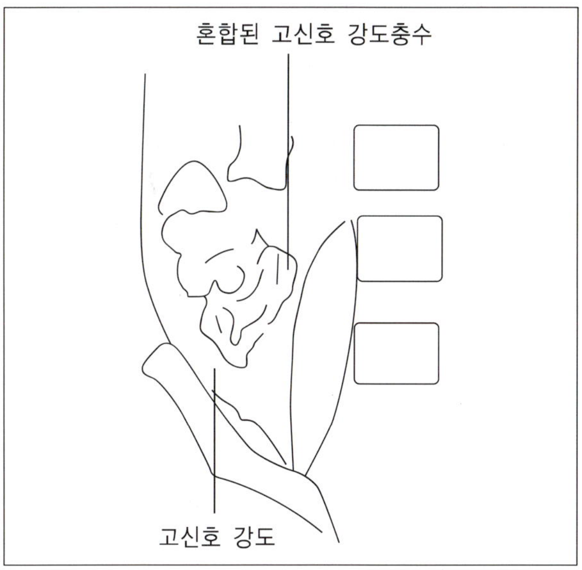

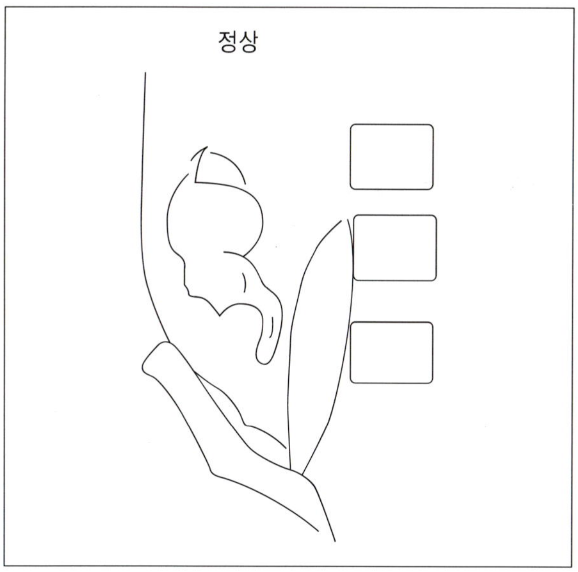

(3) 충수와 맹장 주위 지방 조직에 염증 및 부종 소견이 보이는데 T2WI에서 고, 저 신호 강도(high and lower signal or intermediate signal mixed)가 혼합되어 보이고{(정상 : 균질한 중등도 혹은 고 신호 강도(homogenous intemeidate or high signal)}, T1WI에서 저 신호와 중등도 신호(lower signal and intermediate signal mixed)가 혼합되어 있는 신호 강도를 보이고(**그림 7-3**){(정상 : 균질한 고 신호 강도(homogenous high signal intensities)}, 맹장 주위에 T1WI에서 저신호 강도(lower signal), T2WI에서 고신호 강도(high signal)의 둥근 모양이 보이는데 농양 음영인지는 조영 증강 검사 필요할 것으로 판단된다.

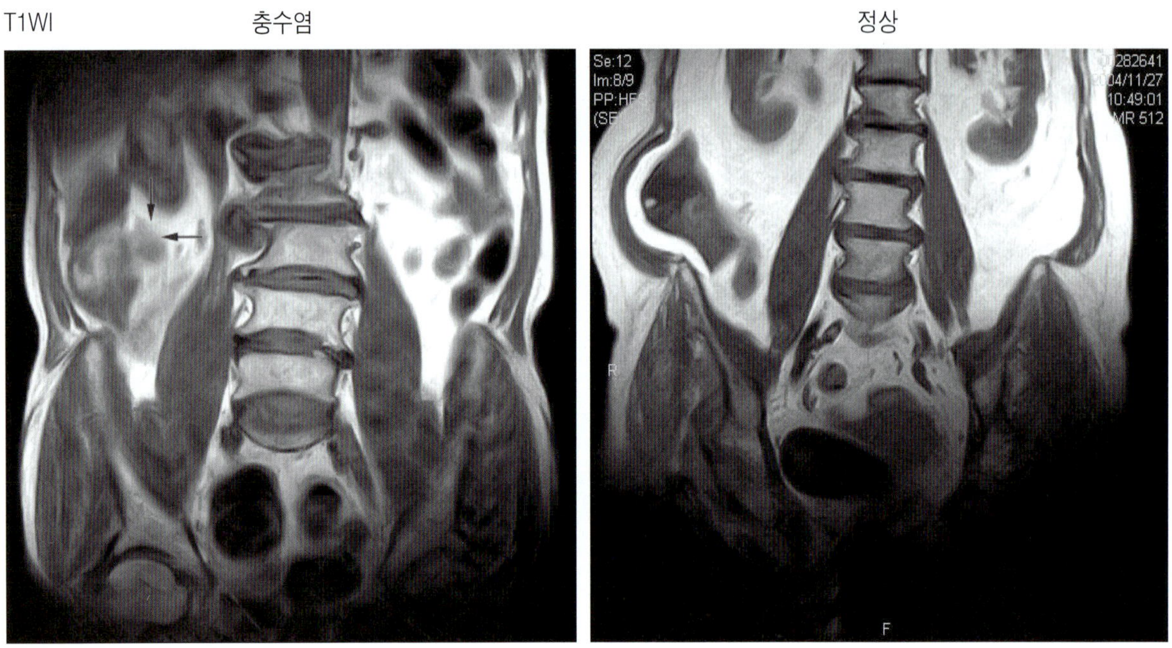

그림 7-3.

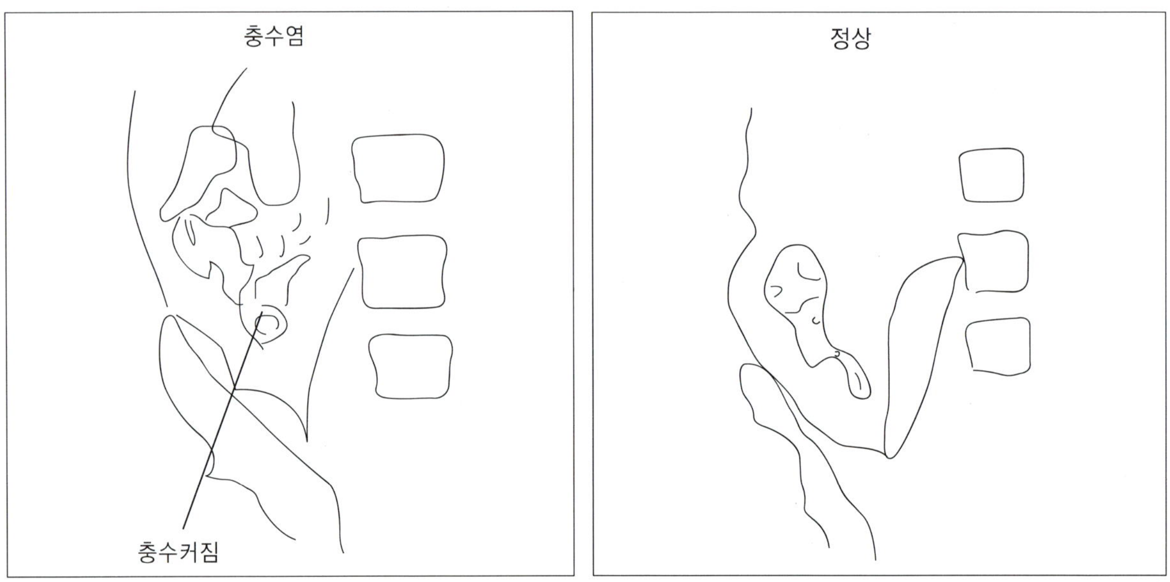

T2WI 충수염 정상

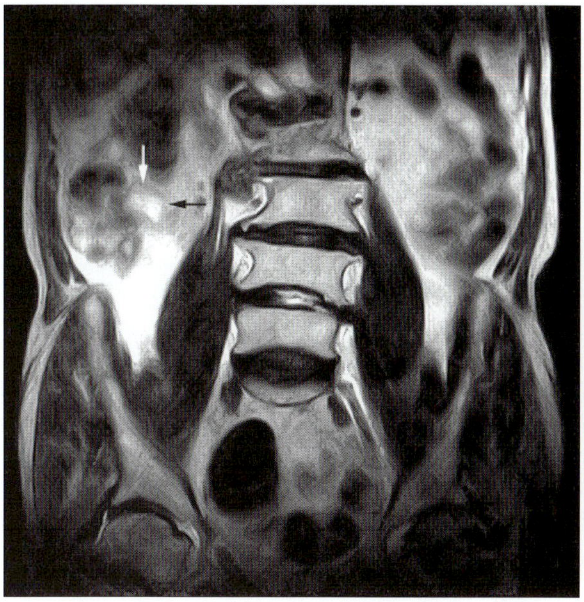

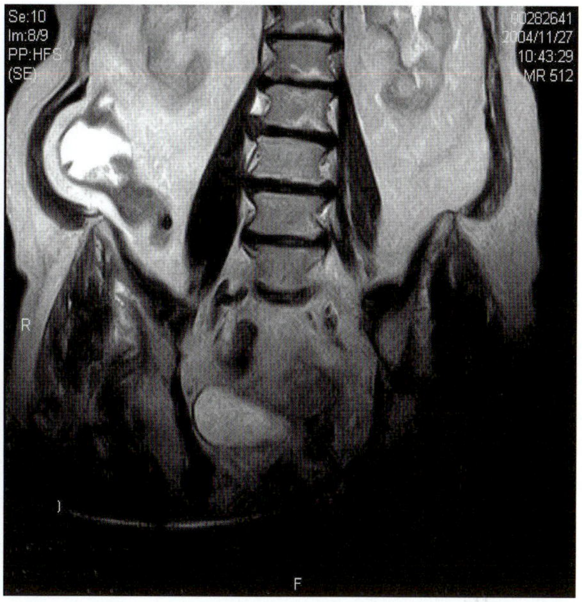

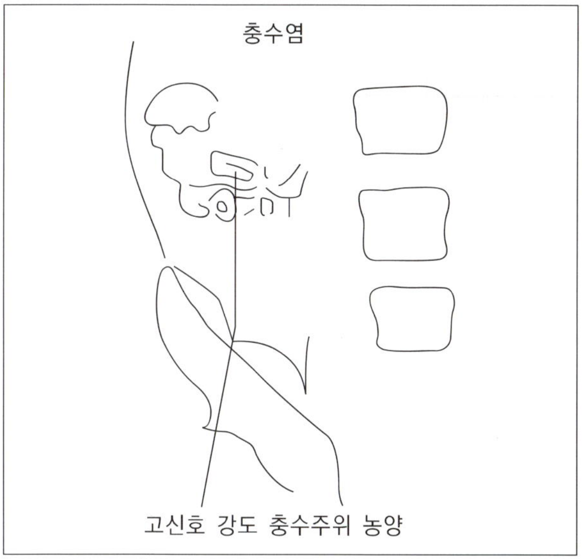

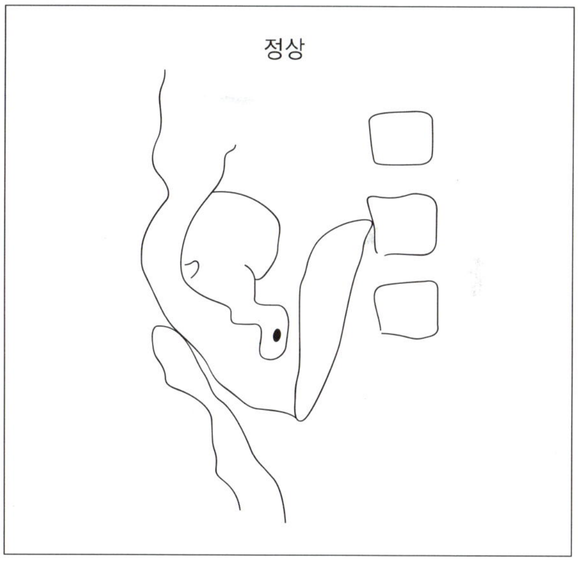

(4) 맹장 음영의 변형된 모습이 T2WI에서 뚜렷히 보인다(정상 에서는 맹장 음영 변형이 없다). T2WI에서 내강과 충수벽이 불분명한 곳이 보이는데 천공된 곳이 아닌가 생각된다(정상에서는 충수와 충수벽 T1T2WI들 모두가 뚜렷함).

2) 급성 화농성 천공성 충수염 (Acute suppurative appendicitis with perforation and abscess)

(1) 충수 내강이 액체로 채워져 확장되어 보임 : T1WI에서 확장된 저신호 강도의 관상 구조물(lower

signal intensites distended tubular structure)이 보이고, T2WI에서 불규칙한 벽을 가진 고신호 강도 관상 구조물(high signal intensities with irregular marginated wall)이 보인다(**그림 7-4**). 정상에서는 충수 확장 없이 T1WI에서 저신호 강도(lower signal), T2WI에서 희미한 저신호 강도(faintly lower signal intensity)의 가느다란 굴곡된 구조물을 볼 수 있다(**그림 7-4**).

T1WI 충수염 정상

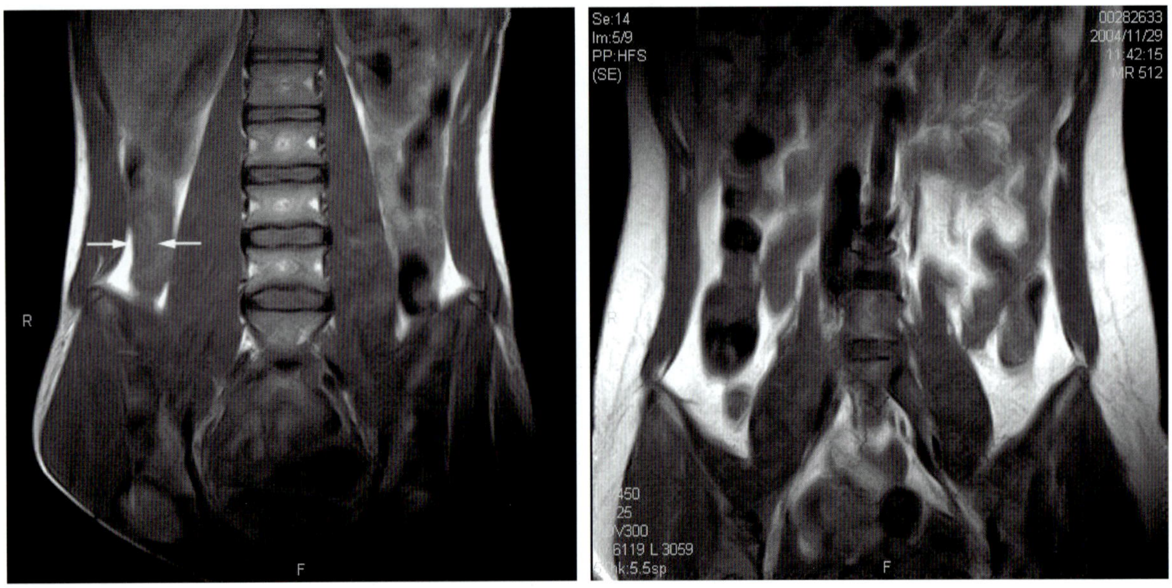

그림 7-4.

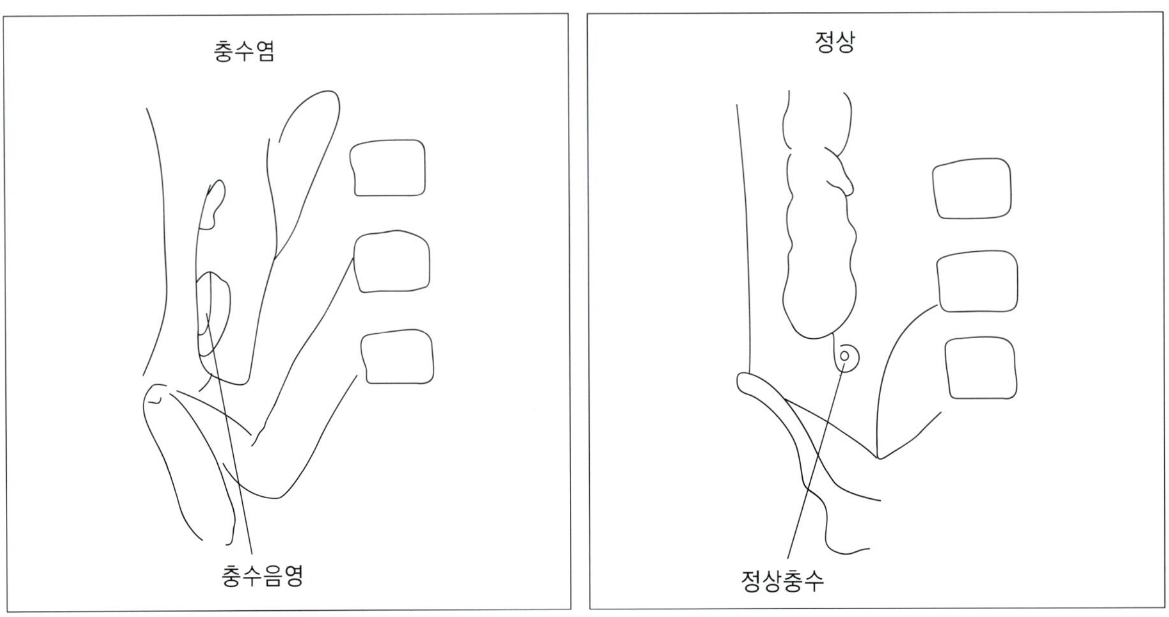

T2WI

충수염

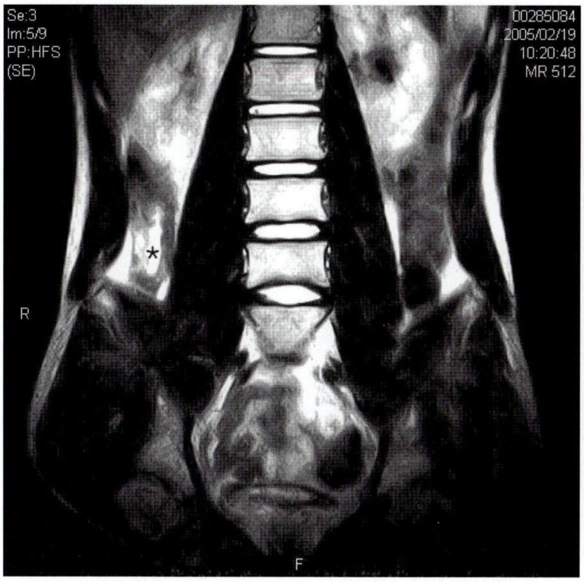
Se:3
Im:5/9
PP:HFS
(SE)
00285084
2005/02/19
10:20:48
MR 512
*
R
F

정상

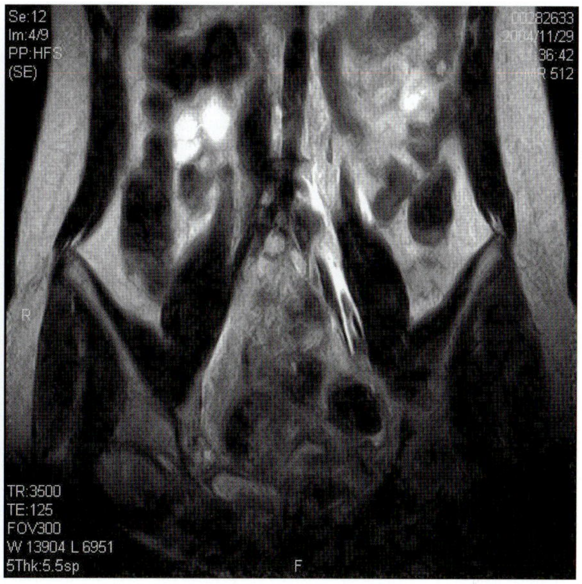
Se:12
Im:4/9
PP:HFS
(SE)
R
TR:3500
TE:125
FOV300
W 13904 L 6951
5Thk:5.5sp
F

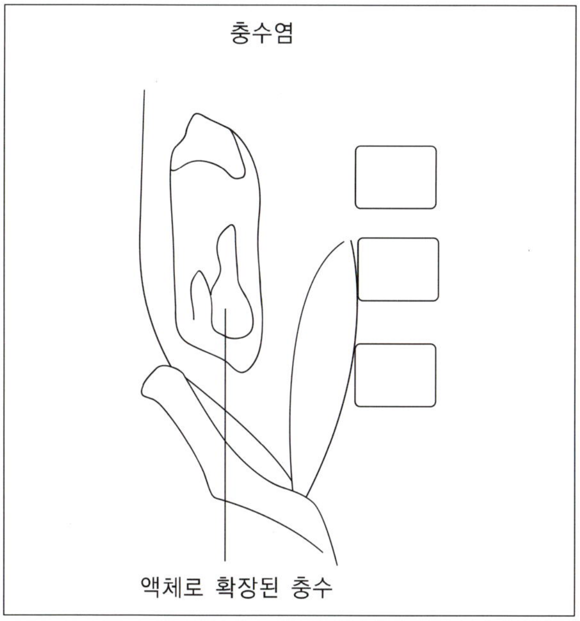
충수염
액체로 확장된 충수

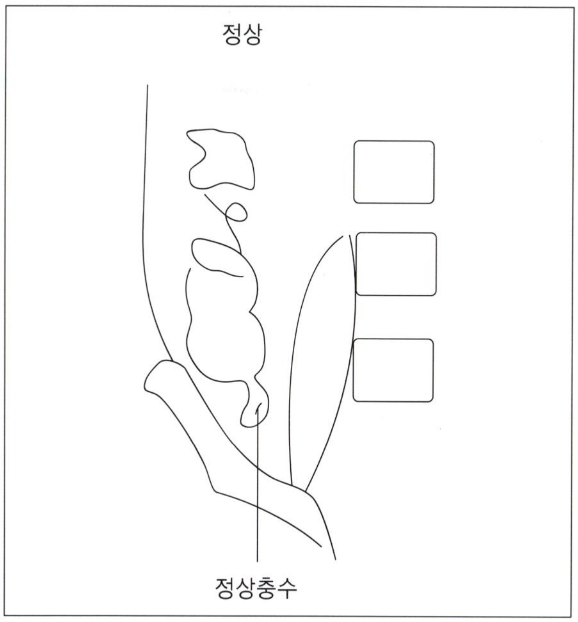
정상
정상충수

(2) 대장 후면 아래쪽으로 갈수록 후 벽측 복막면(posterior parietal membrane)과 외측 원뿔 근막(laterocronal fascia)이 불규칙하게 비후되어 있으면서 장골과 연결되는(irregular thickening with connection to iliac muscle) 모양으로 나타나는데 자기공명상 T1T2WI에서 중등도 신호강도(intermediate signal intensities)로 나타나며(**그림 7-5**), 정상에서는 볼 수 없다(**그림 7-5**). 이 소견이 천공되어 일부 유착되는 소견이 아닐까 생각해 본다.

T1WI 충수염 정상

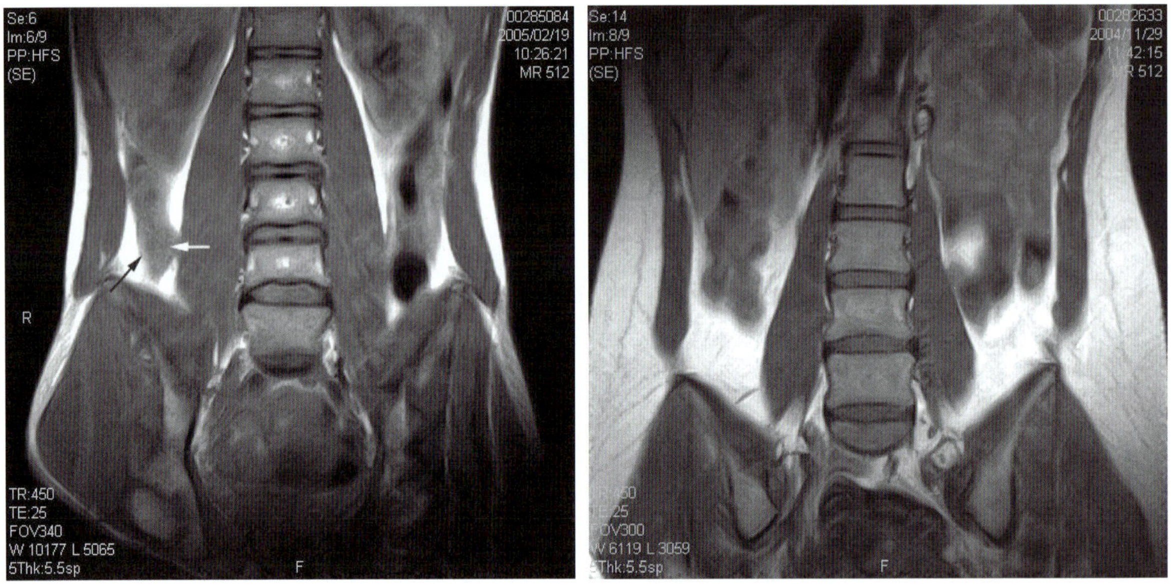

그림 7-5.

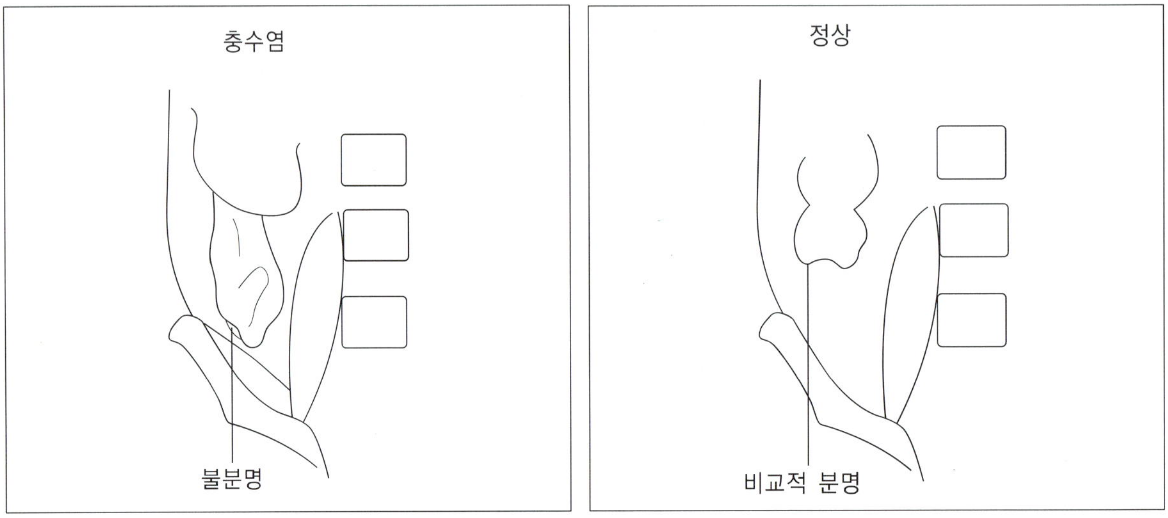

T2WI

충수염

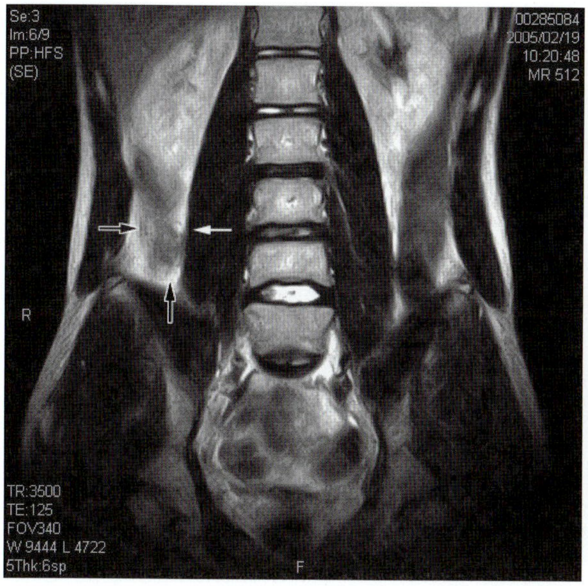
Se:3
Im:6/9
PP:HFS
(SE)
00285084
2005/02/19
10:20:48
MR 512
R
TR:3500
TE:125
FOV340
W 9444 L 4722
5Thk:6sp
F

정상

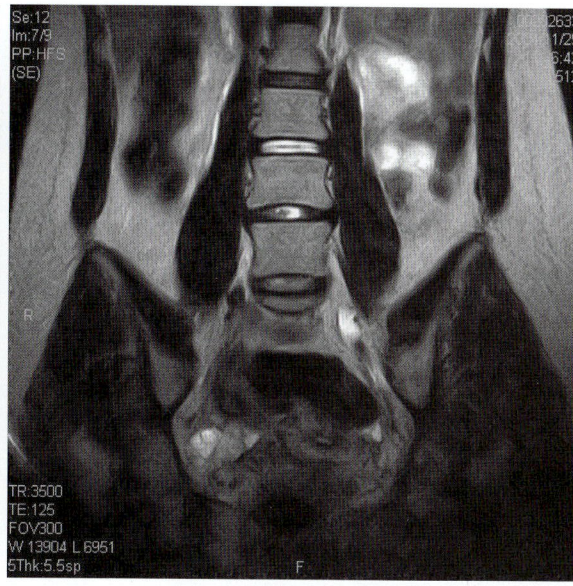
Se:12
Im:7/9
PP:HFS
(SE)
R
TR:3500
TE:125
FOV300
W 13904 L 6951
5Thk:5.5sp
F

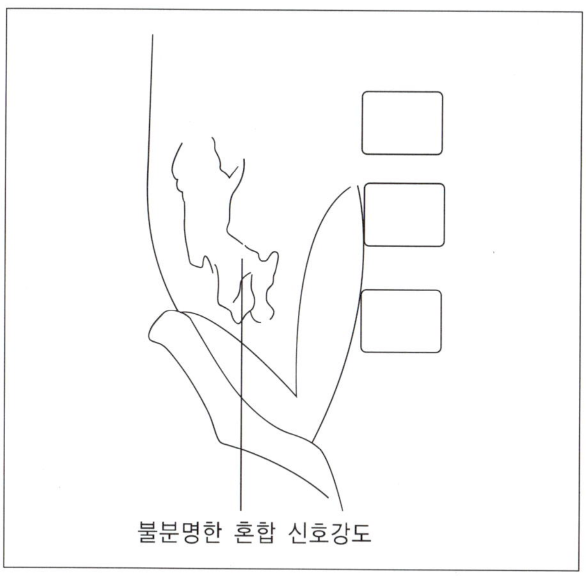
불분명한 혼합 신호강도

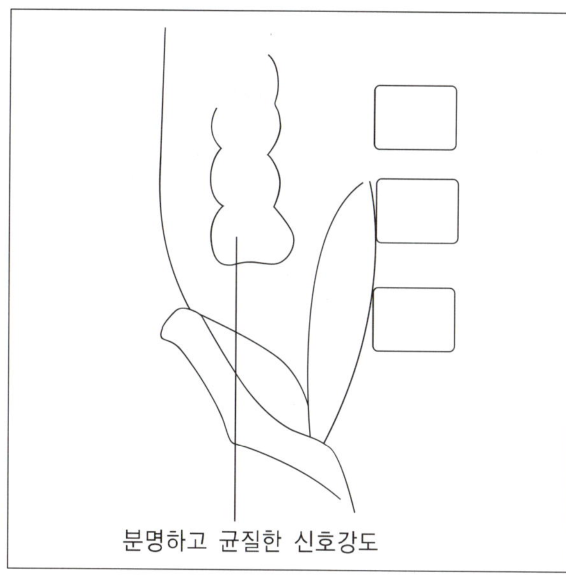
분명하고 균질한 신호강도

3) 급성 괴사성 충수염(Acute gangreous appendicitis)

(1) 충수 첨단(tip) 부위가 액체로 확장 : T1WI에서 저신호 강도(lower signal intensity)로 커지고 T2WI에서 고신호 강도(high signal)의 액체로 채워지는데 이로 인해 주위 충수벽이 불분명 하게 보임(**그림 7-6**). 액체로 채워진 충수를 보면 T2WI에서 벽을 통해 콤마(comma) 모양의 고신호 강도(high signal intensity)가 벽을 통해 나온 것처럼 보임(이곳이 혹시 점막이 괴사된 곳은 아닌지 의심)

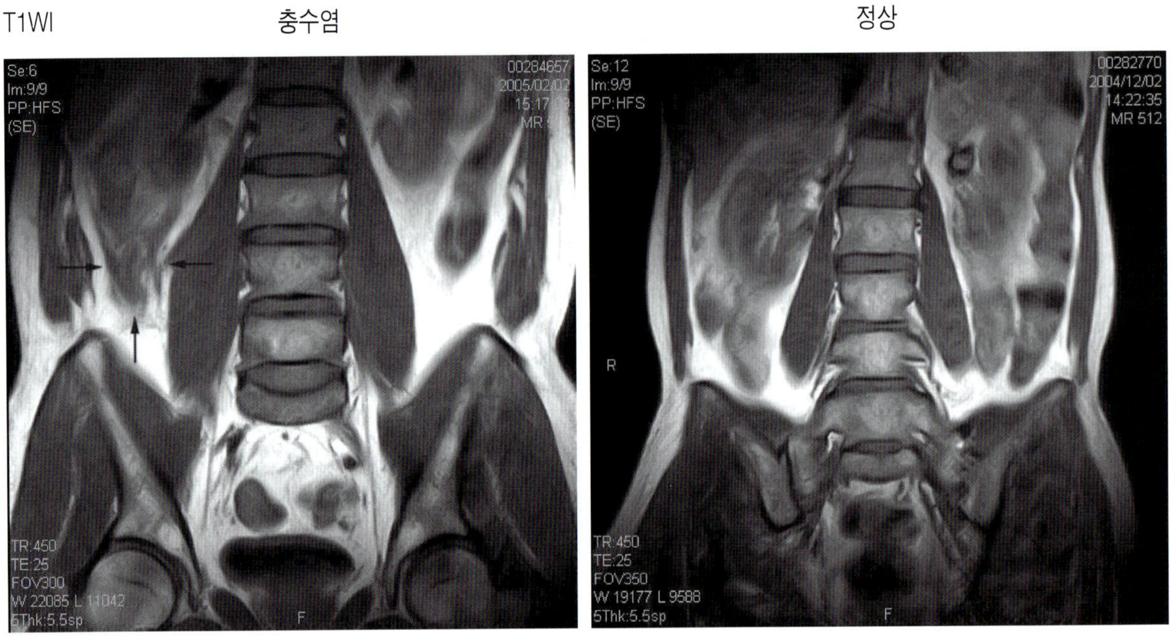

그림 7-6.

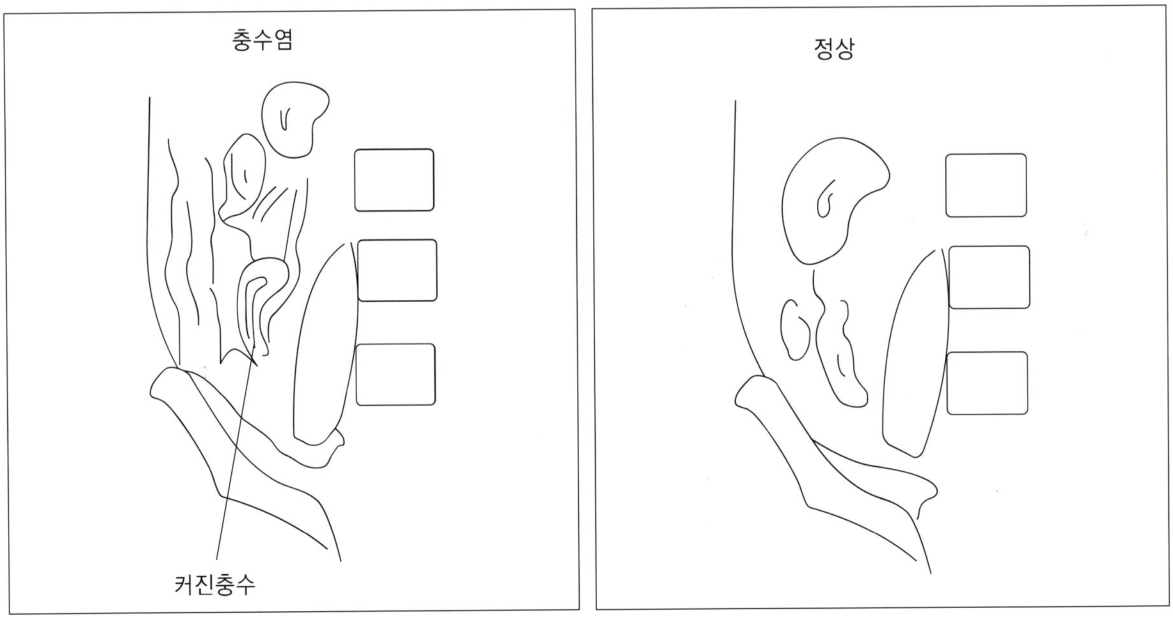

T2WI 충수염 정상

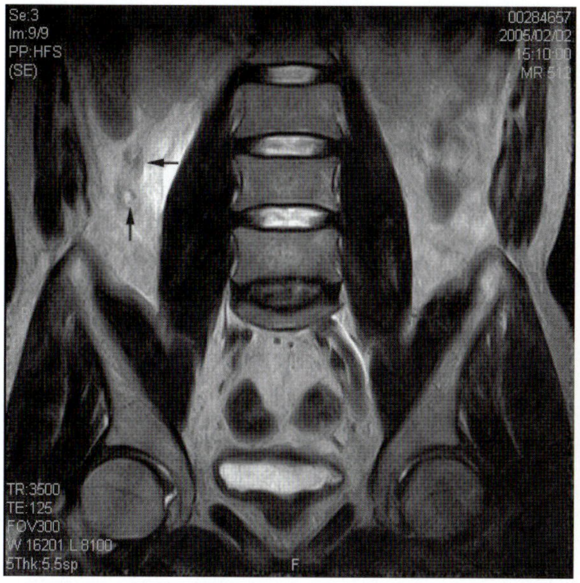

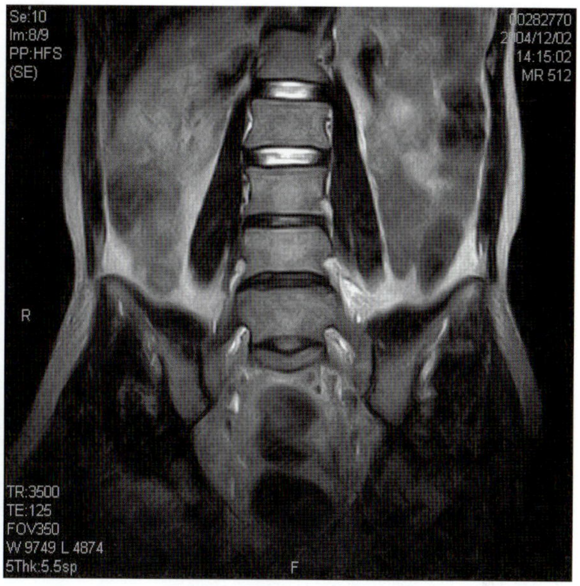

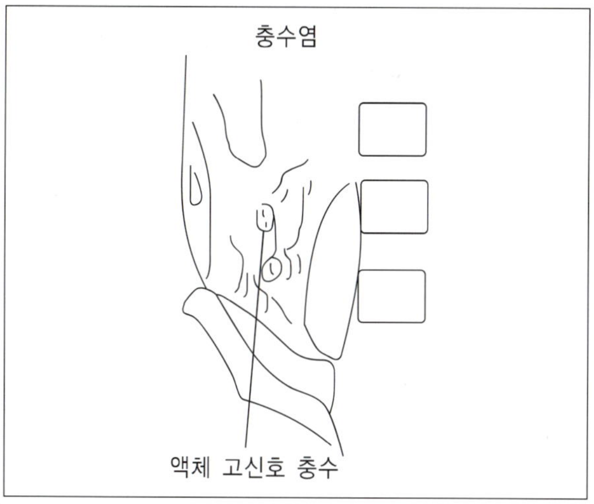

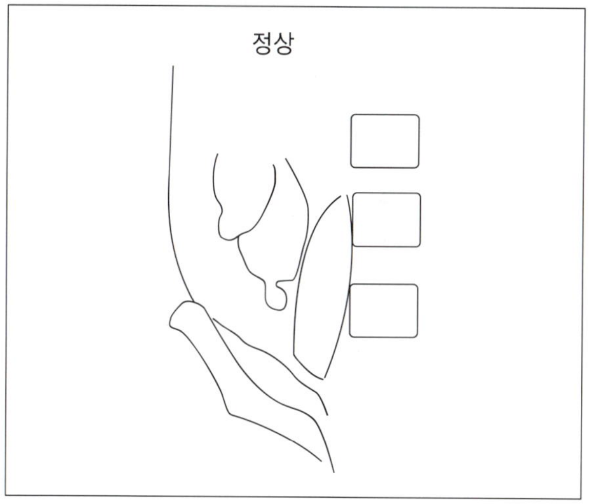

(2) 충수 주위 염증 및 부종 : T1WI에서 충수 주위 희미한 저신호 강도를 가진 중등도 신호강도(intemediate signal intensity with faintly lower signal intensity)로 보이고 T2WI에서 충수 주위에 혼합된 신호강도(mixed high and faintly lower signal intensites)로 보인다. 특히 T2WI에서 정상 충수 주위 균질한 고신호 강도(homogenenous high signal intensities)의 지방조직과 비교해 혼합 신호 강도(mixed signal intensity)로 보인 것이 다르고 대장면과 요근 측면 사이에 T2WI에서 불분명한 고신호강도(ill defined high signal intensity)의 액체 저류를 보이고 T1WI에서 정상의 부드러운 간격과 달리 불분명하게 중등도와 저 신호 강도(intermediate and irregular lower signal intensities)가 혼합

되어 보여 충수 주위 염증과 부종 및 액체 저류를 쉽게 알 수 있다(**그림 7-7A**). 추가로 T1WI에서 맹장 음영과 비후된 외측 원뿔 근막(lateroconal fascia)으로 연결된 저신호 강도(lower signal)로 이루어진 정상적인 콘 모양이 없어지는데 이런 현상은 정상과 비교해 볼 때 T2WI에서 확연히 나타난다(**그림 7-7B**).

T1WI 충수염 정상

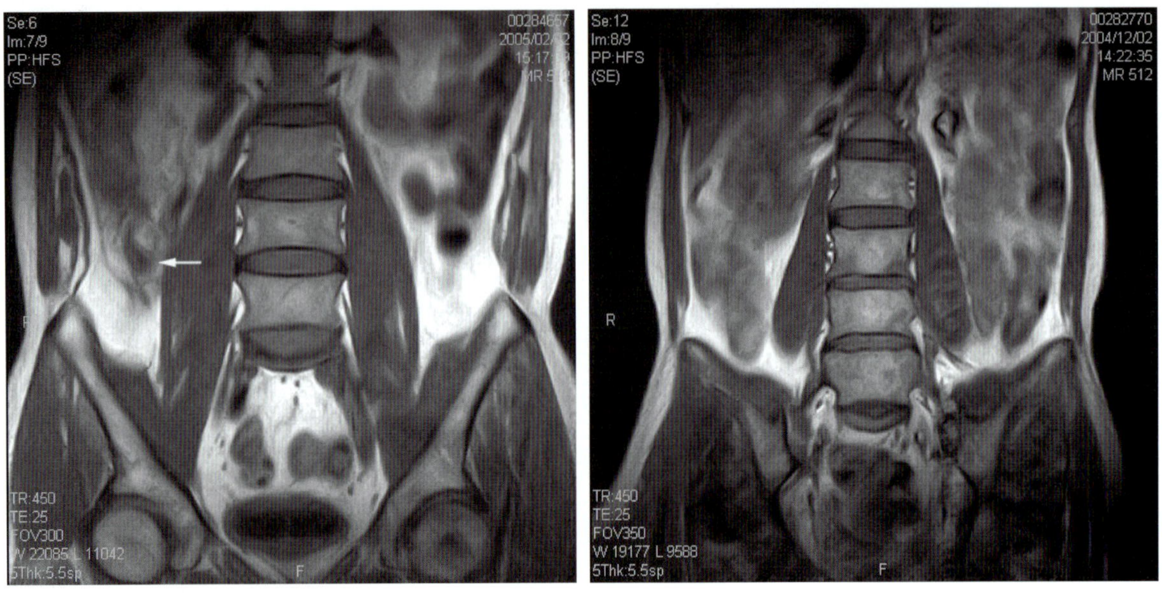

그림 7-7A.

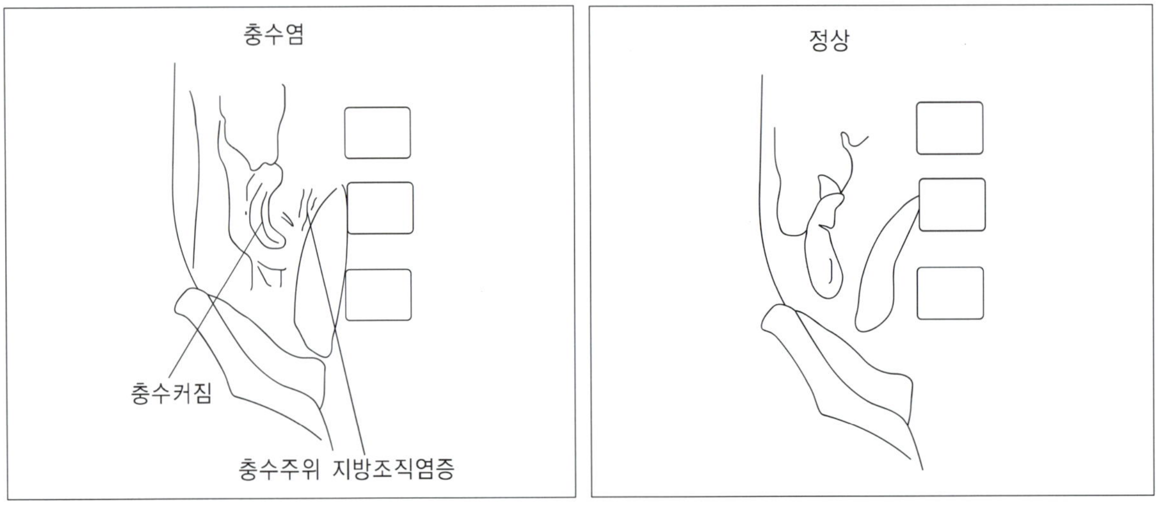

T2WI

충수염

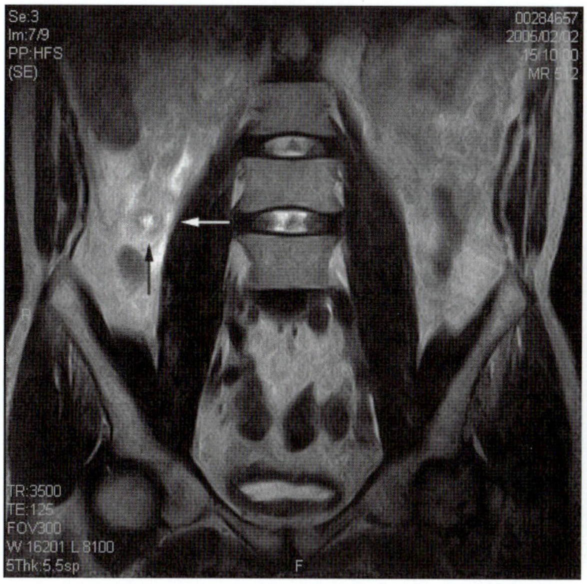
Se:3
Im:7/9
PP:HFS
(SE)
00284657
TR:3500
TE:125
FOV300
W 16201 L 8100
5Thk:5.5sp
F

정상

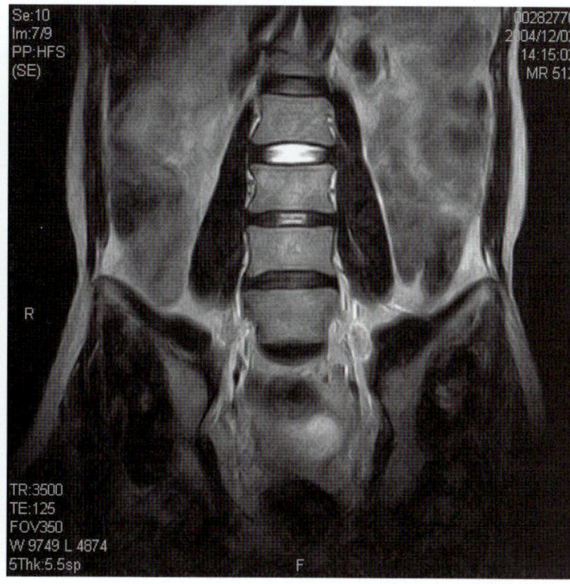
Se:10
Im:7/9
PP:HFS
(SE)
14:15:02
MR 512
R
TR:3500
TE:125
FOV350
W 9749 L 4874
5Thk:5.5sp
F

T1WI 충수염 정상

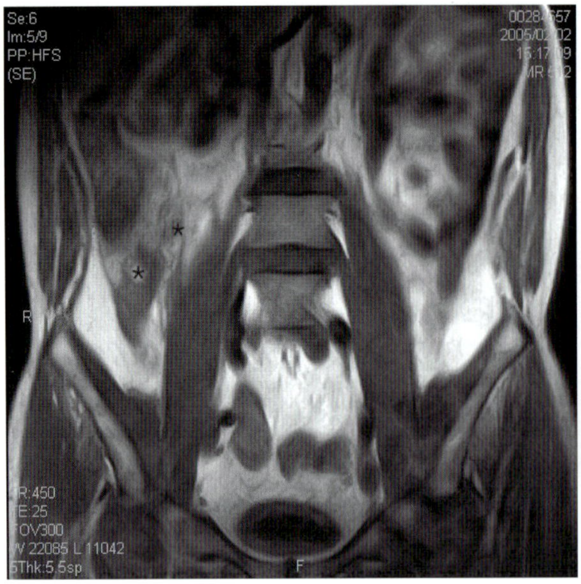

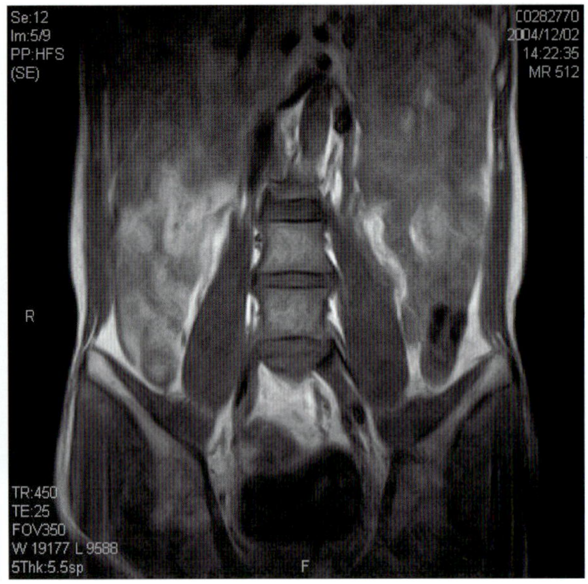

그림 7-7B.

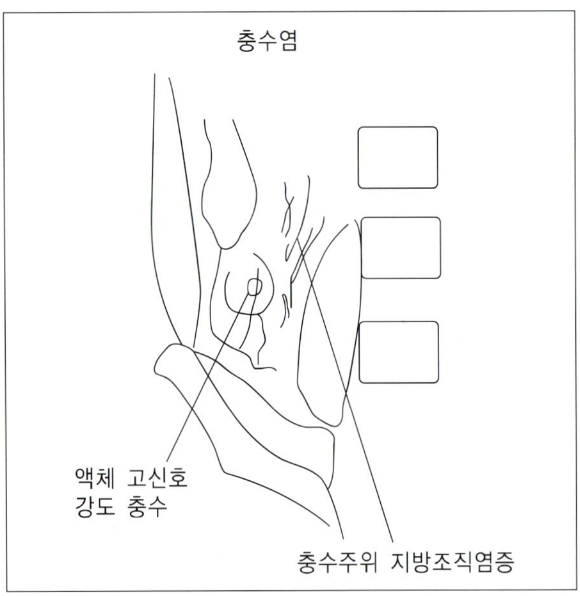

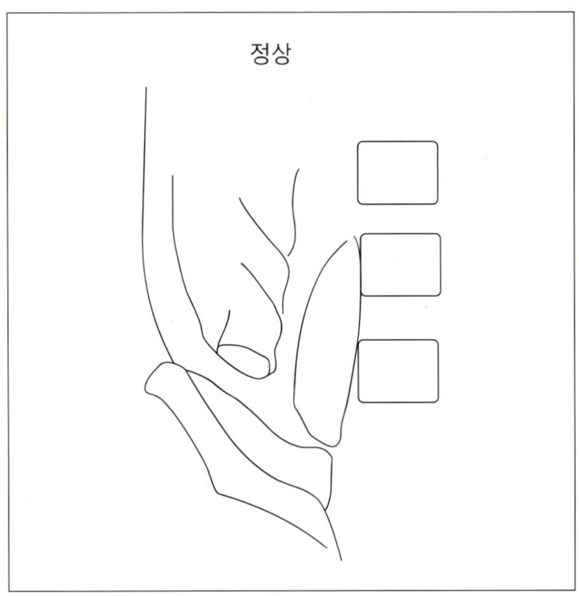

T2WI 충수염 정상

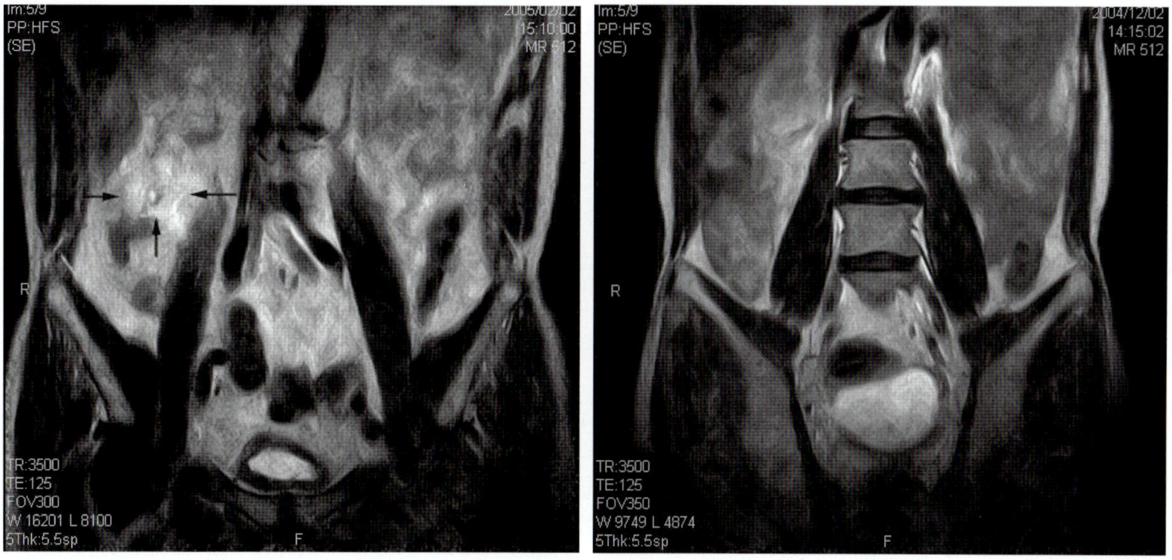

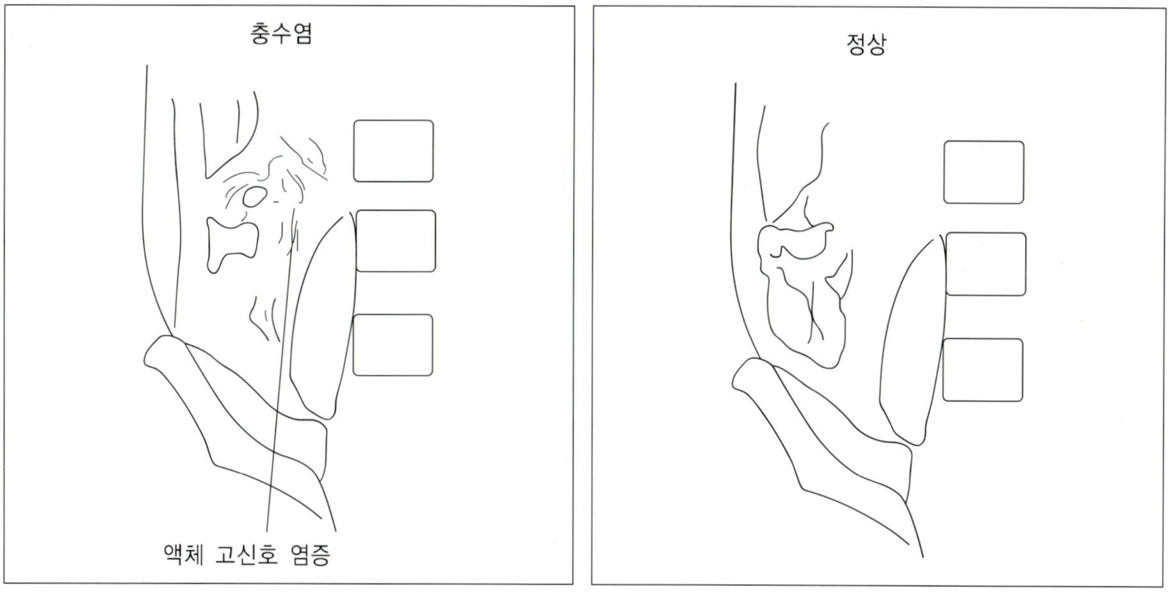

(3) 맹장벽이 정상에서는 분명한데 충수염에서는 불분명하고 변형되어 보인다.

4) 급성 괴사성 충수염(Acute gangrenous appendicitis)

(1) 맹장 주변 면이 충수가 위치하는 맹장 후부쪽으로 갈수록 특히 T2WI 소견상 정상은 뚜렷한데 충수염에서는 불분명 해진다(**그림 7-8**). 이런 소견은 맹장 벽 비후와 연관되어 있다고 생각된다. 또한 맹장 주변 특히 회맹판 부위와 말단 회장 부위의 충수 주위 지방조직의 변화가 T2WI에서 잘 보이는데

혼합된 신호 강도(mixed signal intensity) 즉 중등도 신호 강도, 국소적으로 진한 고 신호 강도(intermediate and focal dense high signal intensity) 및 희미한 저 신호 강도(faintly lower signal intensity)가 혼합되어 보이는 염증 및 부종 소견이 보인다(**그림 7-8**). 몇 군데 영상에서 우측 대장하 공간(infracolic space) 아래쪽과 맹장와(cecal fossa)와 우측 대장 외측 공간(Rt paracolonic space)이 시작되는 부위에 T1WI에서 희미한 저신호 강도(faintly lower signal), T2WI에서 고신호 강도(high signal intensity)의 액체 저류를 보인다(**그림 7-9,10**).

T1WI 충수염 정상

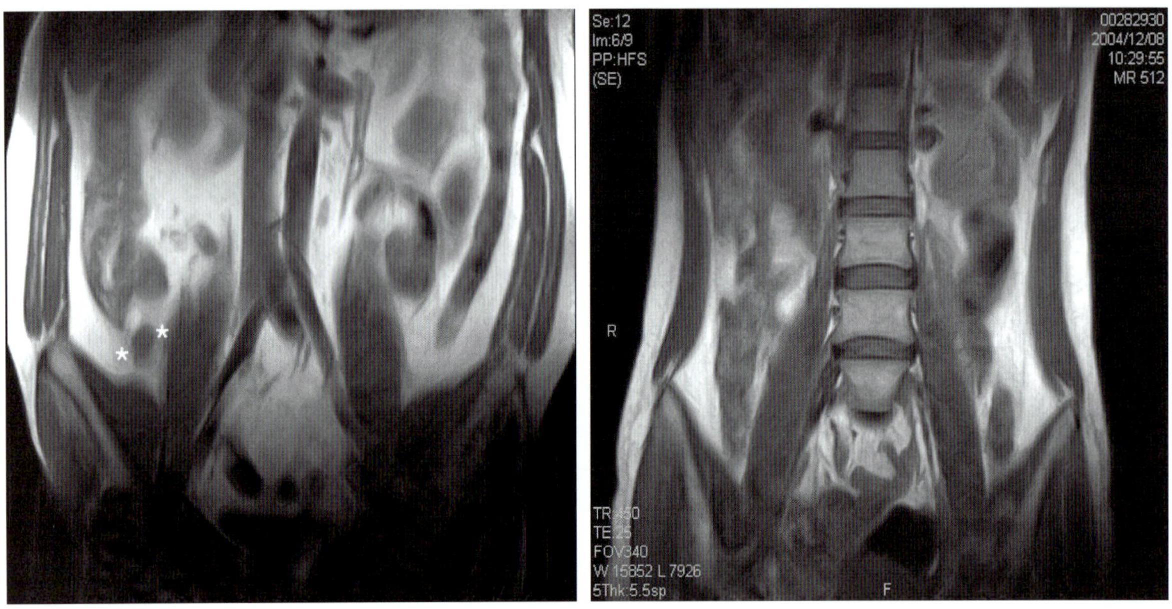

그림 7-8.

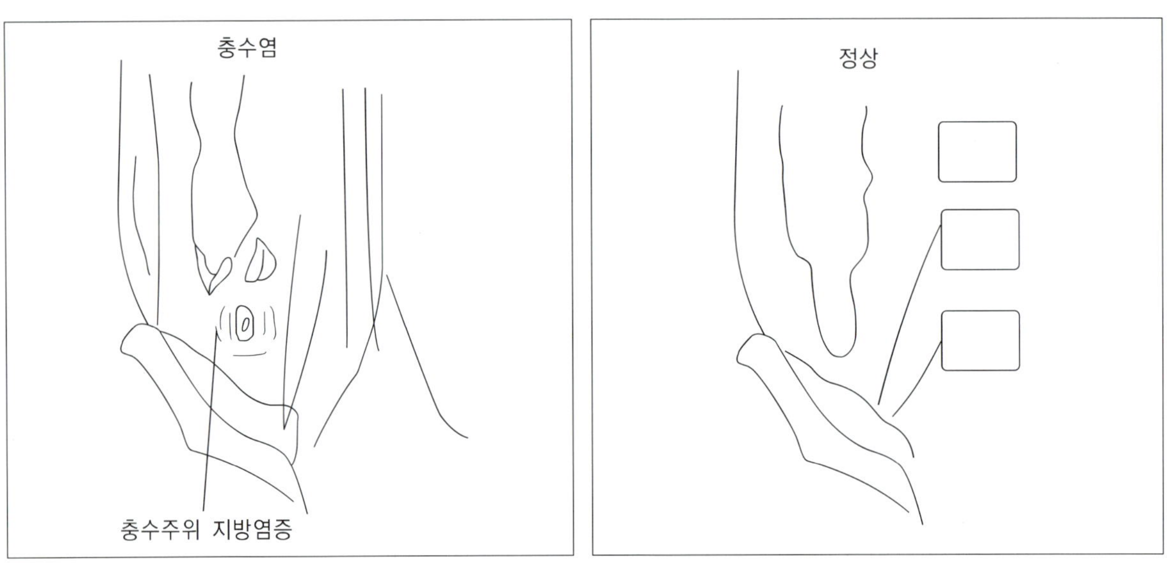

T2WI

충수염

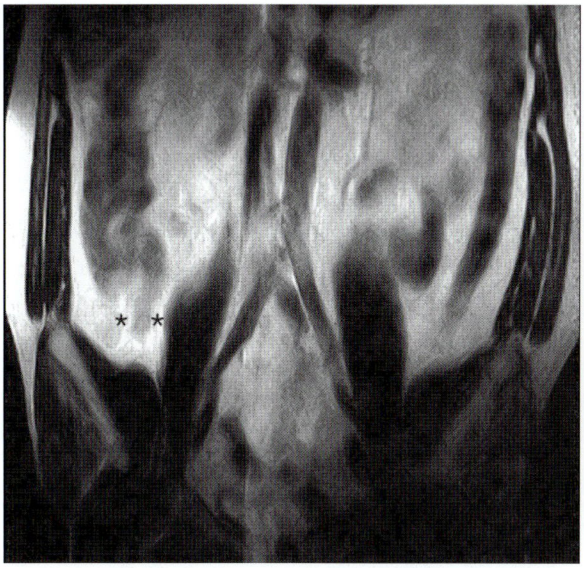

정상

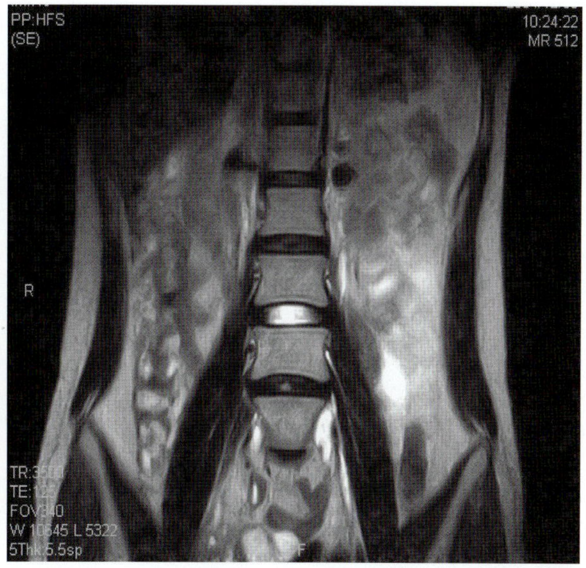

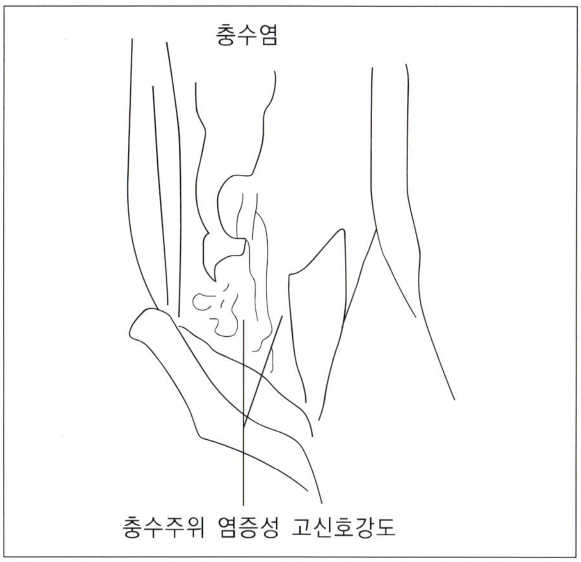

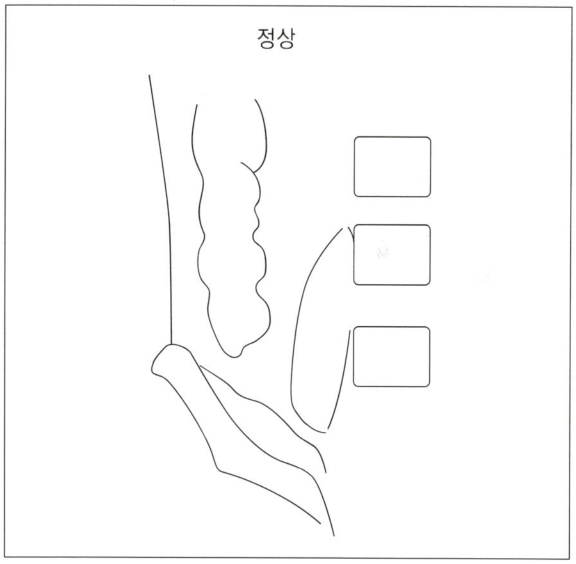

T1WI 충수염 정상

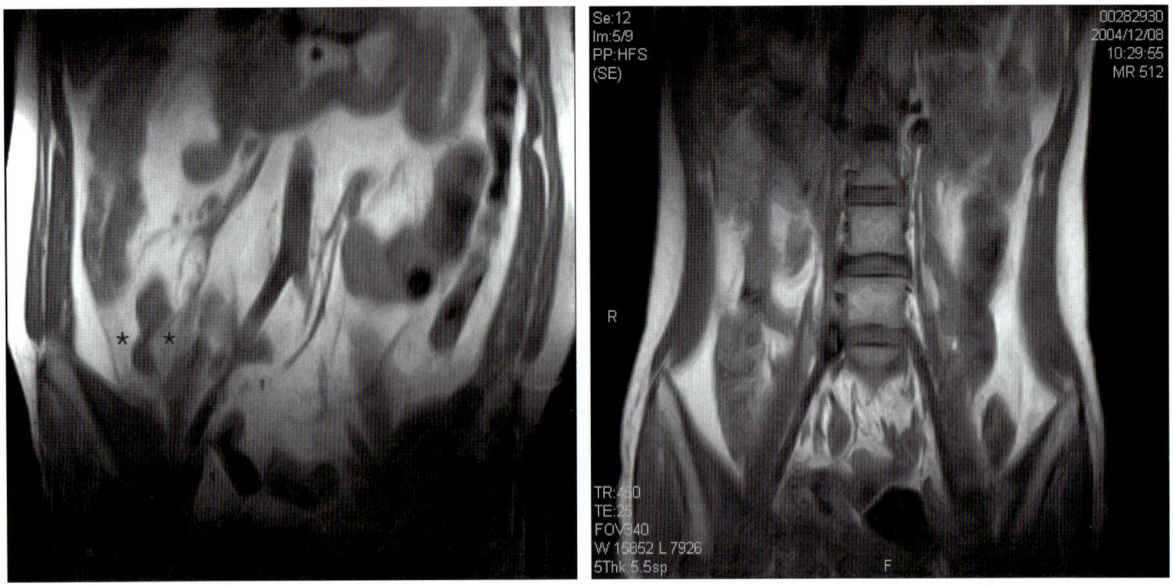

그림 7-9.

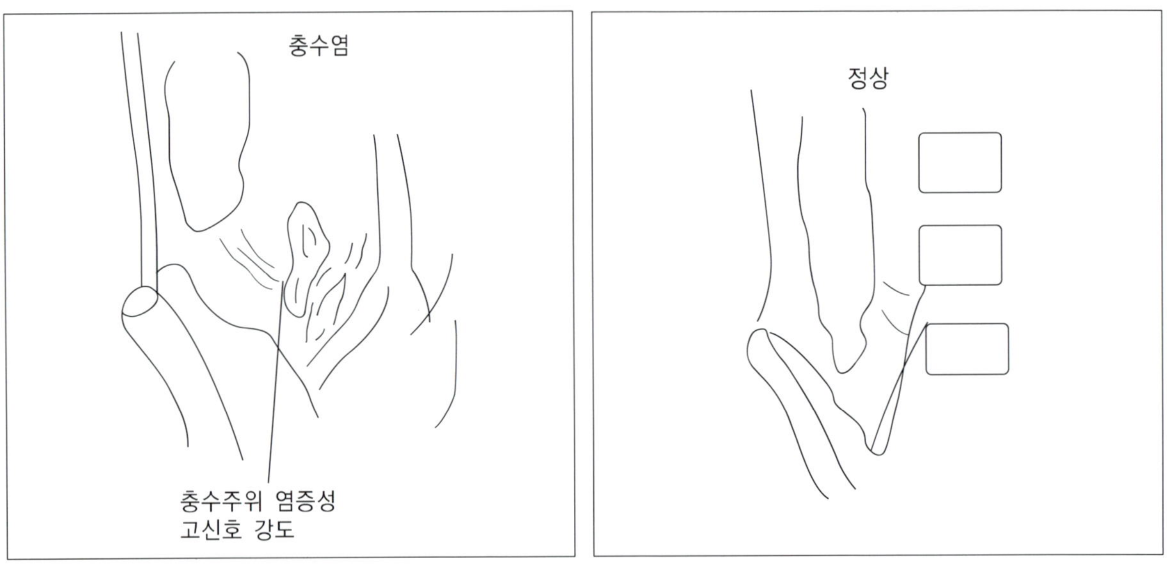

T2WI 충수염 정상

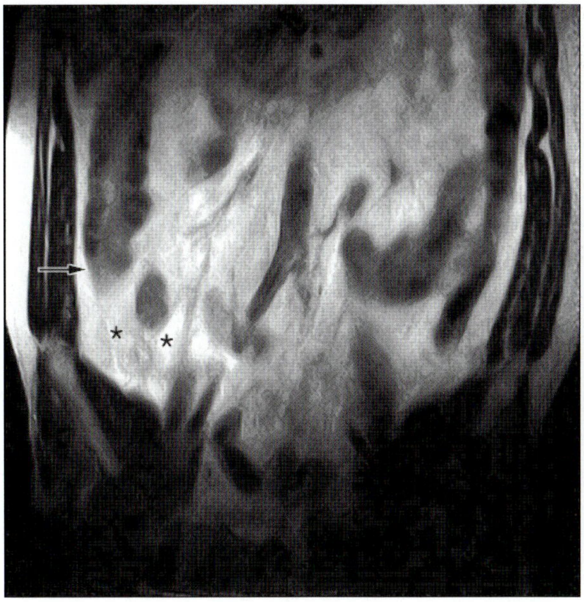

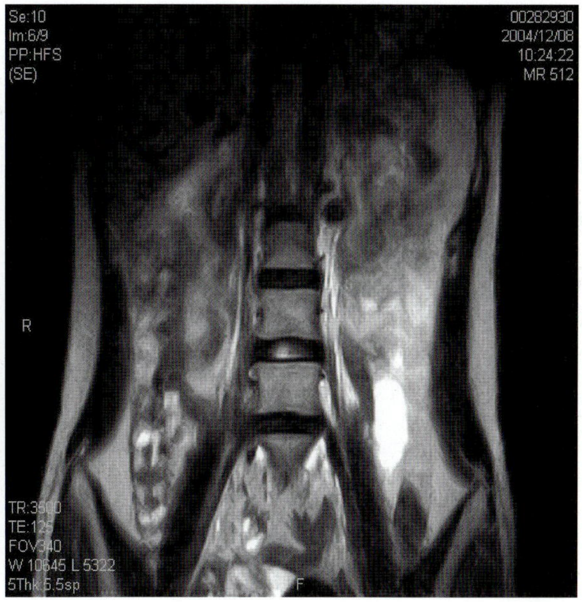

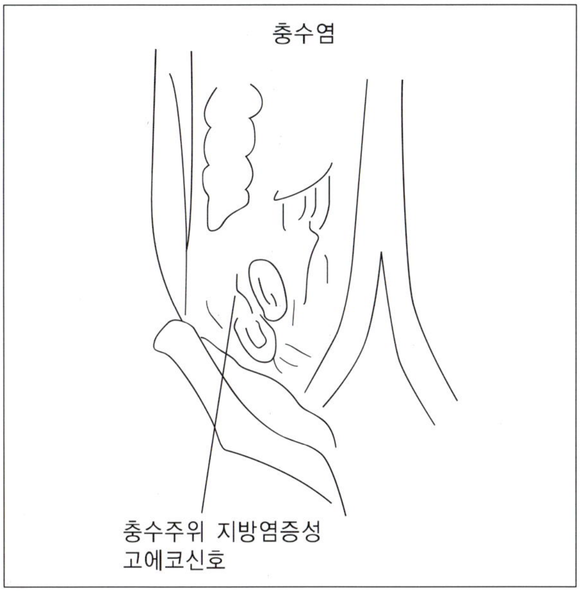

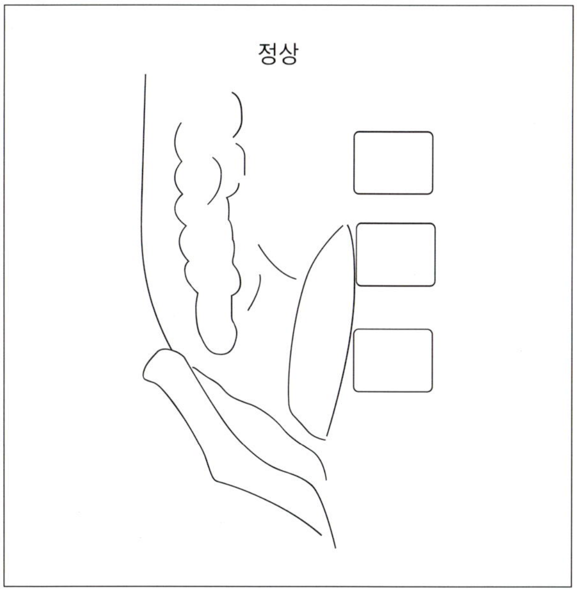

(2) 충수 자체가 확장되어 있다. T1WI에서 확장된 저 신호 강도(lower signal and faintly lower signal intensity distended appendix)의 충수가 보이고(**그림 7-10**) 주위에 중등도 신호 강도(intermediate signal intensity)와 층판 모양의 희미한 저신호 강도(lamellated shaped faintly lower signal intensities)로 보인다. T2WI에서는 맹장와(cecal fossa) 및 맹장 주위에 희미한 저신호와 고신호 강도(faintly lower signal intensity and high signal intensities)가 혼합되어 보이고 맹장 음영이 큰 모양(cone shape)으로 보이며 충수 주위 염증 및 부종으로 생각된다. 조영제 증강 검사 필요하리라 생각된다.

T1WI 충수염 정상

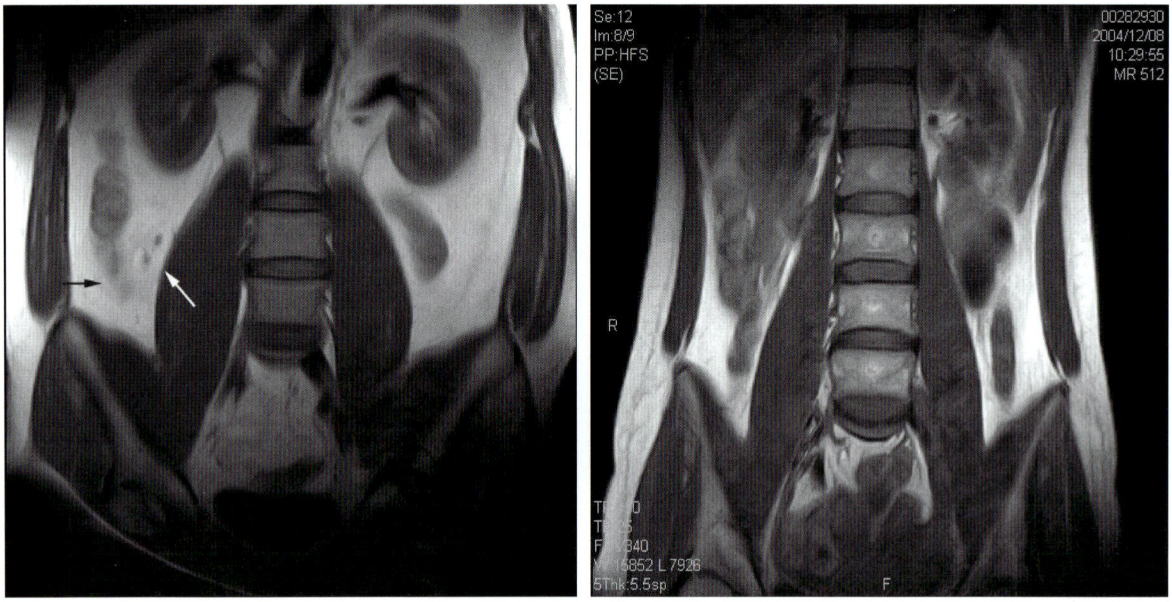

그림 7-10.

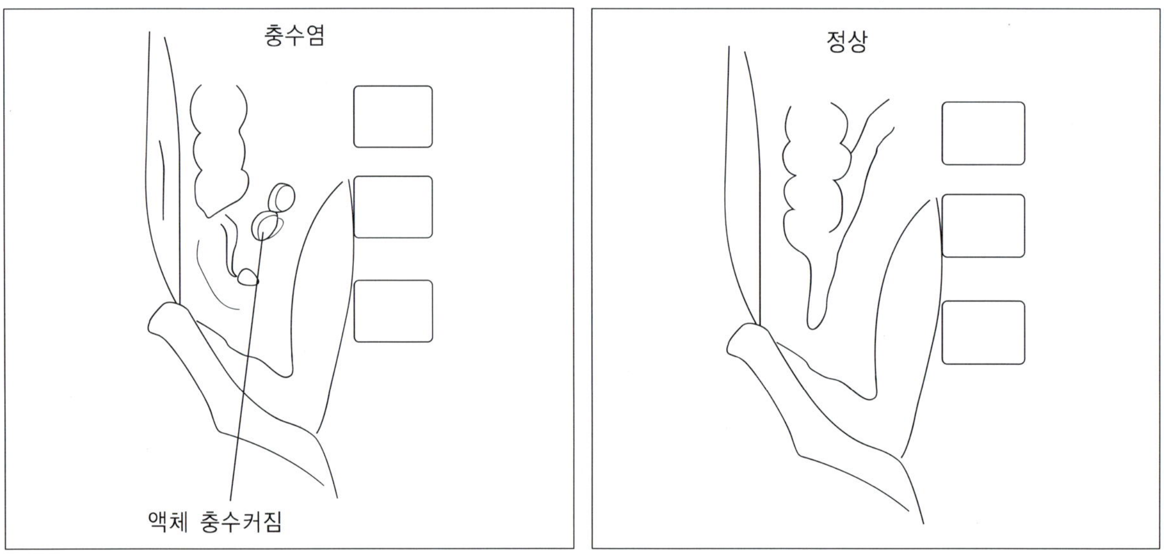

T2WI 충수염 정상

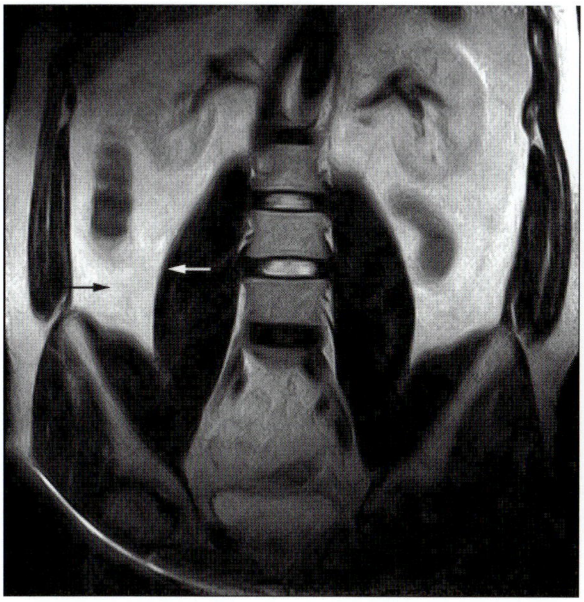

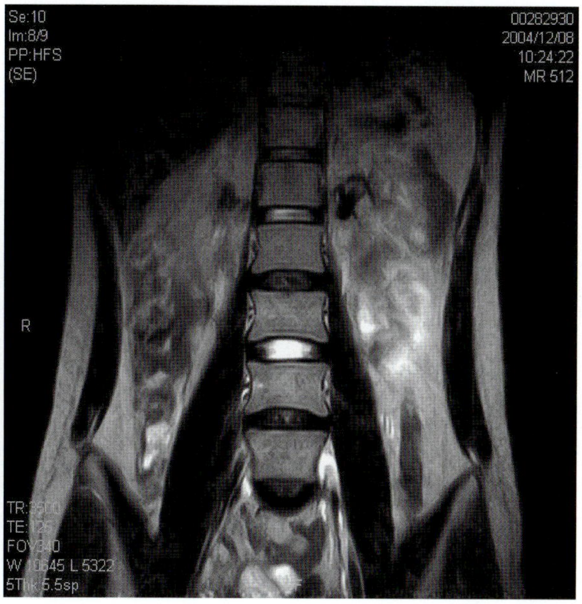

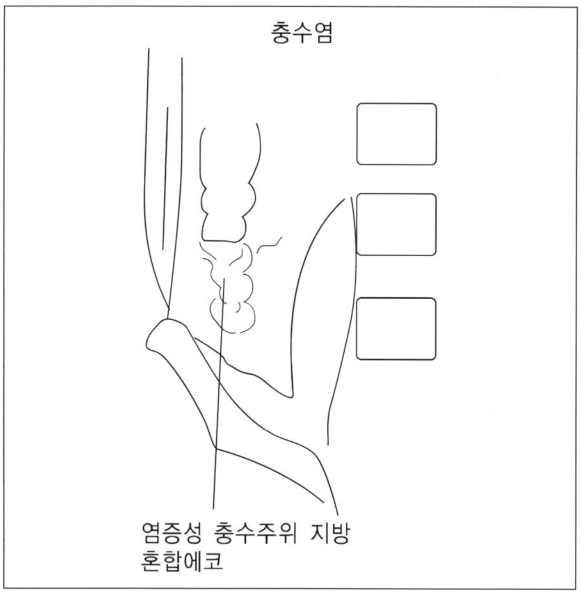

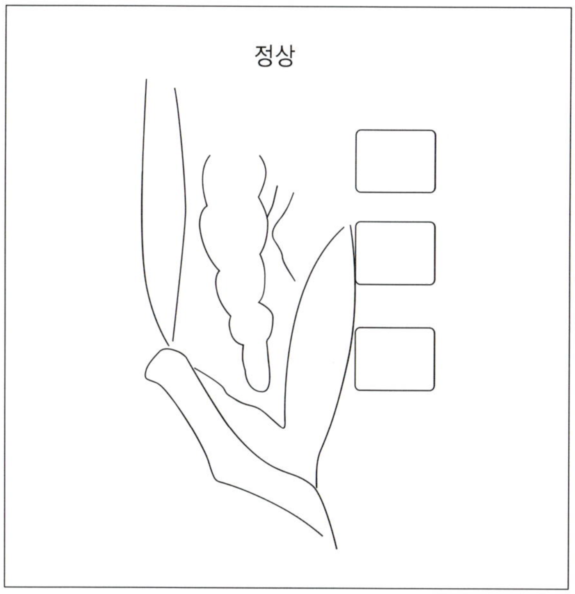

5) 급성 충수 주위 농양을 동반한 화농성 충수염 (Acute suppurative appendicitis with periappendiceal abscess)

(1) 충수 주위 혈관 증가를 정상과 비교해 관찰하자(**그림 7-11**). 충수염에서는 T1T2WI에서 회맹 혈관(ileocecal artery)과 충수 혈관(appendiceal artery)이 뚜렷해지고 증가됨을 관찰 할 수 있다. T2WI에서 정상에 비하여 맹장 벽면이 불분명해 진다.

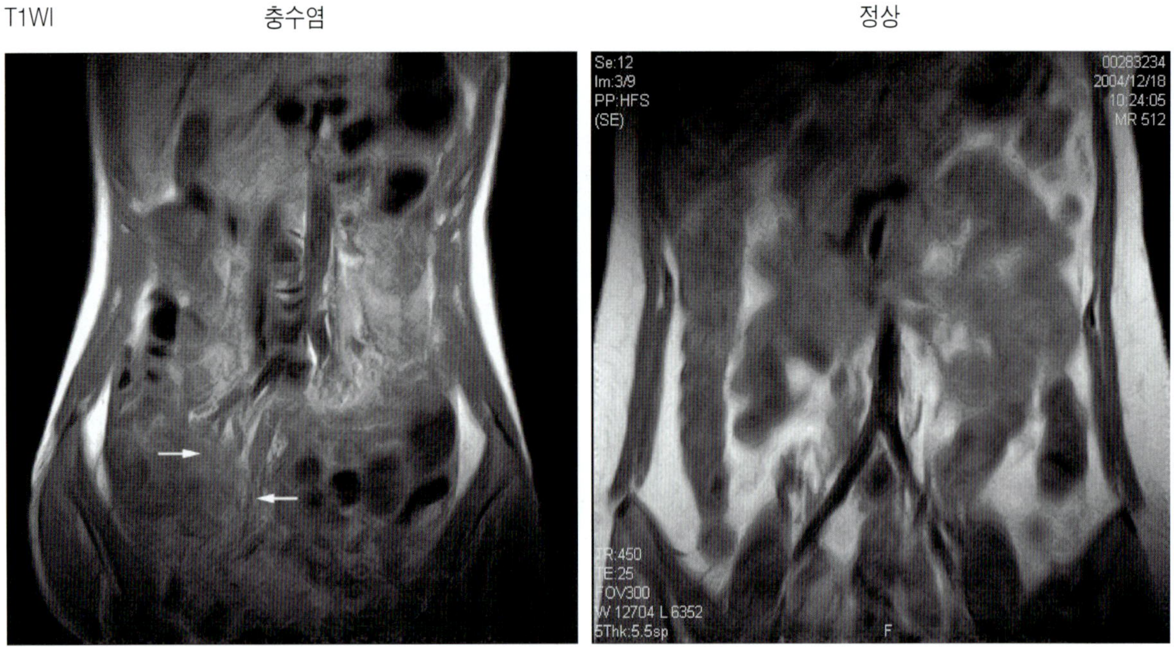
T1WI
충수염
정상
Se:12
Im:3/9
PP:HFS
(SE)
00283234
2004/12/18
10:24:05
MR 512
TR:450
TE:25
FOV300
W 12704 L 6352
5Thk:5.5sp
F

그림 7-11.

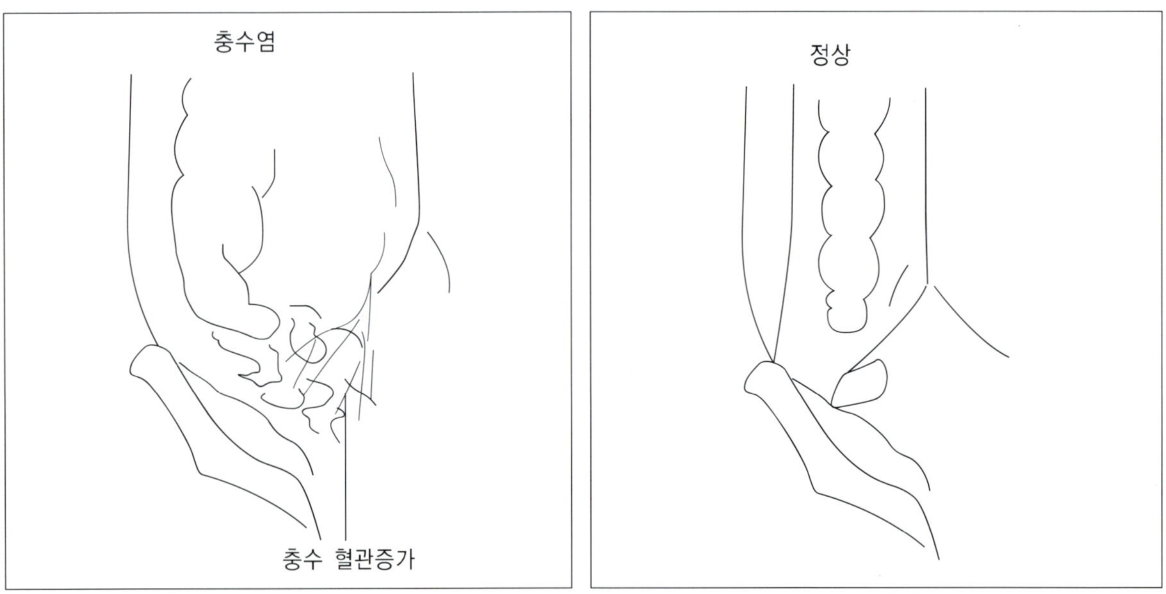
충수염
충수 혈관증가
정상

T2WI 충수염 정상

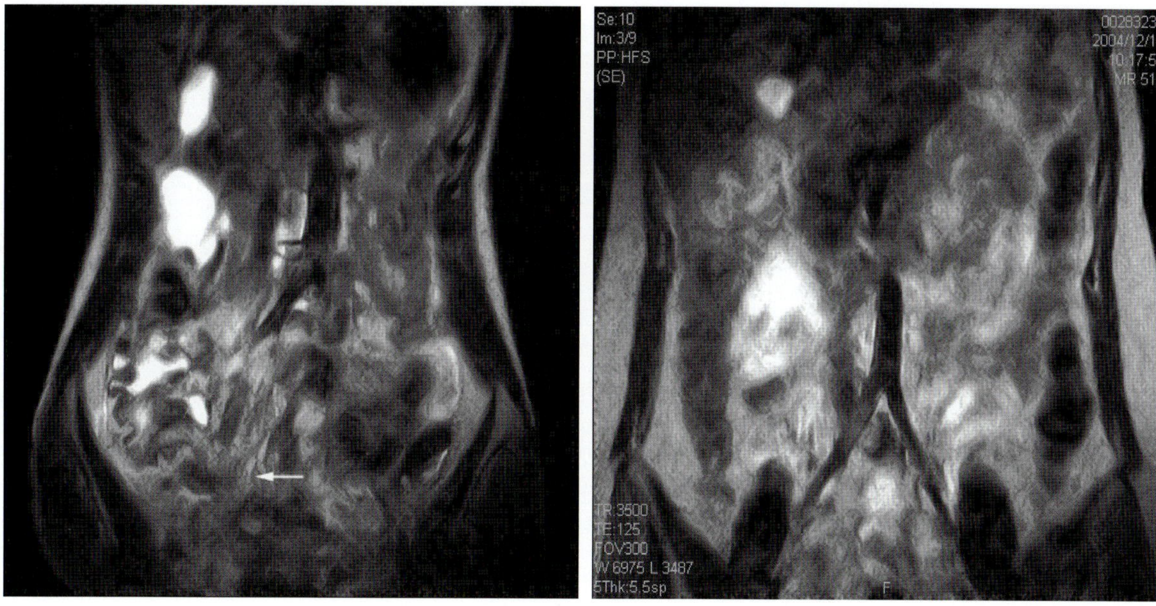

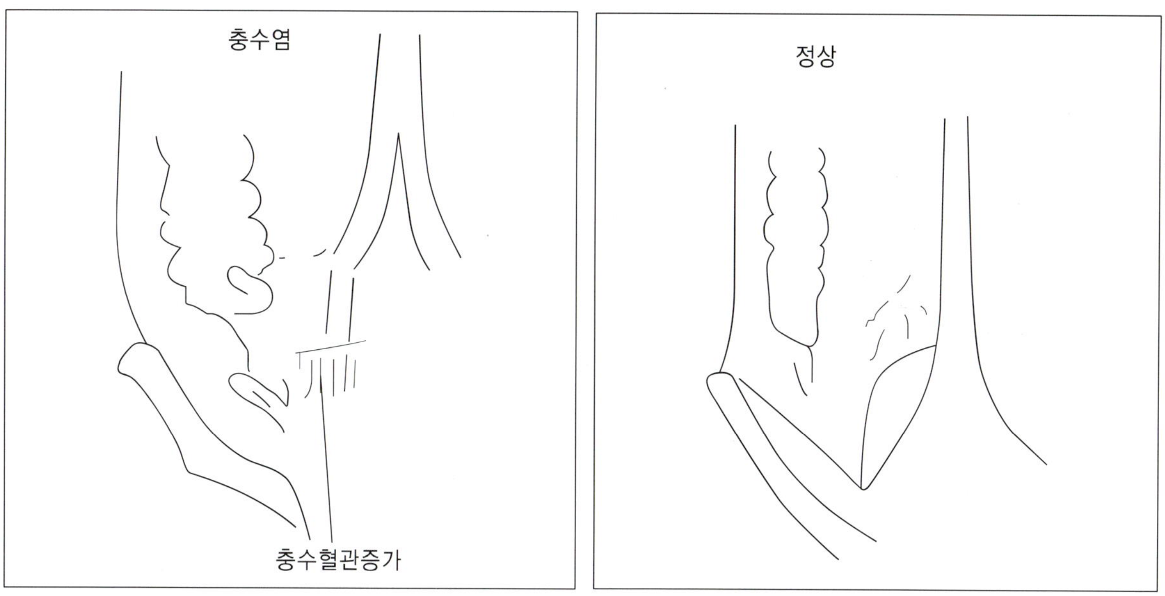

(2) 외측 원뿔 근막 비후(laterоconal fascia thickening)가 톱날 모양의 저신호강도(lower signal intensity)로 보인다. T1WI에서 우측 대장 외측 구(Rt paracolonic gutter) 부위에 희미하게 불분명한 저신호 강도를 가진 중등도 신호 강도(intermediate signal intensity with faintly ill defined lower signal intensity)를 보이고 T2WI에서 혼합 신호 강도(mixed signal intensity)로 보인다(**그림 7-12**).

T1WI 충수염 정상

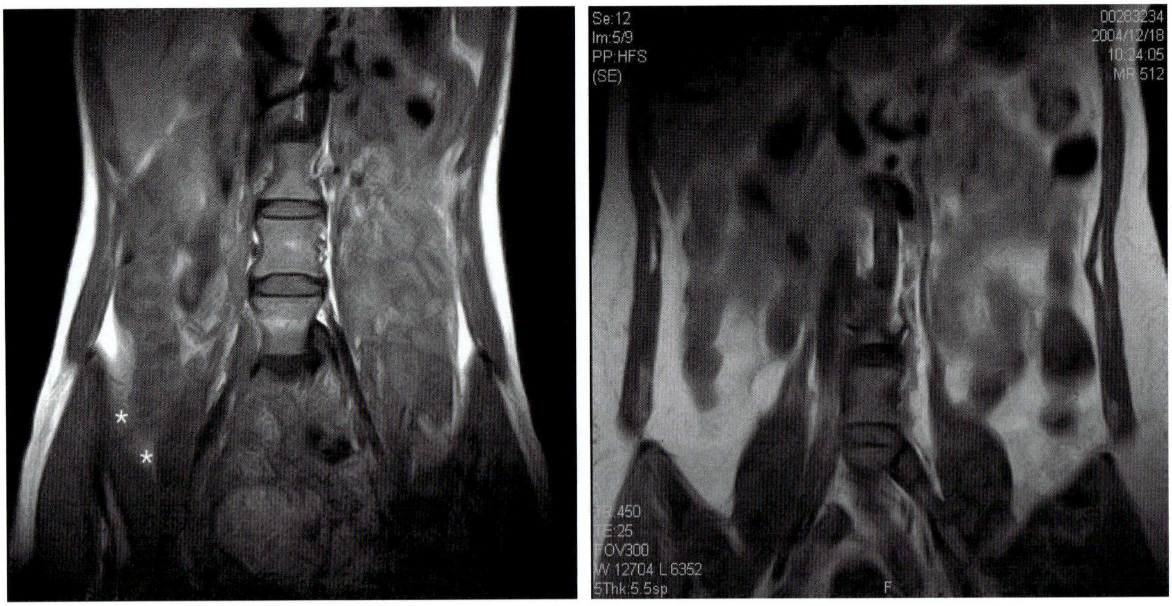

그림 7-12.

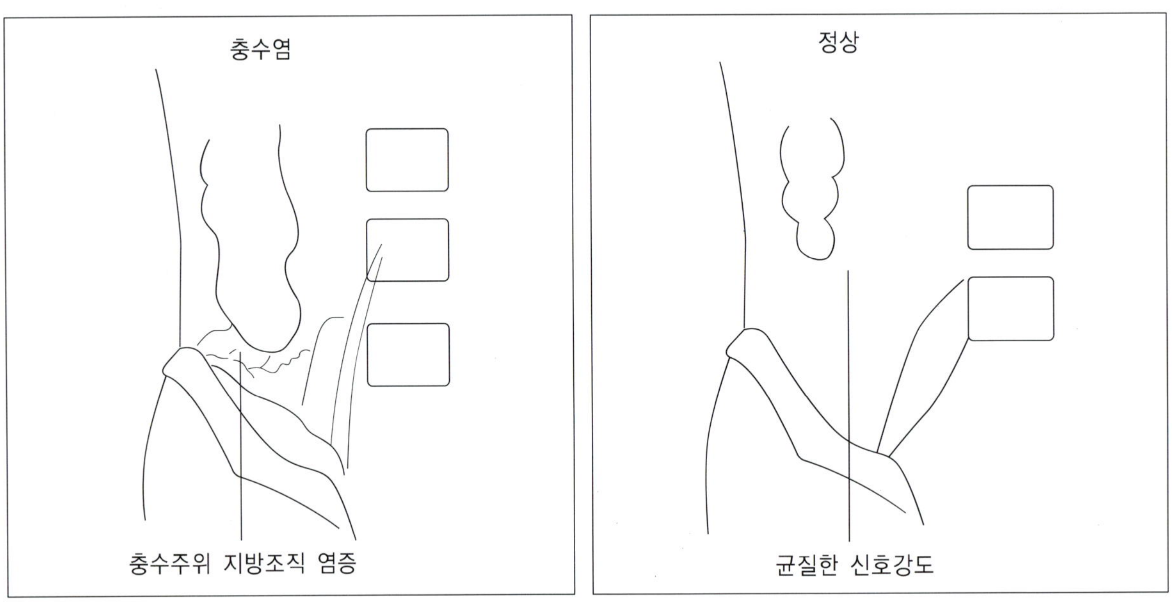

T2WI 충수염 정상

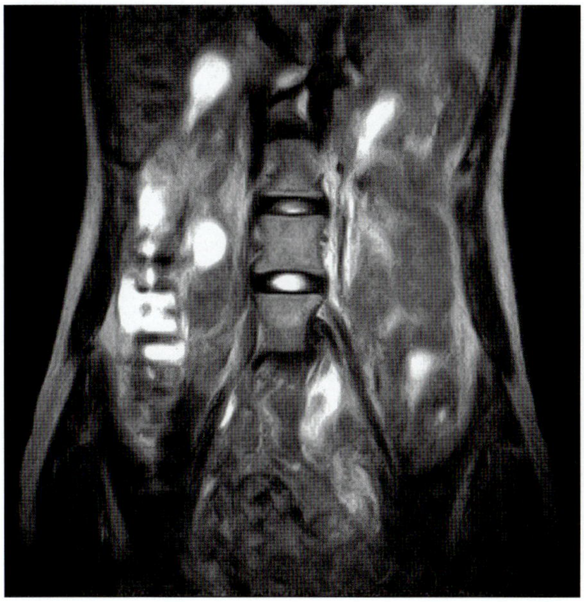

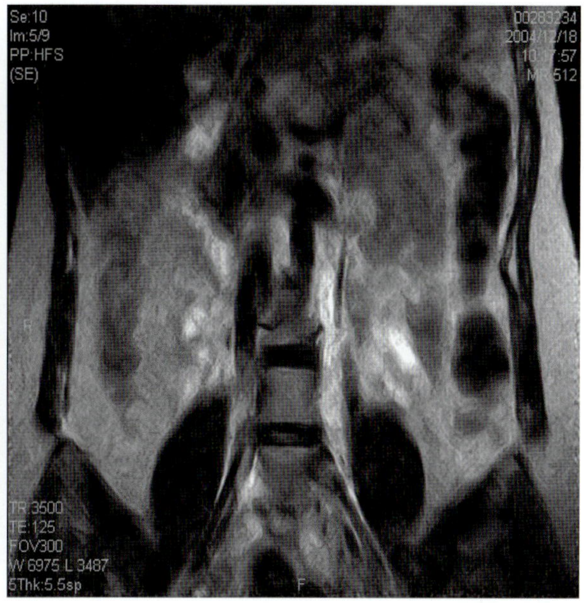
Se:10
Im:5/9
PP:HFS
(SE)
2004/12/18
TR:3500
TE:125
FOV300
W 6975 L 3487
5Thk:5.5sp

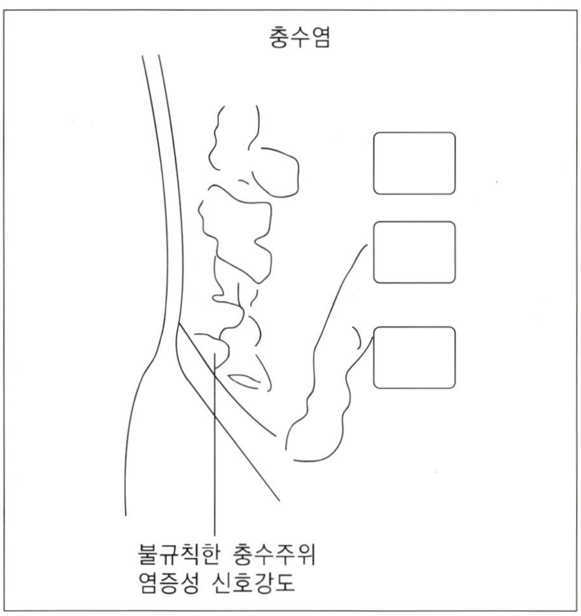
충수염
불규칙한 충수주위
염증성 신호강도

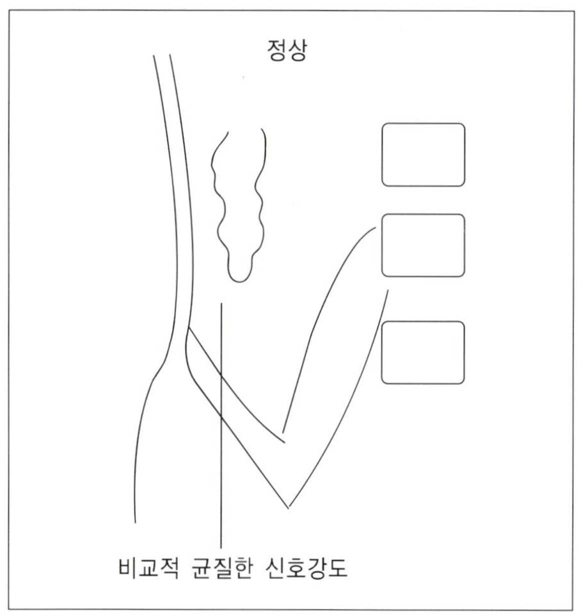
정상
비교적 균질한 신호강도

T1WI 충수염 정상

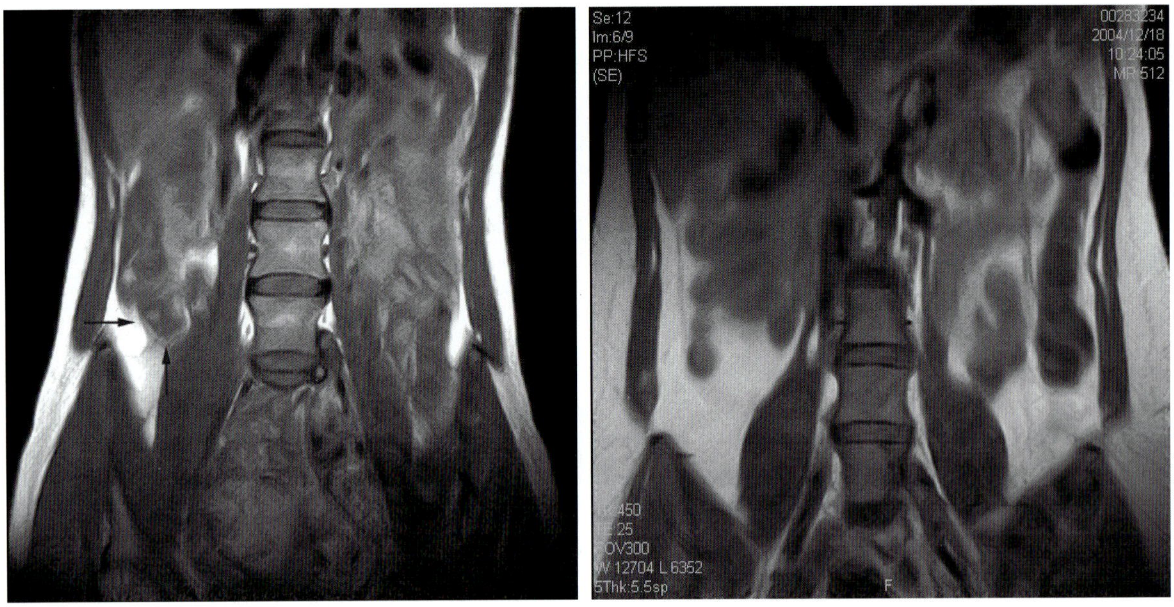

그림 7-13.

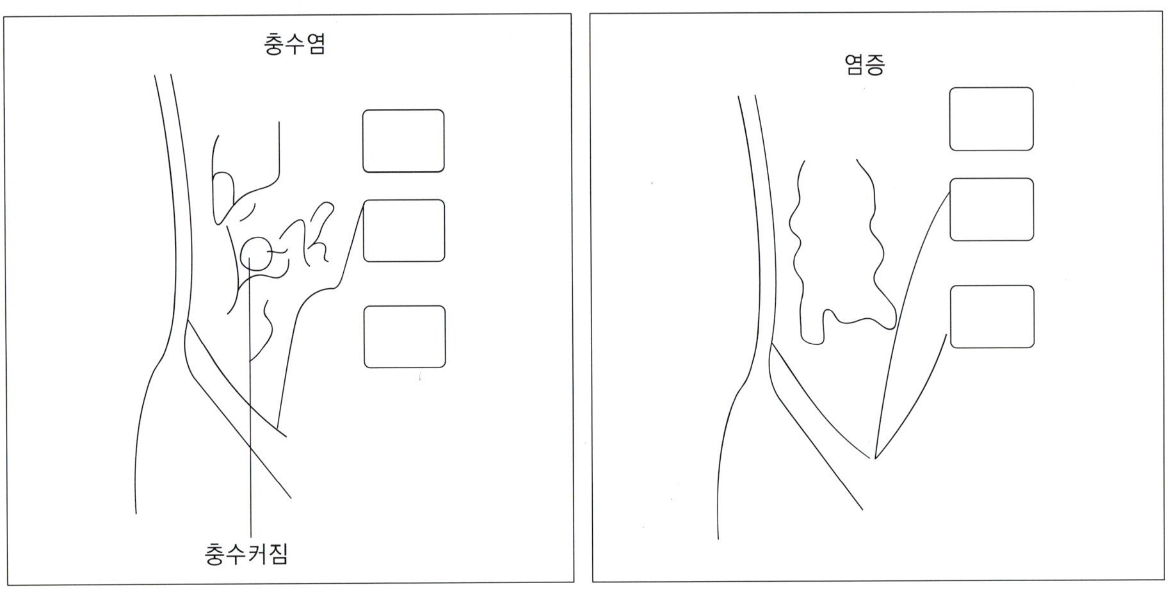

T2WI 충수염 정상

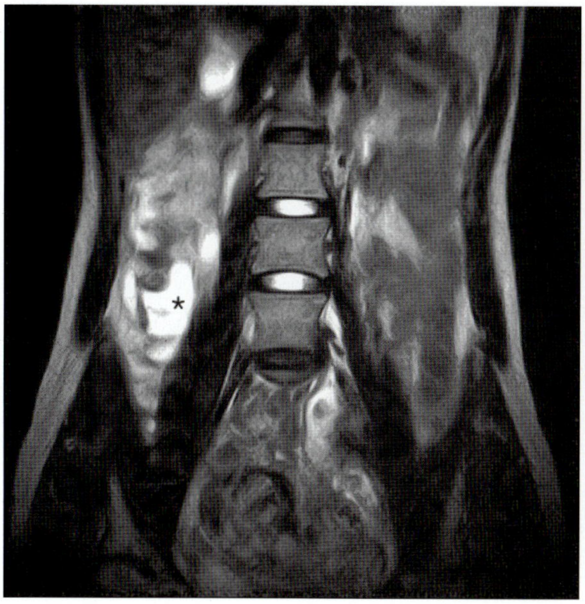

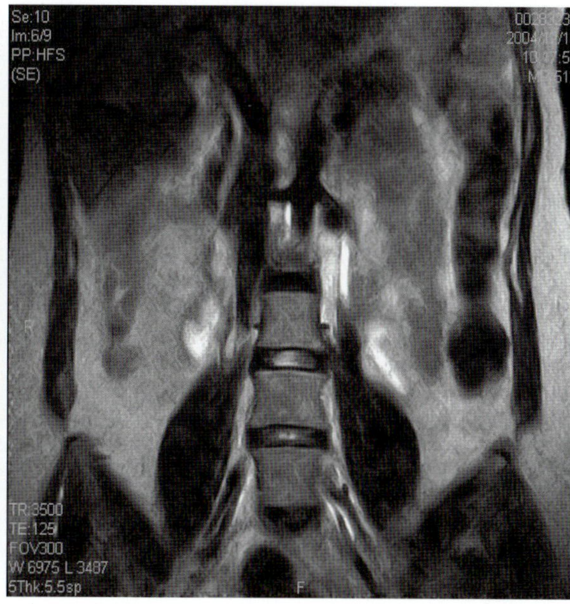

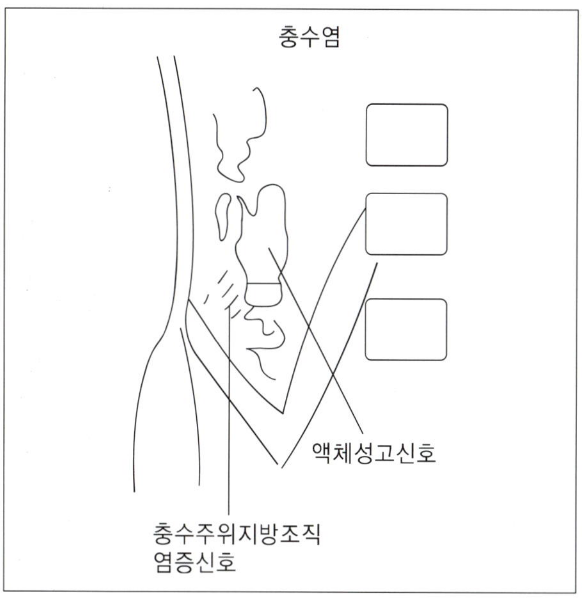

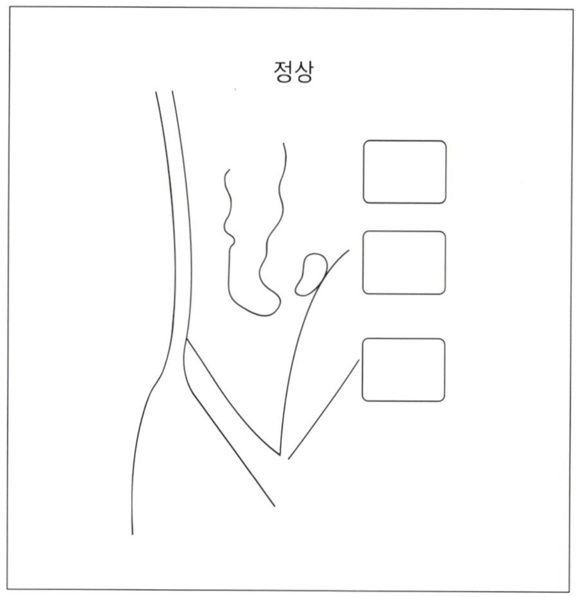

(3) 충수 자체 확장되어 있고 충수 주위 농양이 보이는데 충수 자체는 T1WI에서 저신호 강도(lower signal intensity)로 첨단 부위가 커져있고 충수 주위에 중등도 신호 강도(intermediate signal intensity) 보이고(**그림 7-13**) T2WI에서는 전체적으로 고신호 강도(high signal intensity)로 보이기 때문에 충수 자체가 액체로 충만된 곳과 충수 주위 농양 구별이 안되는데 아래 촬영된 필름에서 자세히 보면 T1WI에서 희미한 저신호 강도(faintly lower signal intensity)와 주위에 층판 모양의(lamellated shape) 희미한 중등도 신호 강도(intermediate signal intensity)가 보이고 T2WI에서 둥근 고신호 강도(high signal intensity)가 보이는 이곳을 충수 주위 농양으로 진단 할 수 있다(**그림 7-14**).

T1WI 충수염 정상

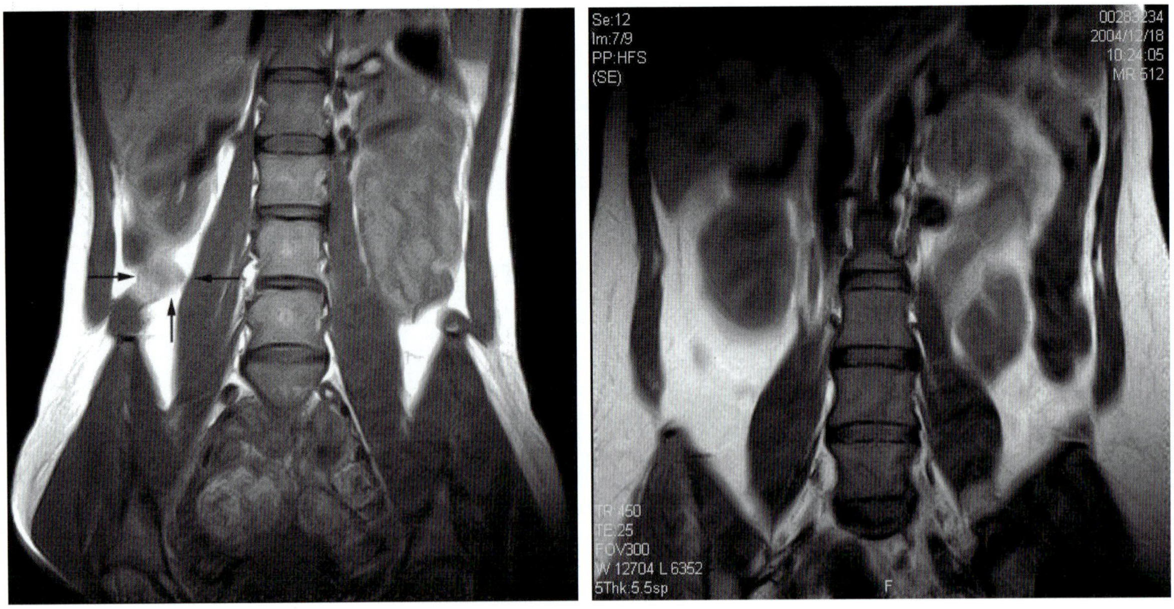

그림 7-14.

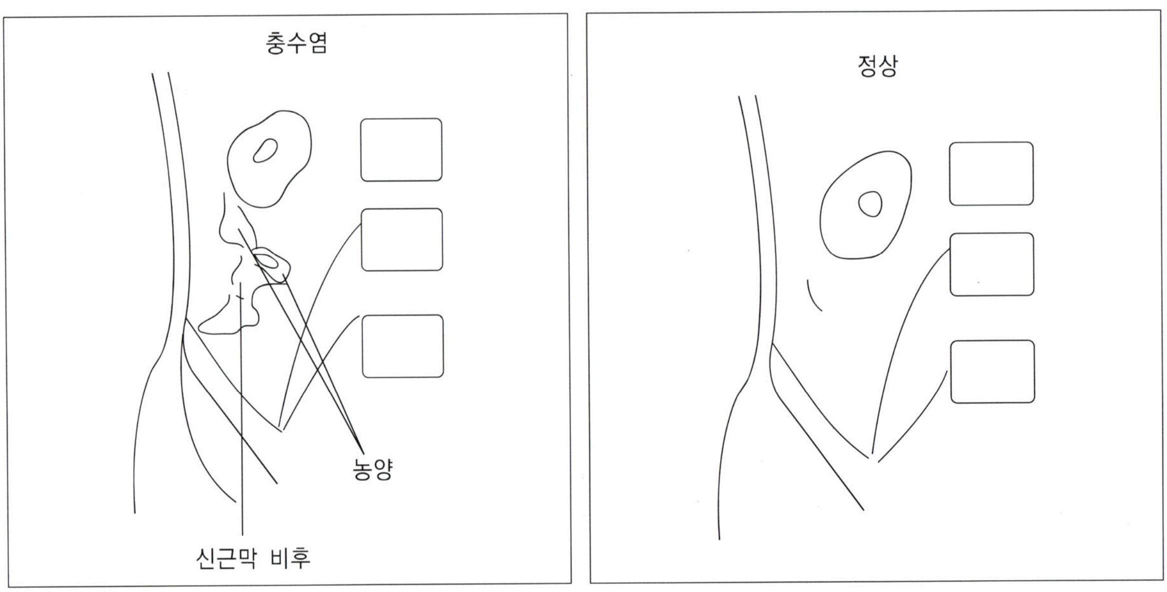

T2WI 충수염 정상

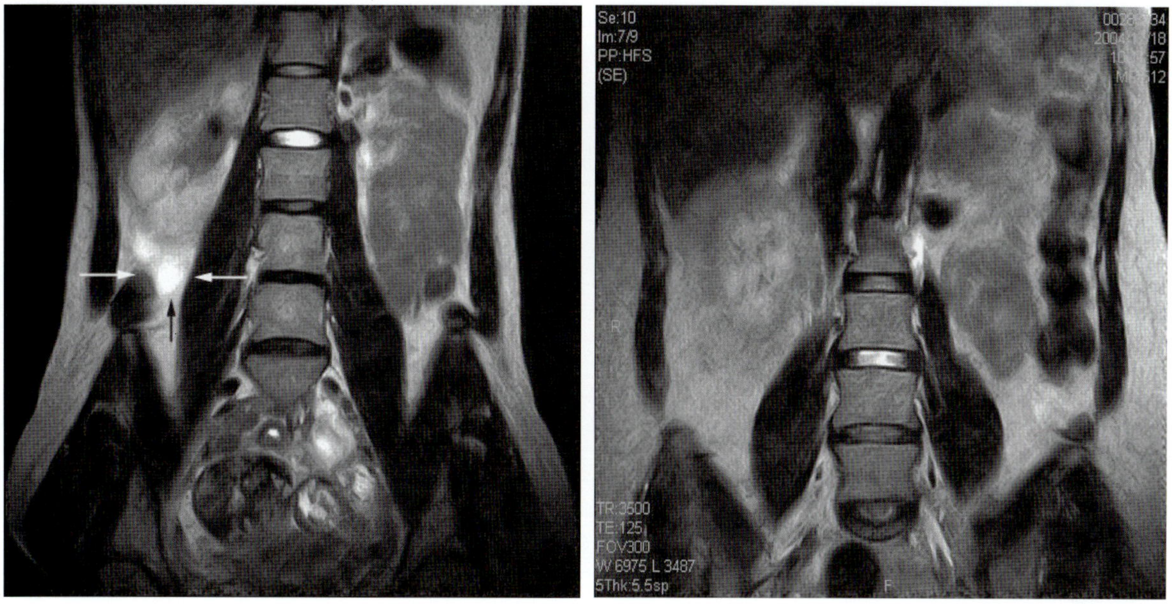

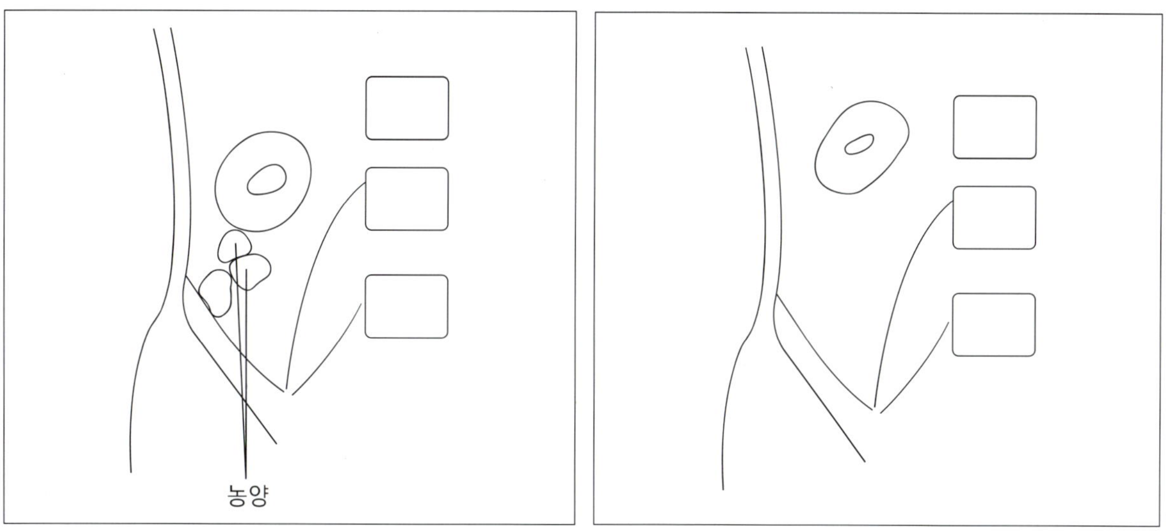

6) 급성 화농성 충수염(Acute suppurative appendictis)

(1) 정상과 비교 해 볼 때 외측 원뿔 근막 비후(laterocconal fascia thickening) 소견은 T1T2에서 비후된 저신호 강도에 일부 결절면을 가진(thickend lower signal intensity with a few nodular margin)형태로 보이고(**그림 7-15**) 정상에서는 충수 부위까지 외측 원뿔 근막(lateral cornal fascia)이 내려오지 않고 비후 되어 있지 않다.

(2) 정상과 비교해 볼 때 충수가 액체로 채워져 약간 확장되어 보이는데 T1WI에서 저신호 강도(lower signal intensity), T2WI에서 고신호 강도(high signal intensity)의 관상 구조물(tubular structure)로 보인다(**그림 7-15**).

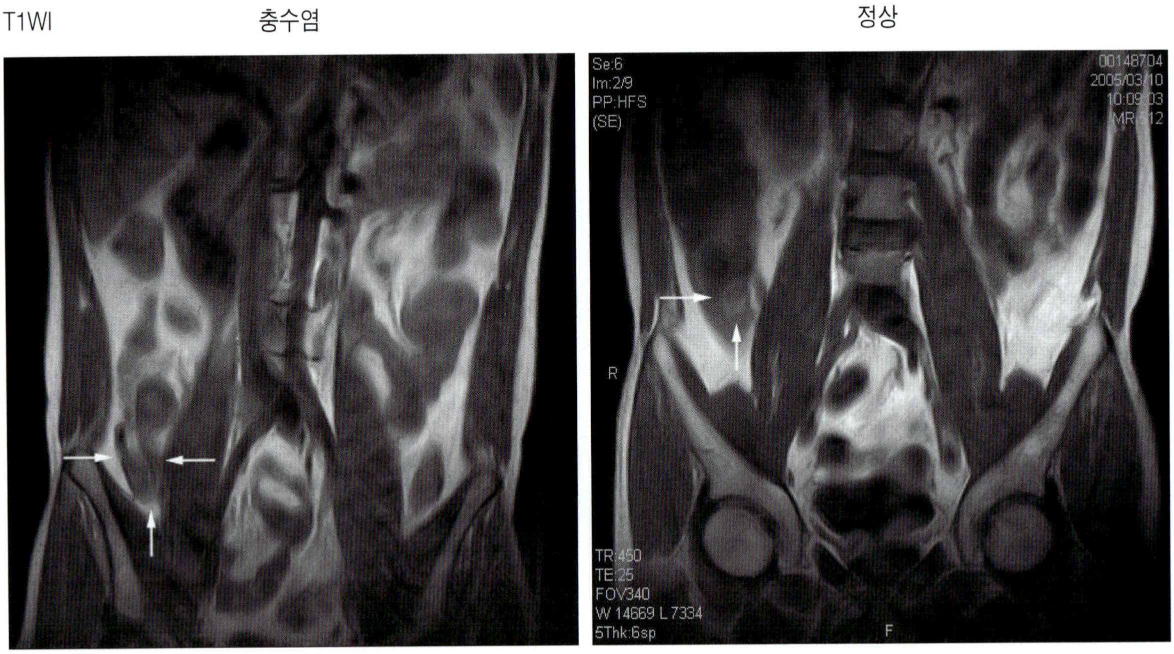

그림 7-15.

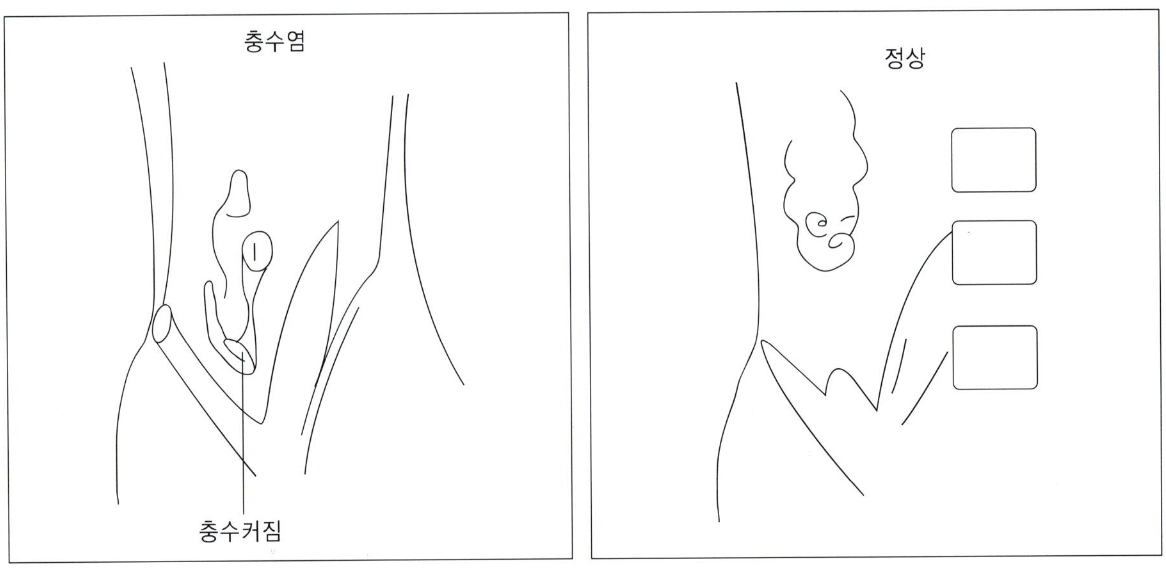

T2WI

충수염

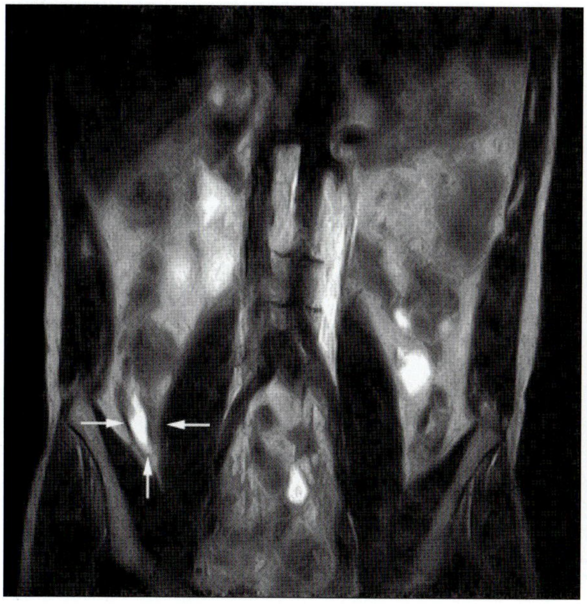

정상

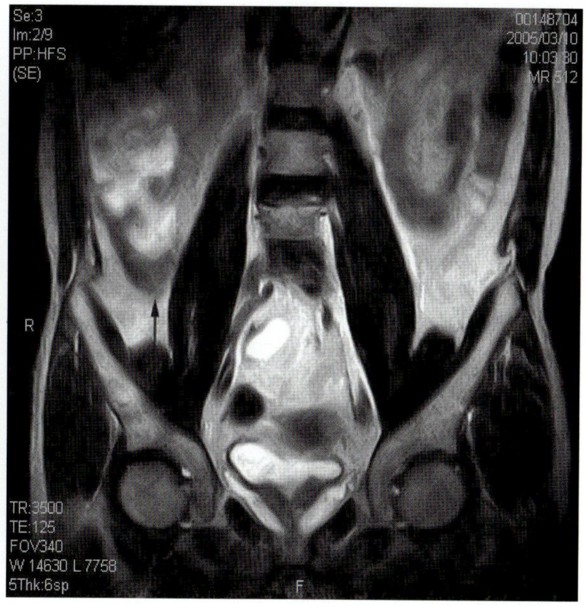
Se:3
Im:2/9
PP:HFS
(SE)
00148704
2005/03/10
10:03:30
MR 512
R
TR:3500
TE:125
FOV340
W 14630 L 7758
5Thk:6sp
F

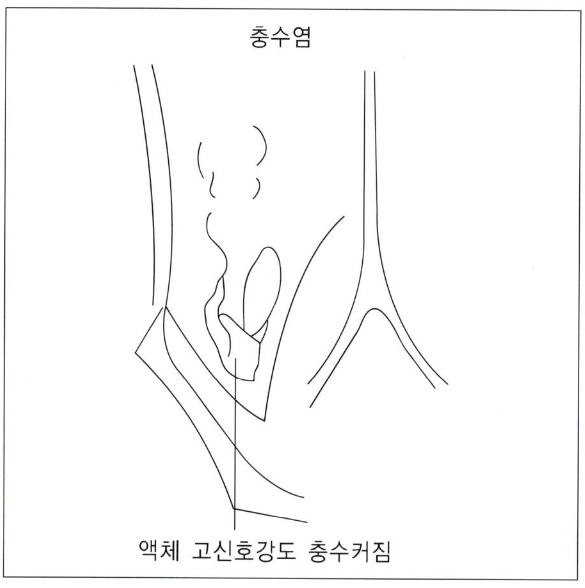
충수염
액체 고신호강도 충수커짐

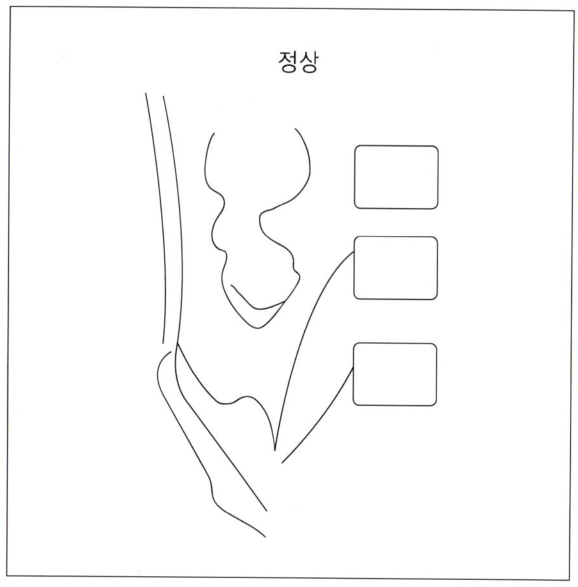
정상

T1WI

충수염

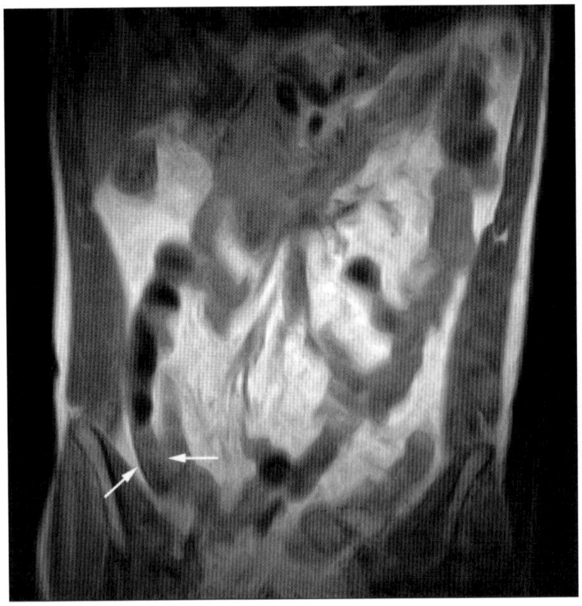

정상

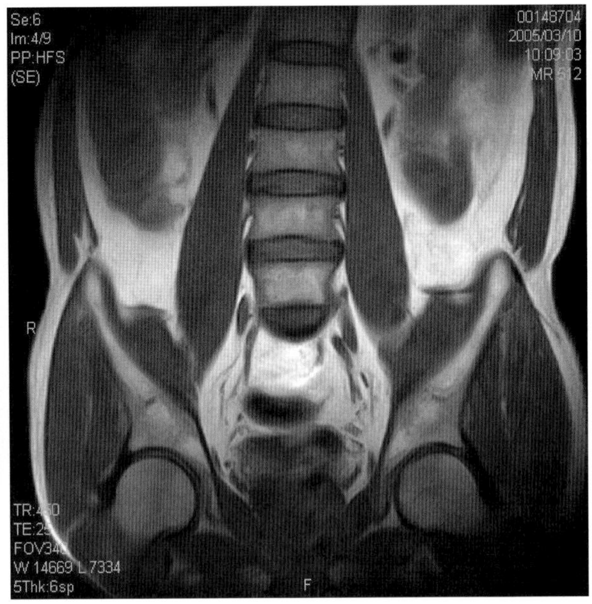
Se:6
Im:4/9
PP:HFS
(SE)
00148704
2005/03/10
10:09:03
MR 512
R
W 14669 L 7334
5Thk:6sp
F

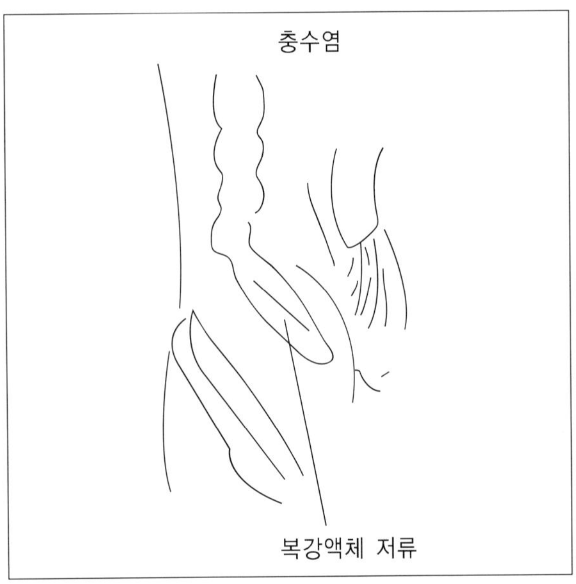
충수염
복강액체 저류

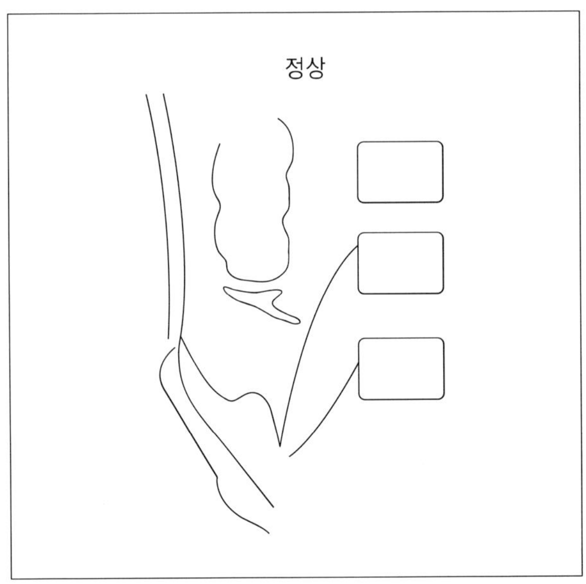
정상

T2WI 충수염 정상

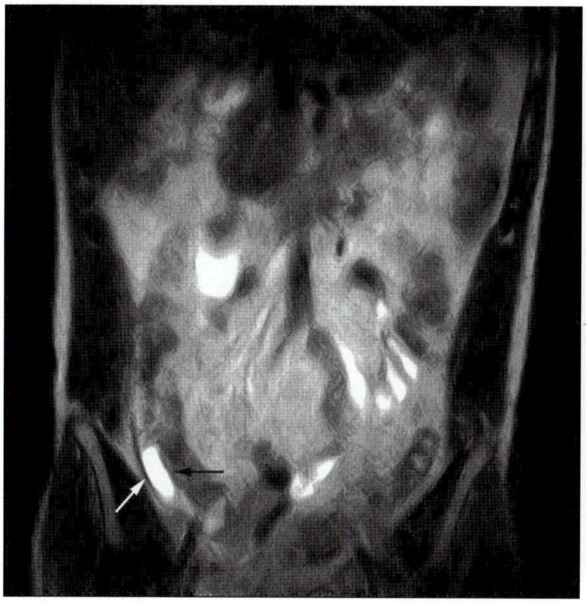

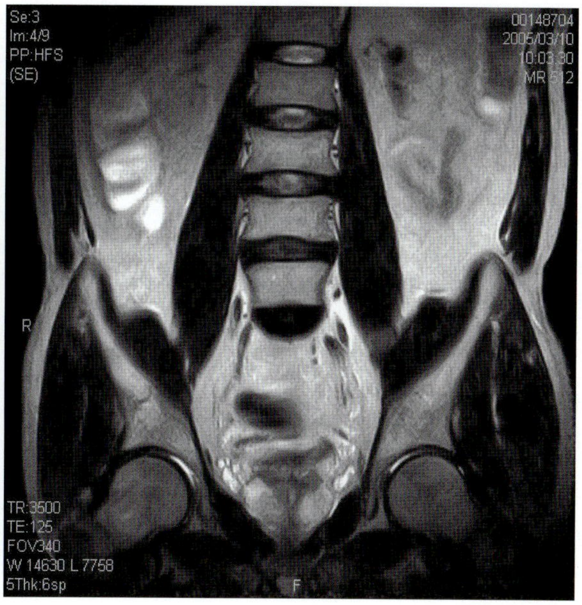

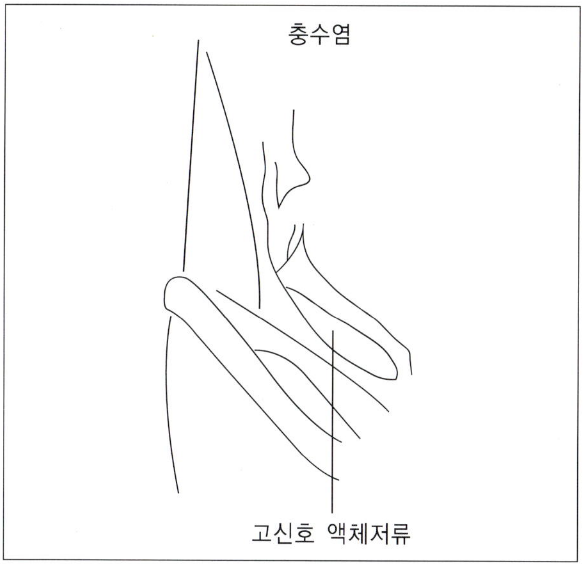

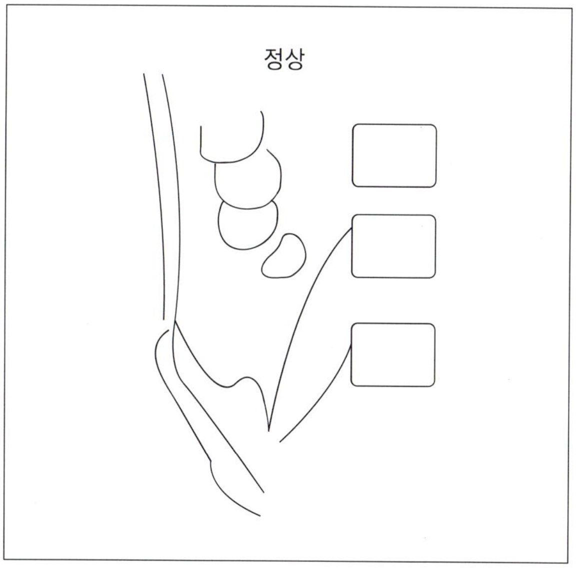

7) 급성 단순성 충수염(Acute focal simple appendicitis)

(1) 충수가 T1WI에서 저신호 강도(lower signal intensity)로 약간 두꺼워져 보이고 주위 중등도 신호 강도(intermediate signal intensity)를 나타내며, T2WI에서 고신호 강도(high signal intensity)로 충수가 액체로 충만되어 있고 주위 충수벽(appendiceal wall)이 희미하게 저신호 강도(faintly lower signal intensity)로 보인다(**그림 7-16**). 대장조영촬영 후 시행한 자기공명 영상필름상, 정상인 충수를 관찰해 보자(증례 1,2).

T1WI 충수염 정상

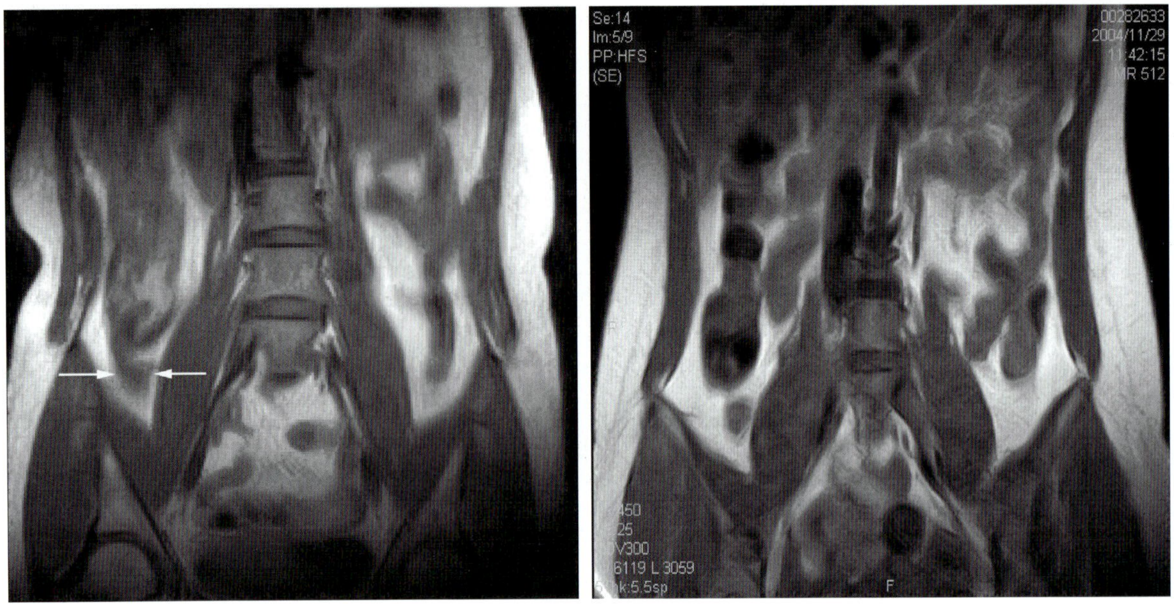

그림 7-16.

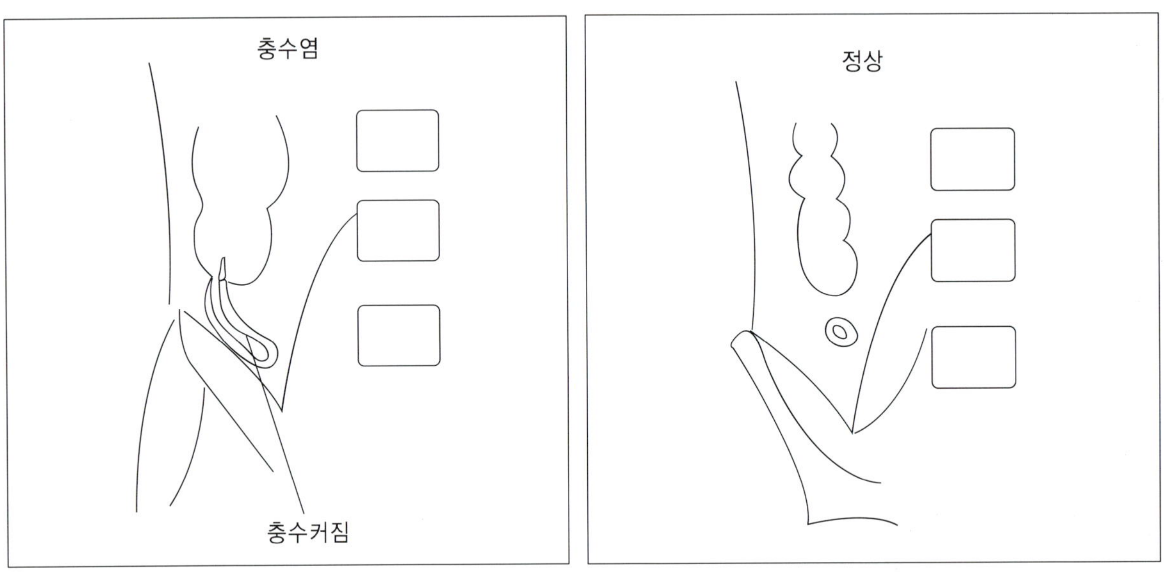

T2WI 충수염 정상

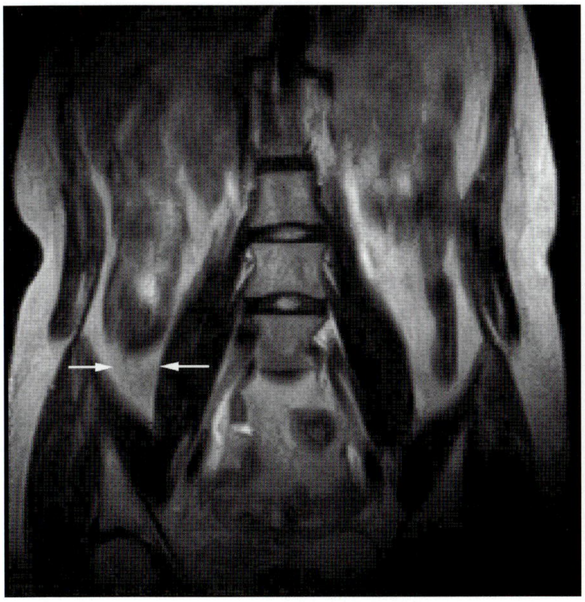

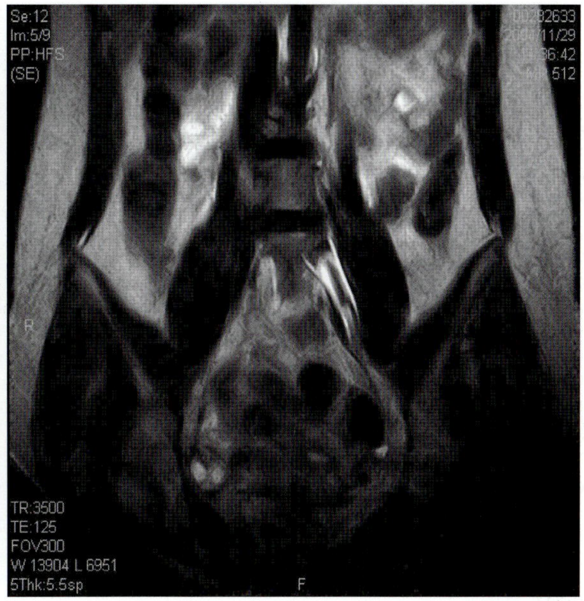
Se:12
Im:5/9
PP:HFS
(SE)
R
TR:3500
TE:125
FOV300
W 13904 L 6951
5Thk:5.5sp
F

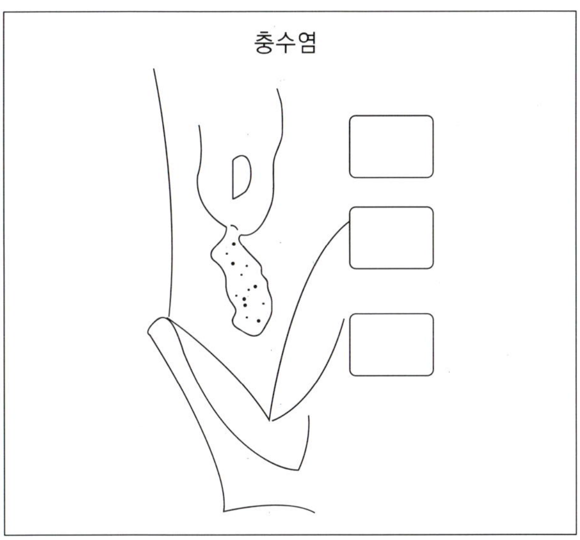
충수염

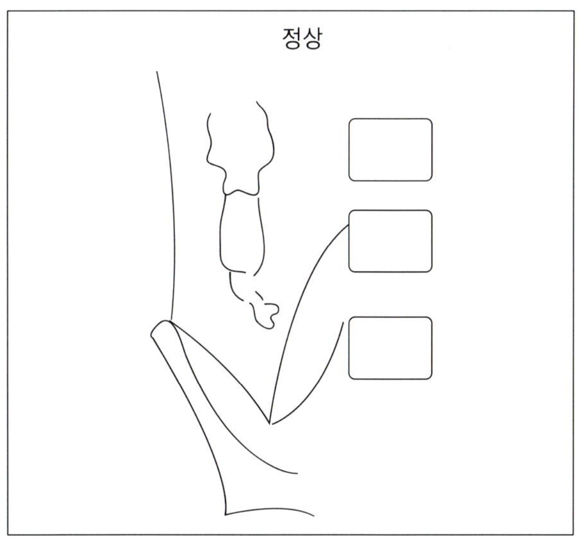
정상

T1WI

충수염

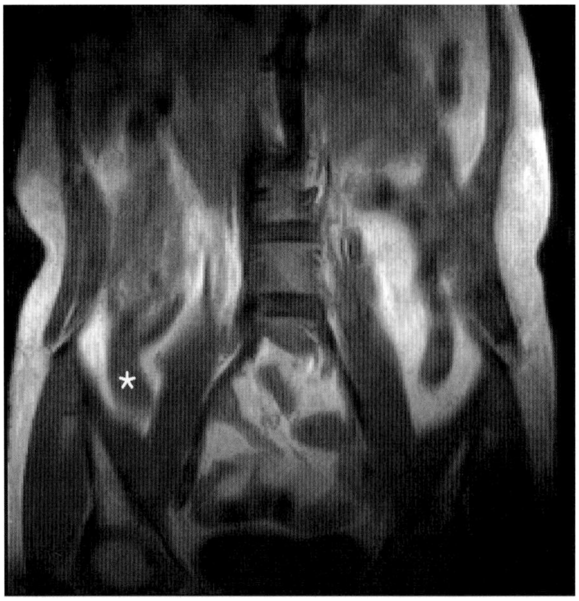
*

정상

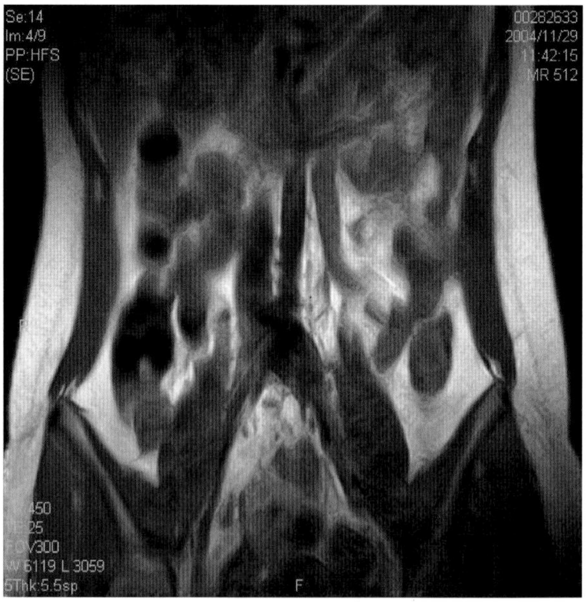
Se:14
Im:4/9
PP:HFS
(SE)
00282633
2004/11/29
11:42:15
MR 512
FOV300
W 6119 L 3059
5Thk:5.5sp
F

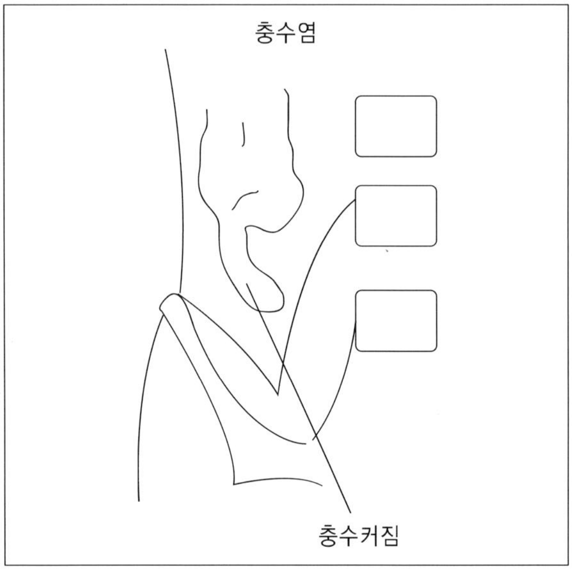
충수염
충수커짐

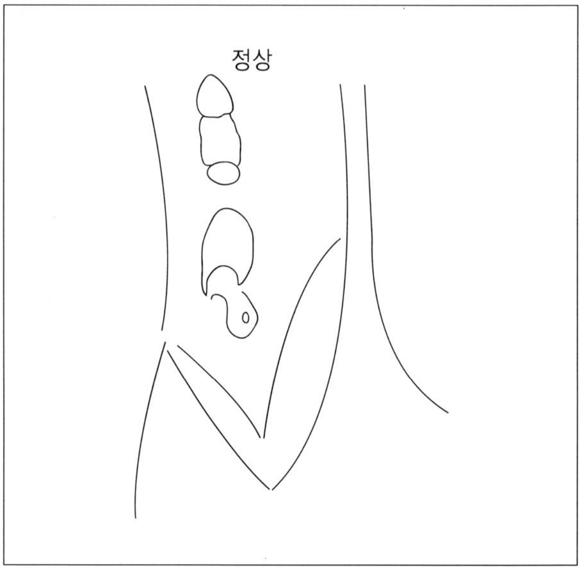
정상

T2WI

충수염

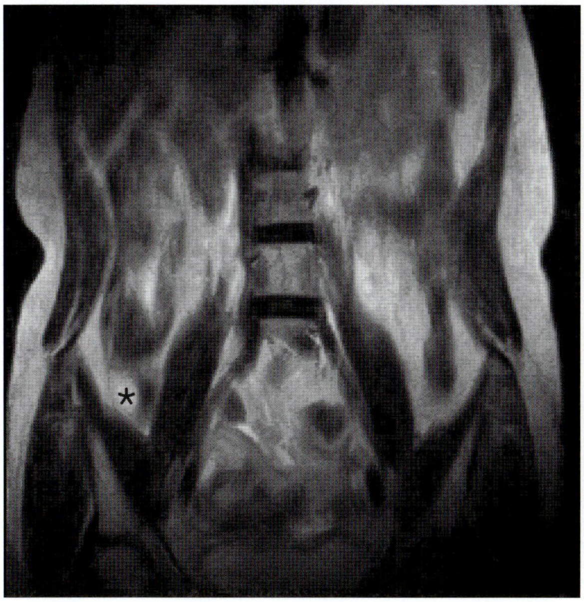
*

정상

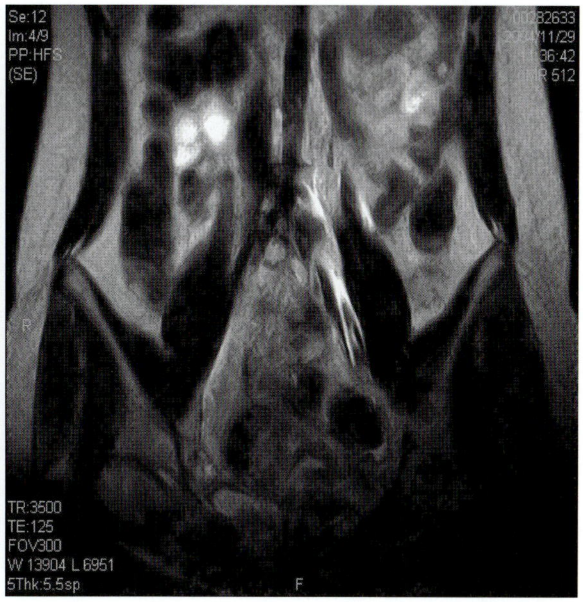
Se:12
Im:4/9
PP:HFS
(SE)
R
TR:3500
TE:125
FOV300
W 13904 L 6951
5Thk:5.5sp
F

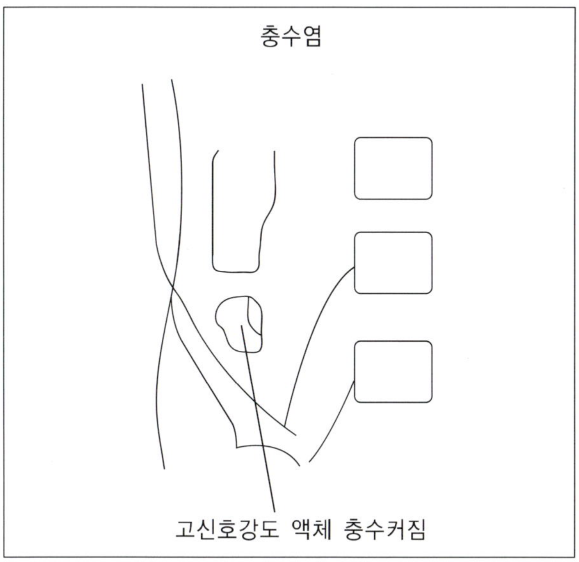
충수염
고신호강도 액체 충수커짐

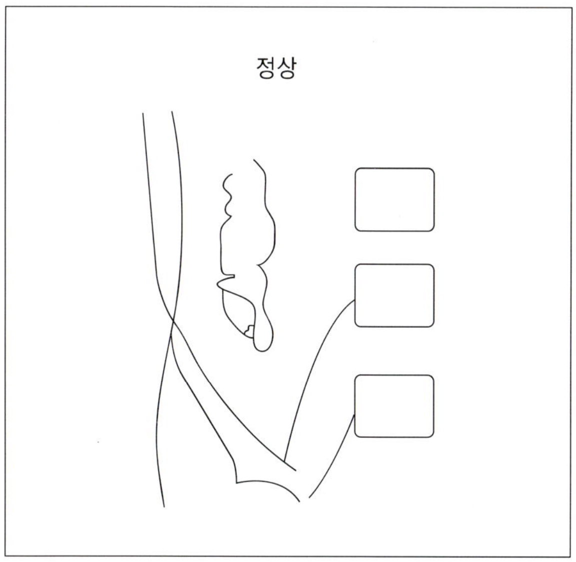
정상

T1WI

충수염 정상

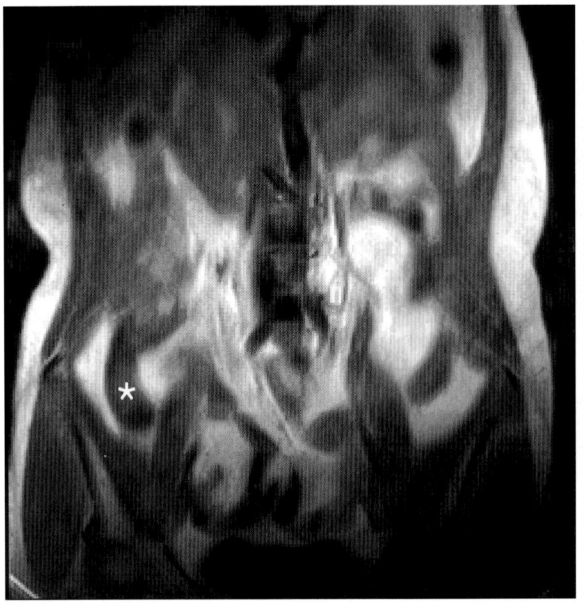
*

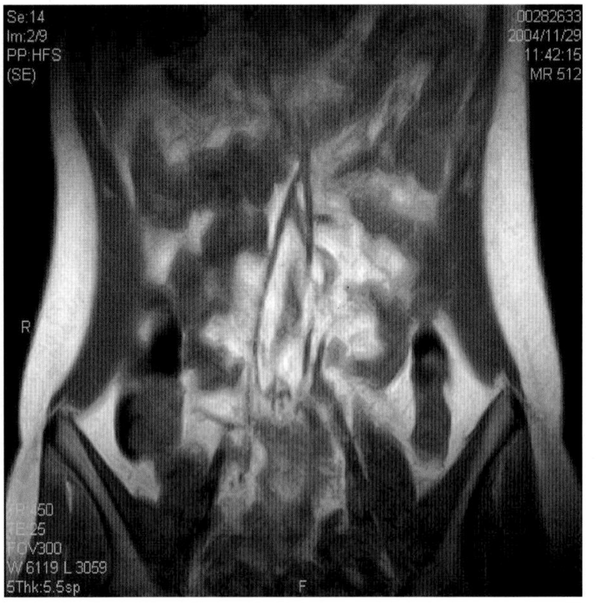
Se:14
Im:2/9
PP:HFS
(SE)
00282633
2004/11/29
11:42:15
MR 512
R
FOV300
W 6119 L 3059
5Thk:5.5sp
F

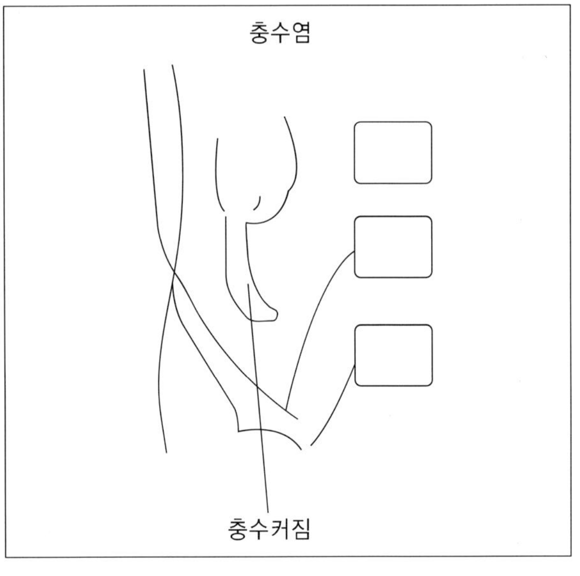
충수염
충수커짐

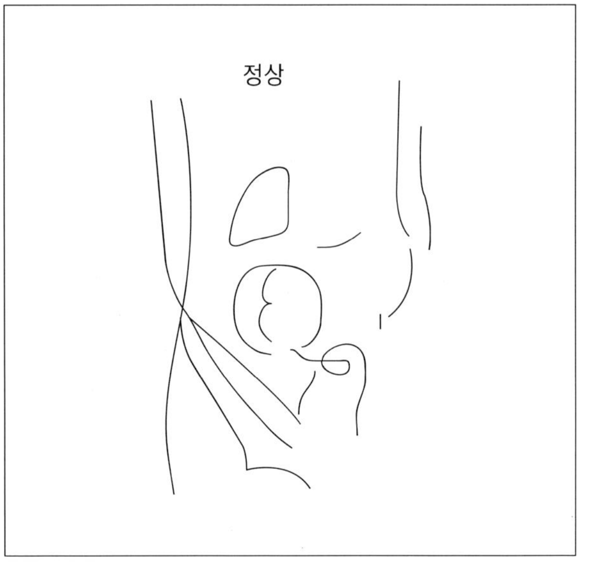
정상

T2WI

충수염 정상

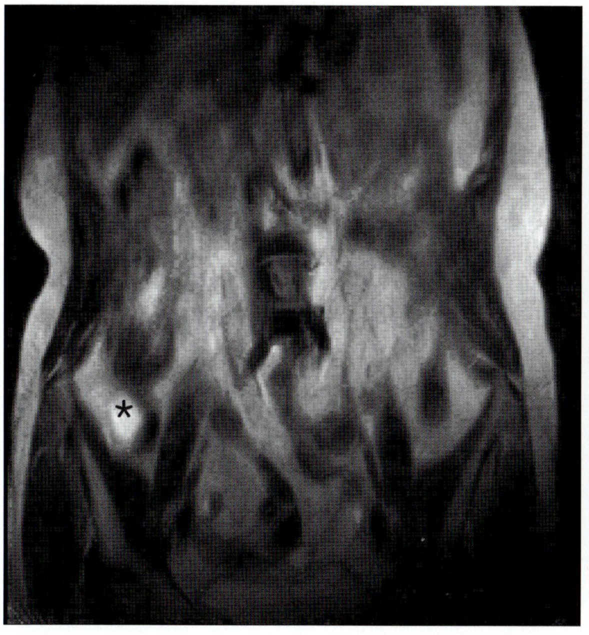
*

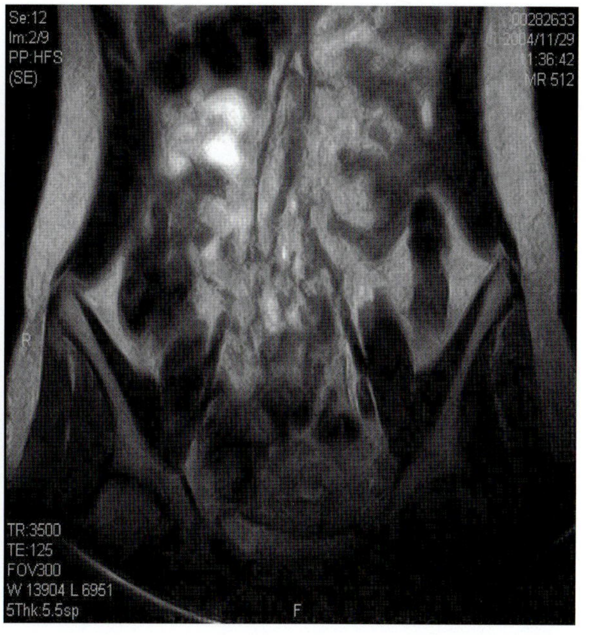
Se:12
Im:2/9
PP:HFS
(SE)
00282633
2004/11/29
11:36:42
MR 512
TR:3500
TE:125
FOV300
W 13904 L 6951
5Thk:5.5sp

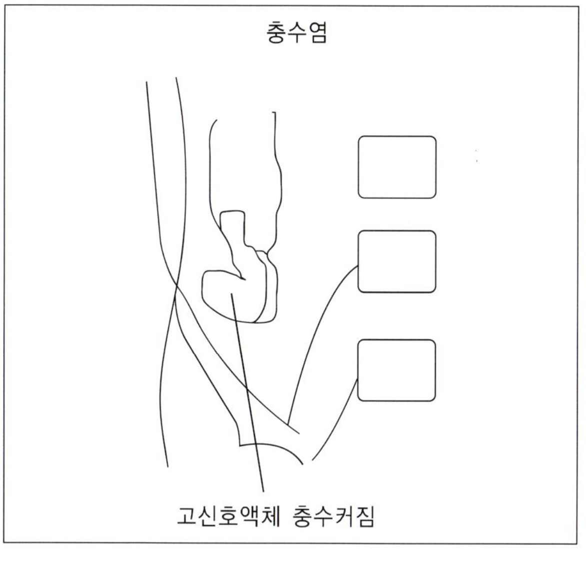
충수염
고신호액체 충수커짐

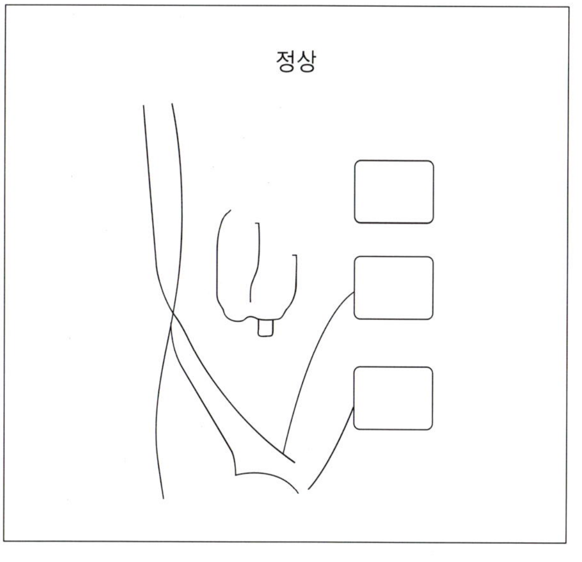
정상

증례 1 대장촬영 후 정상 충수

T2WI

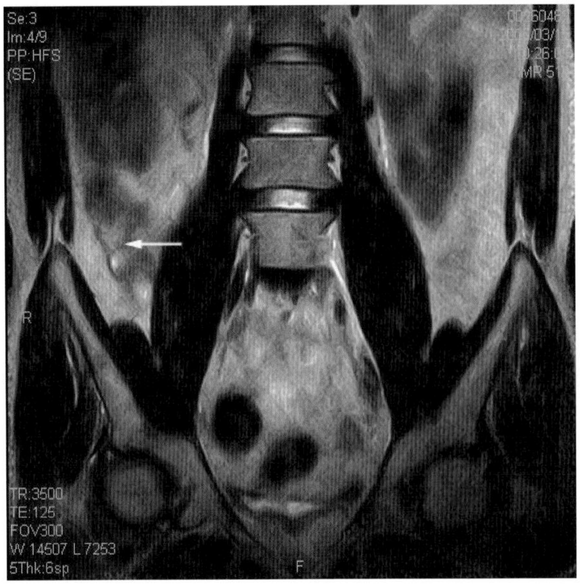

T1WI

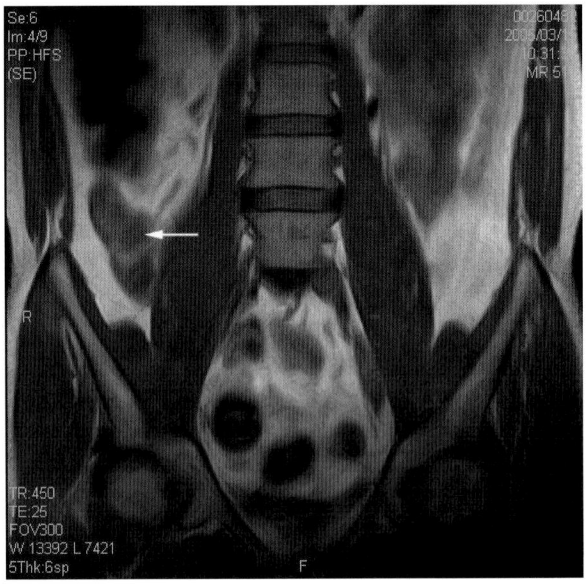

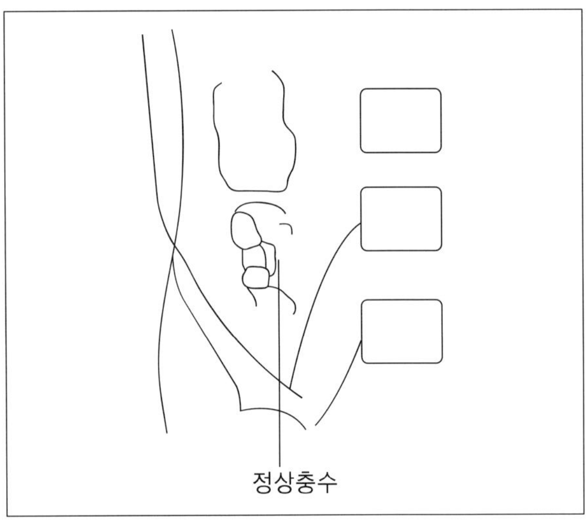

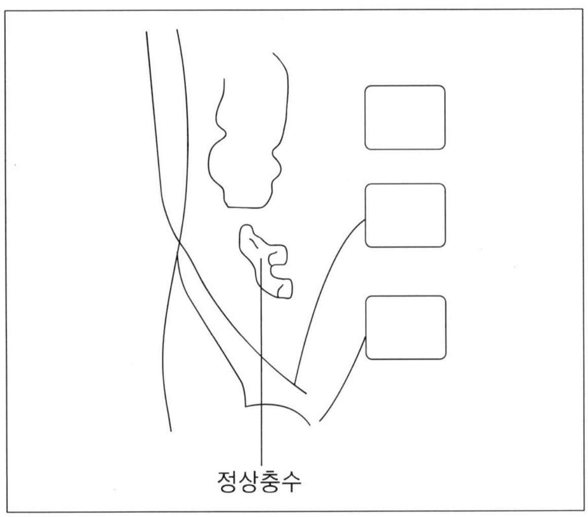

T2WI

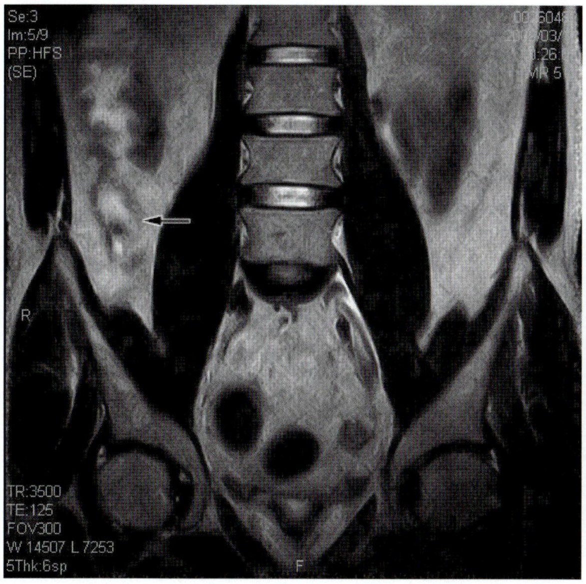
Se:3
Im:5/9
PP:HFS
(SE)
R
TR:3500
TE:125
FOV300
W 14507 L 7253
5Thk:6sp
F

T1WI

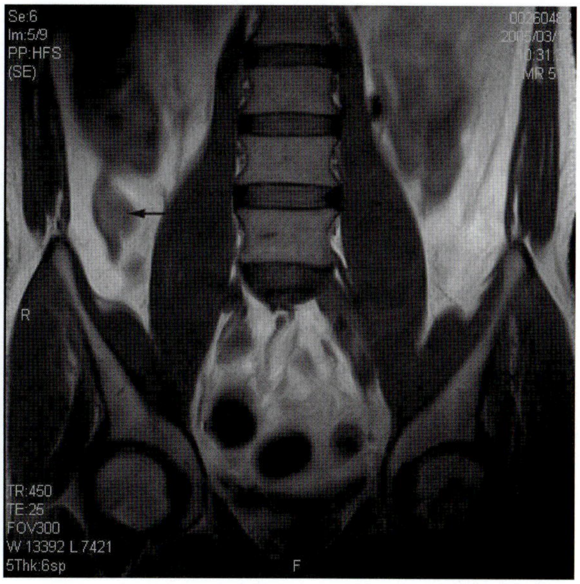
Se:6
Im:5/9
PP:HFS
(SE)
R
TR:450
TE:25
FOV300
W 13392 L 7421
5Thk:6sp
F

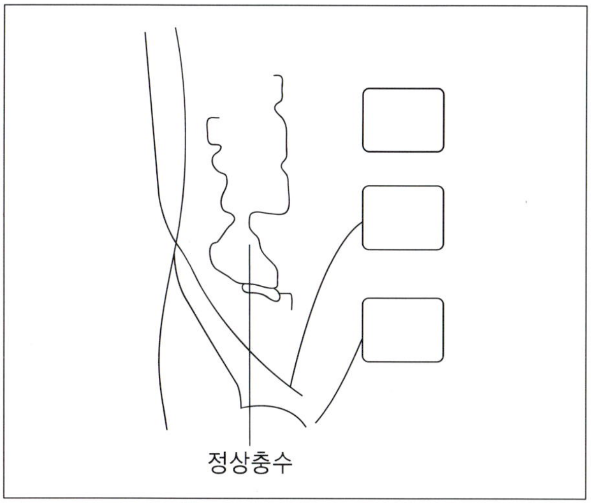
정상충수

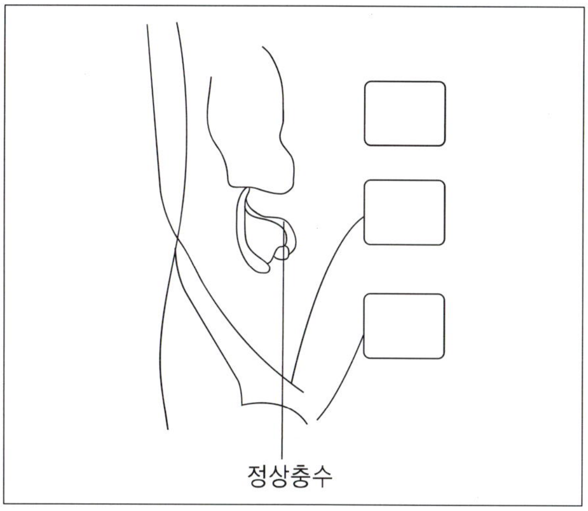
정상충수

T2WI

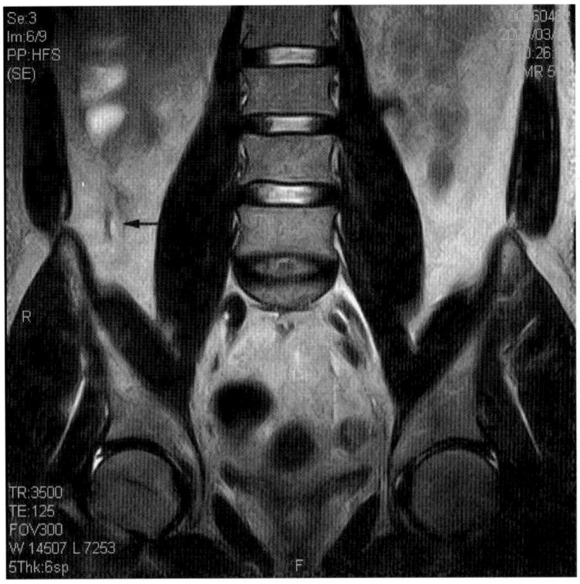

T1WI

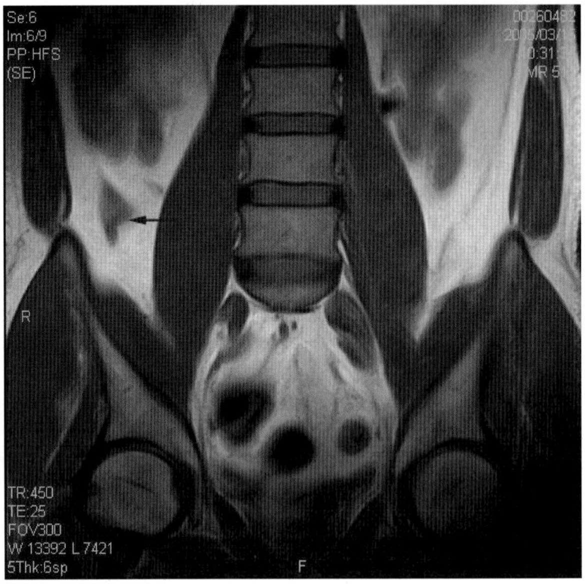

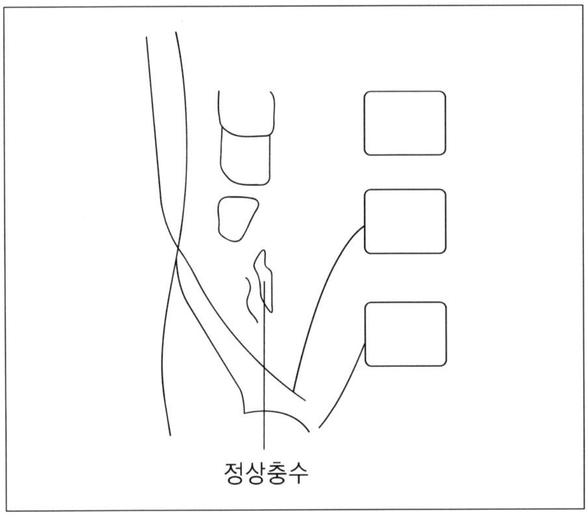

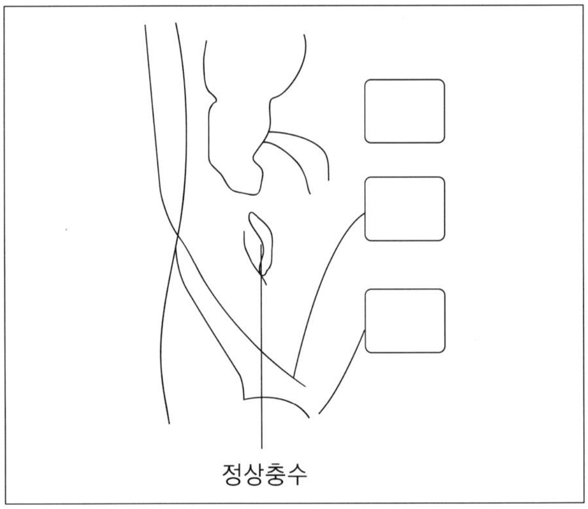

T2WI

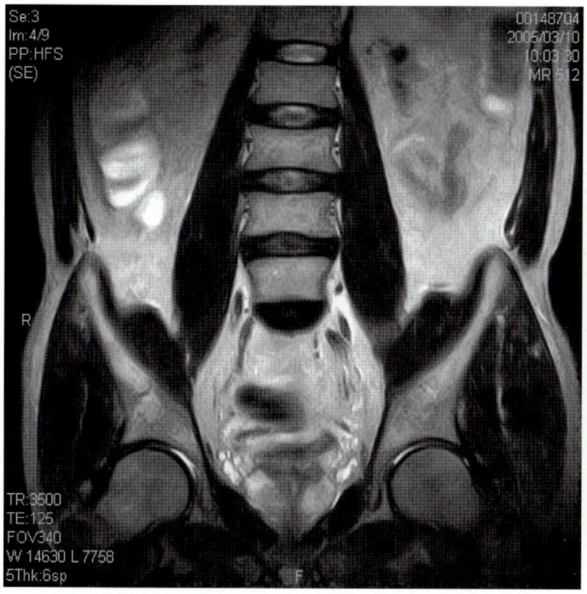
Se:3
Im:4/9
PP:HFS
(SE)
00148704
2005/03/10
10:03:30
MR 512
R
TR:3500
TE:125
FOV340
W 14630 L 7758
5Thk:6sp
F

T1WI

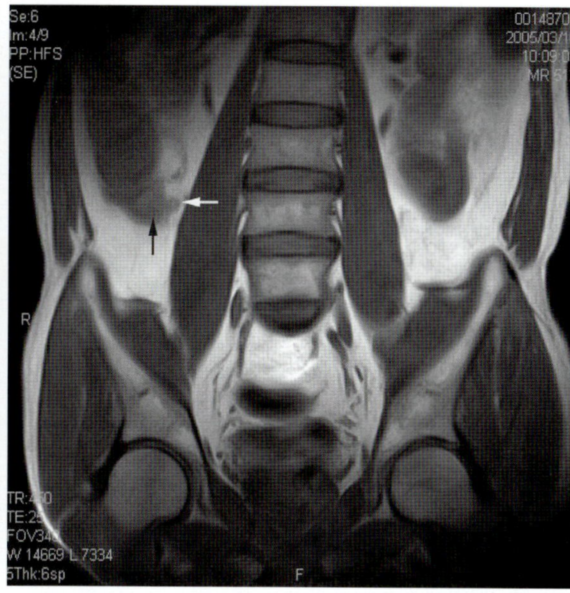
Se:6
Im:4/9
PP:HFS
(SE)
00148704
2005/03/10
10:09:03
MR 512
R
W 14669 L 7334
5Thk:6sp
F

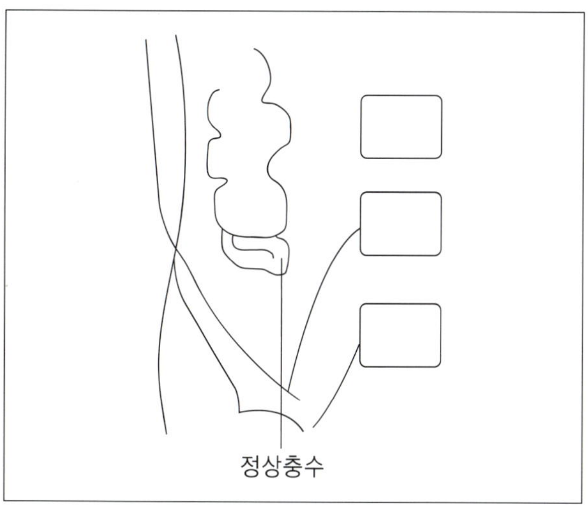
정상충수

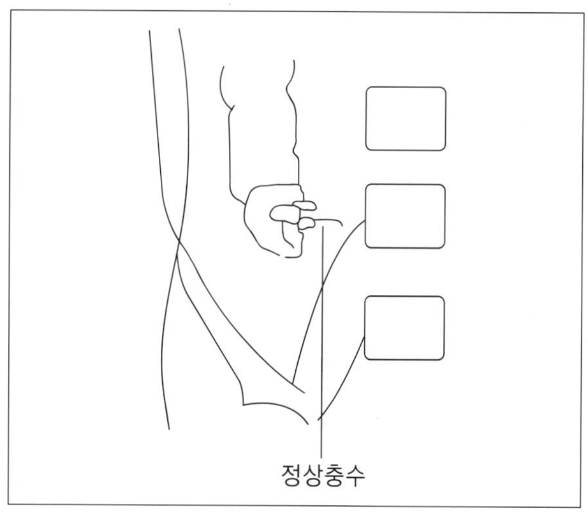
정상충수

증례 2 대장촬영 후 정상 충수

T2WI

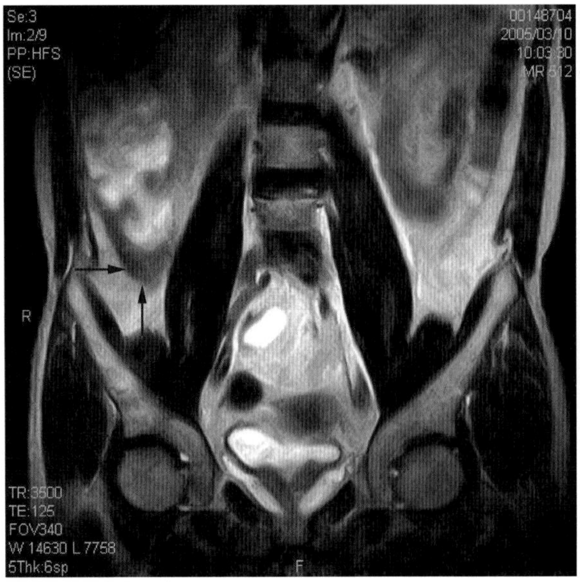

T1WI

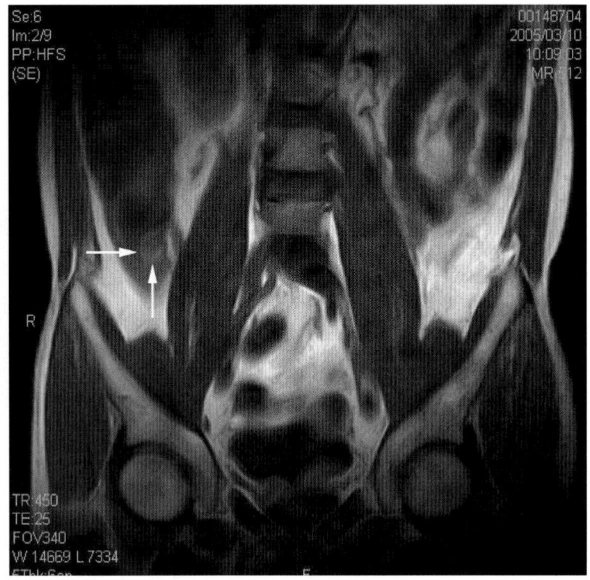

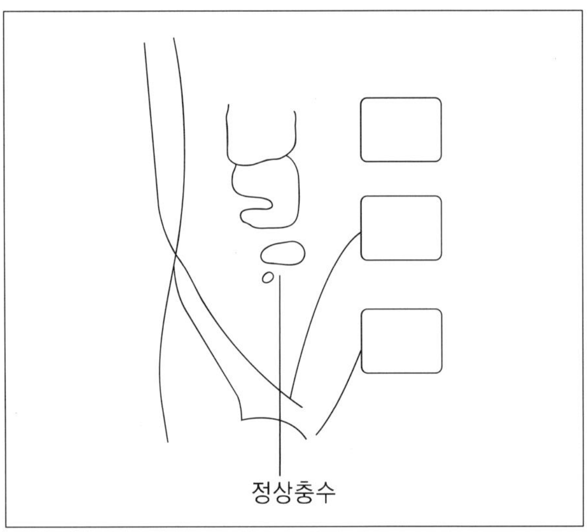

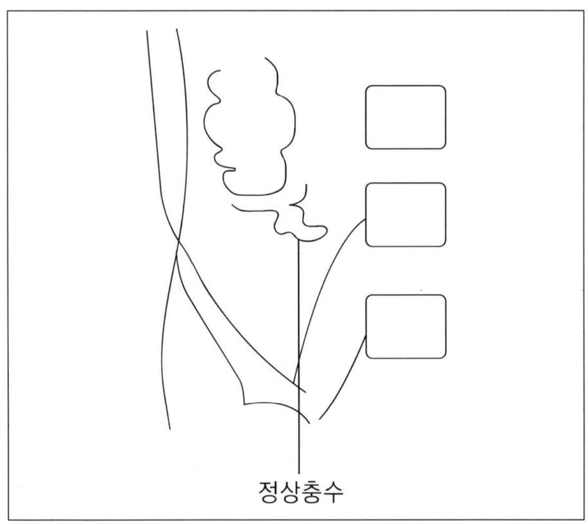

8) 맹장 게실염(Cecal diverticulitis)

(1) 정상 맹장과 게실염을 비교하고 충수와 감별이 가능한 지 알아보자. 제일 먼저 눈에 띄는 것은 맹장 주위 지방조직 염증 및 부종 소견으로 T1WI에서 맹장과 상행 결장 내측과 외측에 특히 내측에 중등도 신호강도와 희미한 저신호 강도(intermdiate and faintly lower signal intensities at cecum and proximal ascending colon medial aspect and lateral aspect along the Rt paracolonic gutter, especially medial aspect)를 보이고, T2WI에서 고신호와 혼합 신호 강도(high and mixed signal

intensites)를 보이는데 특히 T2WI에서 염증 및 부종으로 인해 불규칙한 모양의 톱날 모양의 저신호 강도(irregular zagged appearance lower signal intensity)가 뚜렷이 보이는데(**그림** 7-17) 소장벽 부종 혹은 장간막 비후 소견으로 생각된다.

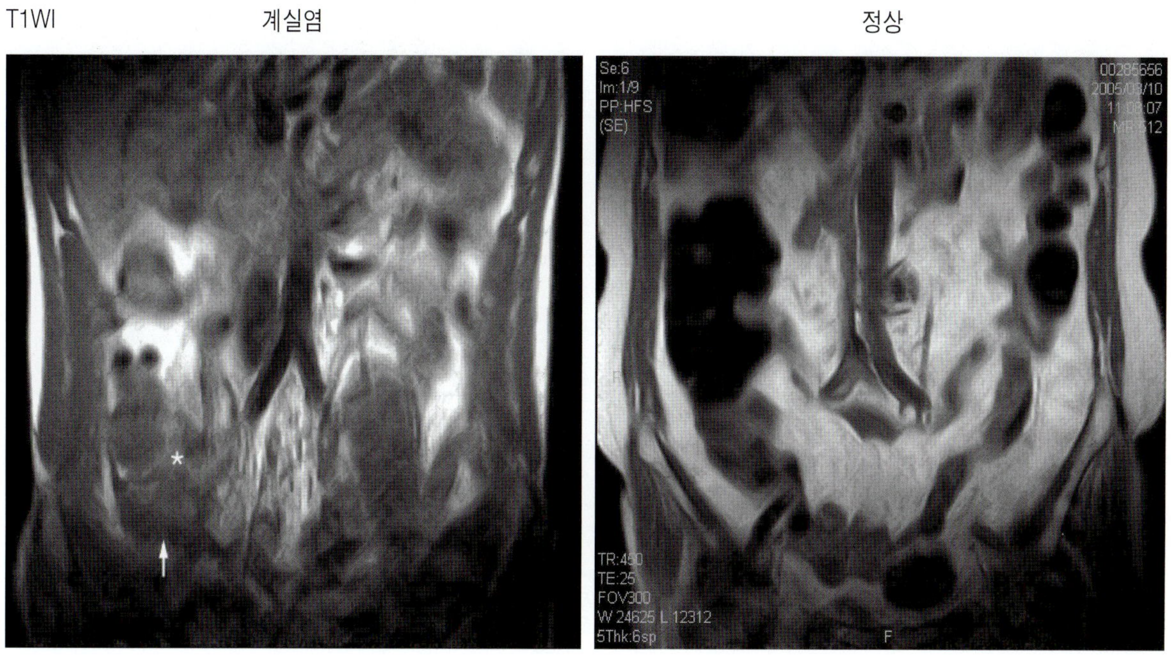

그림 7-17.

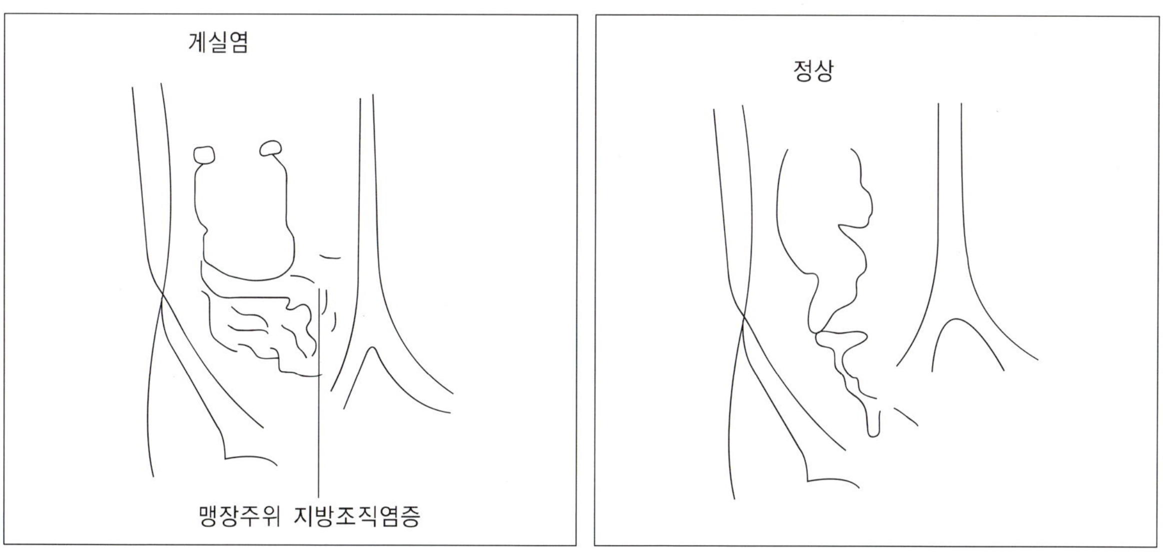

T2WI 게실염 정상

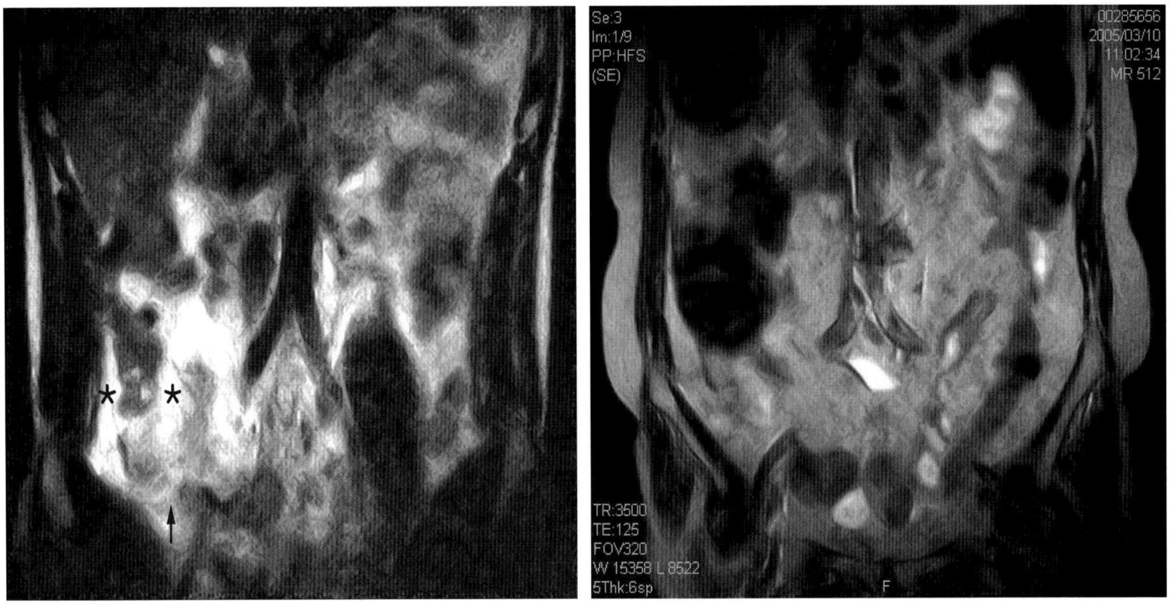

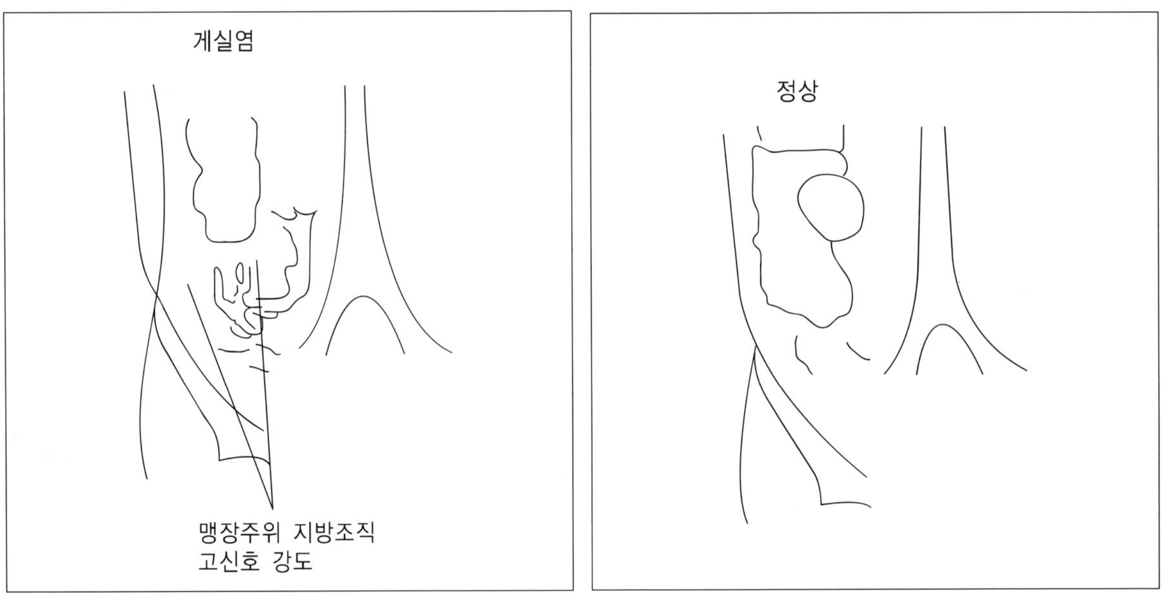

(2) 외측 원뿔 근막 비후(lateroconal fascia thickening)가 뚜렷이 보이는데 T1WI 에서 비후된 저신호 강도(thickened lower signal intensity), T2WI에서 진한 고신호 강도 바탕에 희미한 저신호 강도(faintaly lower signal intensity underlying dense high signal intensities of fat tissue edema)가 보이는데 맹장 주위 지방조직 부종(혹은 맹장 띠 주위 지방 조직) 및 염증 소견으로 생각된다(**그림** 7-18).

T1WI 계실염 정상

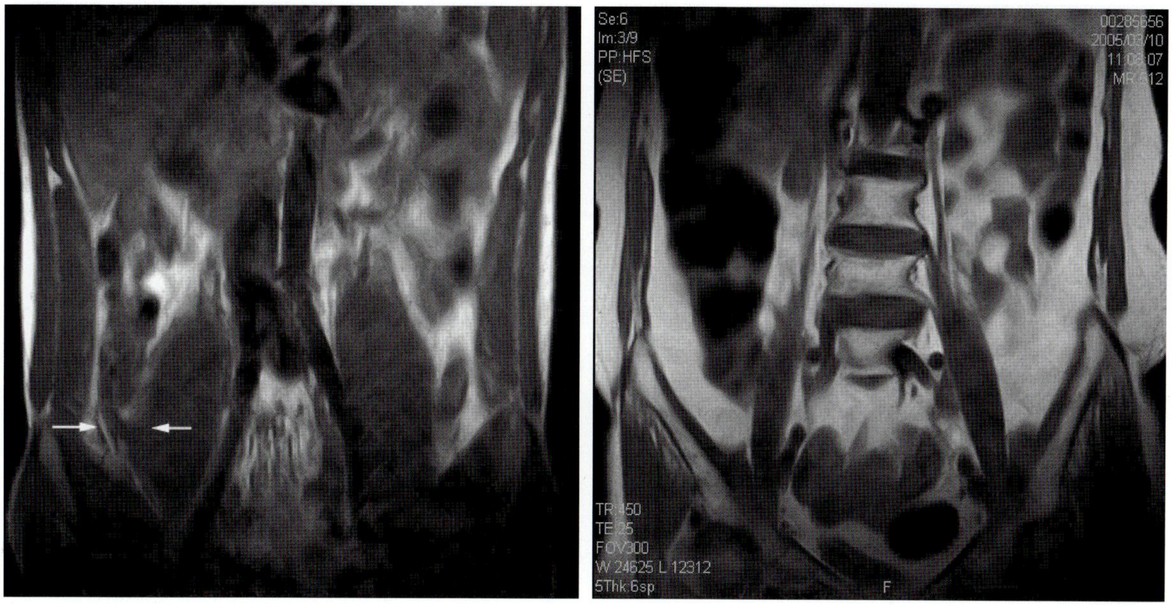

그림 7-18.

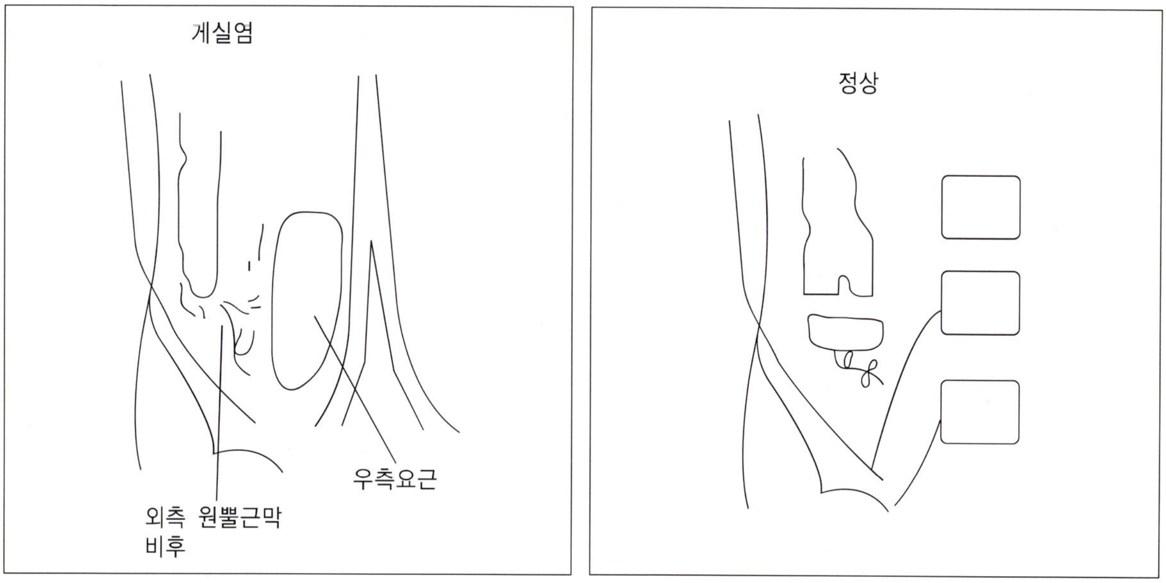

T2WI 계실염 정상

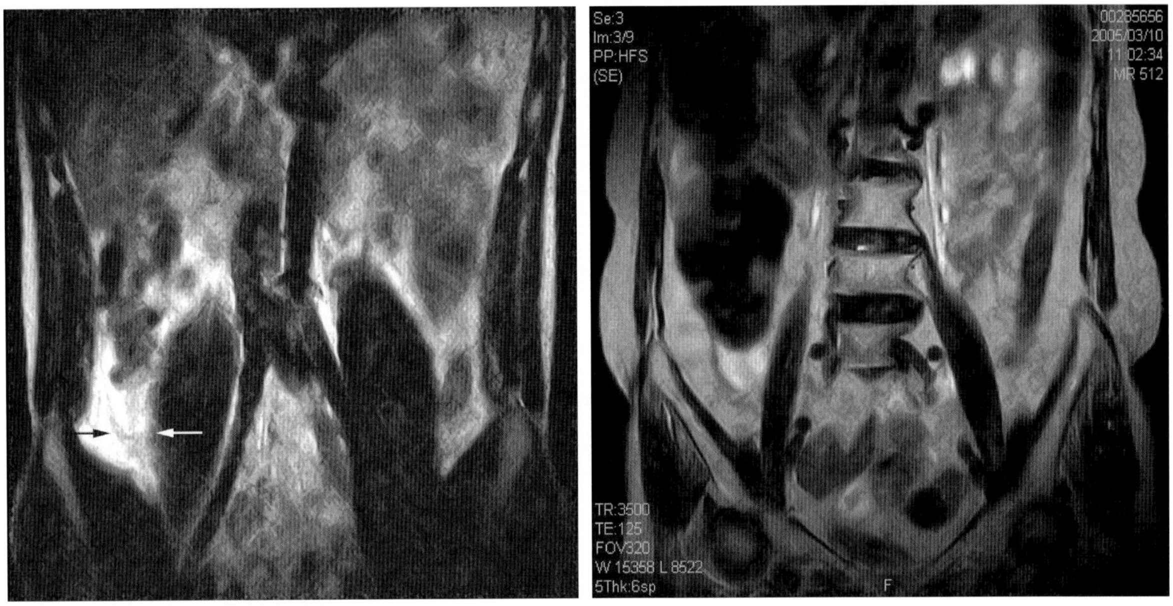

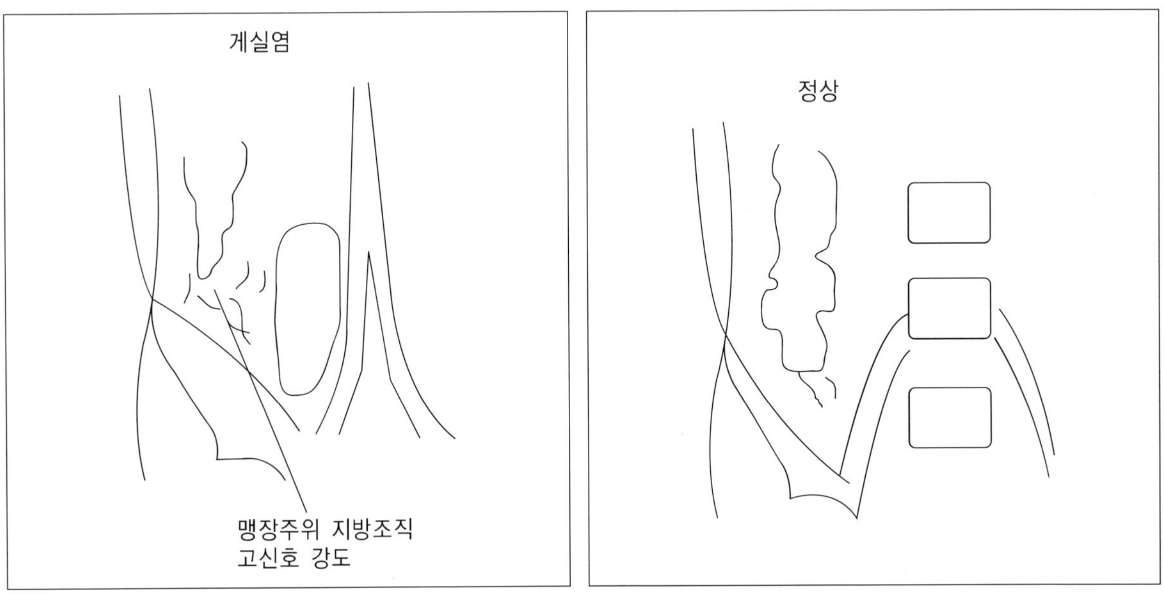

(3) 후복강 쪽으로 갈수록 형태를 갖추지 않은 비후된 외측 원뿔 근막(thickened lateroconal fascia)을 잘 볼 수 있는데 T1WI에서 결장 주위 지방의 고신호 강도(high signal intensity) 내에서 신경 세포 모양으로 펼쳐지는 저신호 강도(lower signal intensities)를 잘 관찰 할 수 있고 T2WI에서는 진한 고신호 강도(dense high signal intensity)의 지방 조직에 희미한 저 신호 강도(faintly lower signal intensity)로 간혹 보인다(**그림 7-19**). 정상과 비교해 보자.

T1WI 계실염 정상

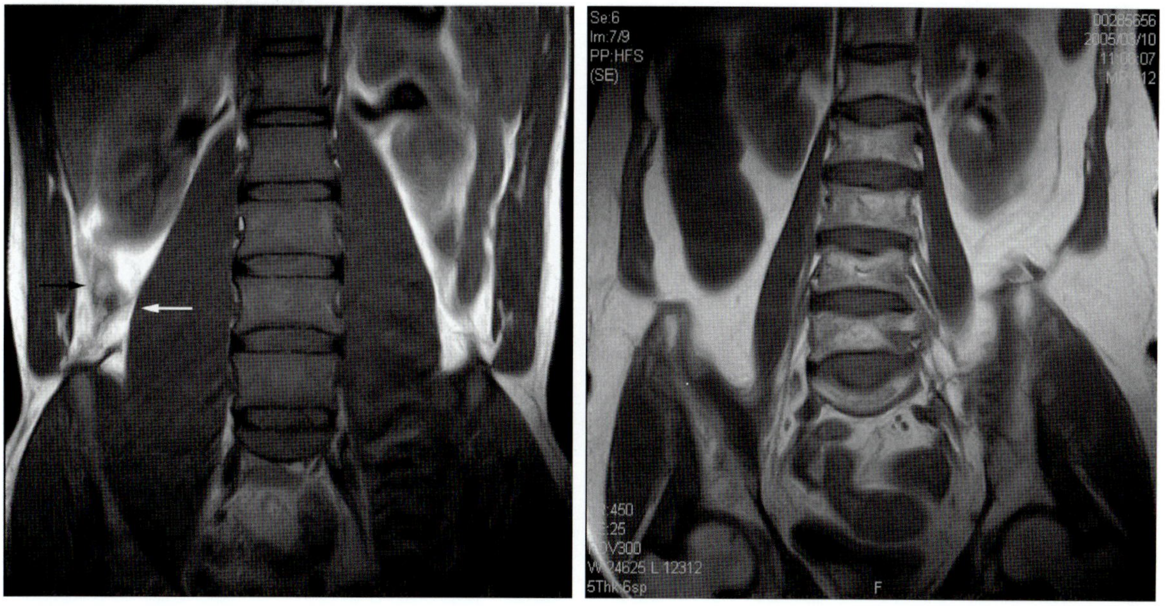

그림 7-19.

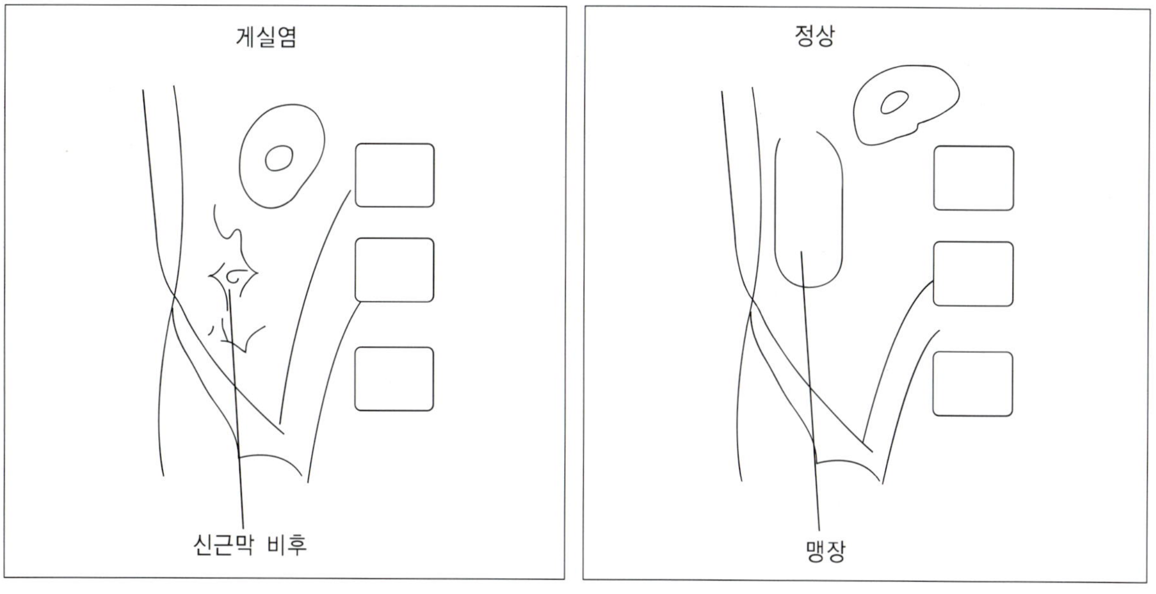

T2WI 계실염 정상

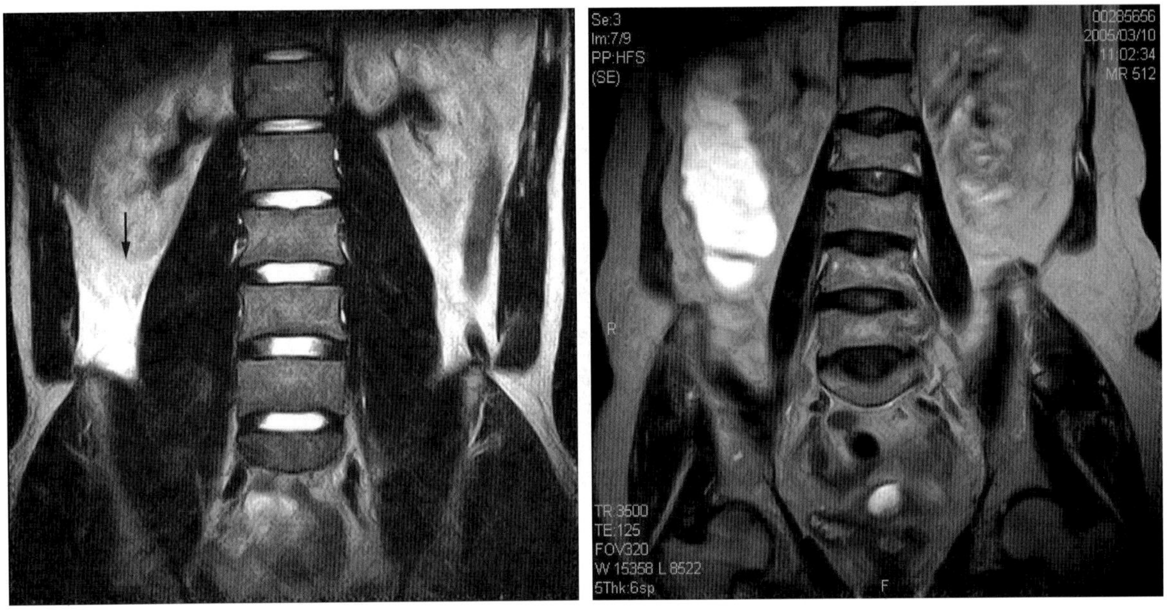

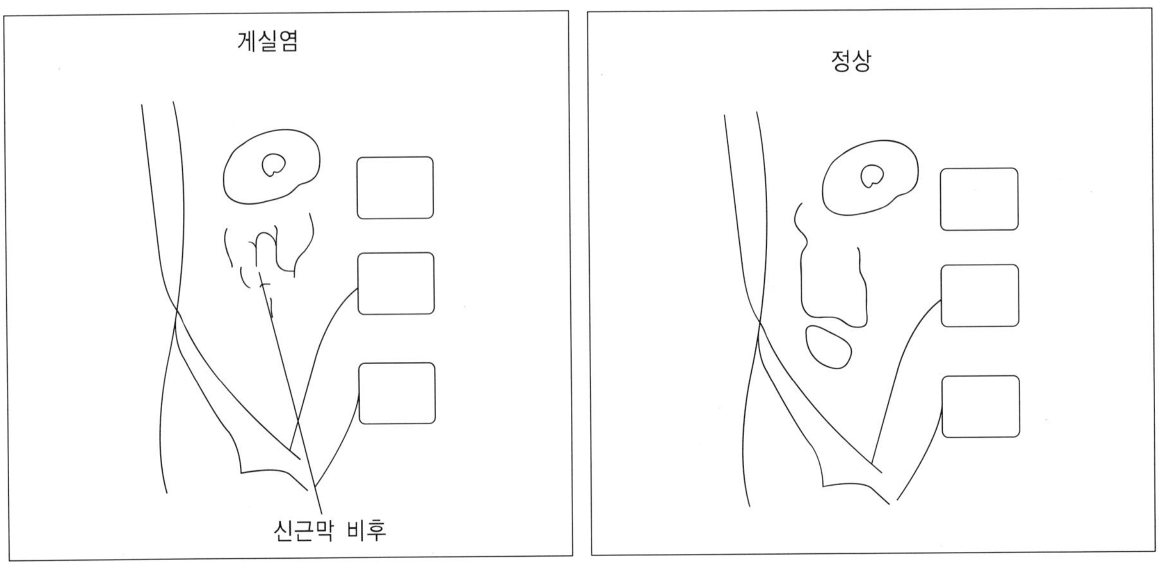

(4) 액체로 충만된 충수는 명확히 보이지 않고 신장 부분의 후복막으로 갈수록 외측 원뿔 근막 및 후신 근막이 비후되어 있는 소견으로 구별 할 수 있을 것으로 생각된다.

참고문헌

1. Marc J. Gollub, Douglass DeCorato, Lawrence H Schwartz. MR Enteroclysis : Evaluation of small bowel obstruction in a patient with pseudomyxoma peritonei AJR 174 : 688-690, 2000
2. MacVicar D, Husband J. Imaging in the management of prostatic cancer. Imaging 5 : 29-37, 1993

찾아보기

타·하

INDEX

A·C

E·F·I

L·M

O·P·R

S·T·V

충수염 영상진단

충수염 영상진단

정가 / 40,000원

2007년 1월 5일 제1판 인 쇄
2007년 1월 10일 제1판 발 행

저 자 : 강 효 석

발 행 자 : 최 병 진

발 행 처 : 도서출판 **고 려 의 학**
(110-524) 서울시 종로구 명륜 4가 91
Tel. 765-0333 / 0337
Fax. 743-2288
E-mail : koreambp@kornet.net

ISBN 89-7043-524-7

등록번호 : 제 1-519호 1978. 6. 29.